谢兆丰临证传薪录

钱永昌　主　编
谢建华　俞　芹　副主编

中国中医药出版社
·北　京·

图书在版编目（CIP）数据

谢兆丰临证传薪录/钱永昌主编．—北京：中国中医药出版社，2019.8

ISBN 978－7－5132－5593－6

Ⅰ.①谢…　Ⅱ.①钱…　Ⅲ.①肝病（中医）－中医临床－经验－中国－现代 ②胆道疾病－中医临床－经验－中国－现代　Ⅳ.①R256.4

中国版本图书馆 CIP 数据核字（2019）第 111035 号

中国中医药出版社出版

北京经济技术开发区科创十三街 31 号院二区 8 号楼

邮政编码　100176

传真　010－64405750

河北省武强县画业有限责任公司印刷

各地新华书店经销

开本 710×1000　1/16　印张 22　字数 370 千字

2019 年 8 月第 1 版　2019 年 8 月第 1 次印刷

书号　ISBN 978－7－5132－5593－6

定价　79.00 元

网址　www.cptcm.com

社长热线　010－64405720

购书热线　010－89535836

维权打假　010－64405753

微信服务号　zgzyycbs

微商城网址　https://kdt.im/LIdUGr

官方微博　http://e.weibo.com/cptcm

天猫旗舰店网址　https://zgzyycbs.tmall.com

如有印装质量问题请与本社出版部联系（010－64405510）

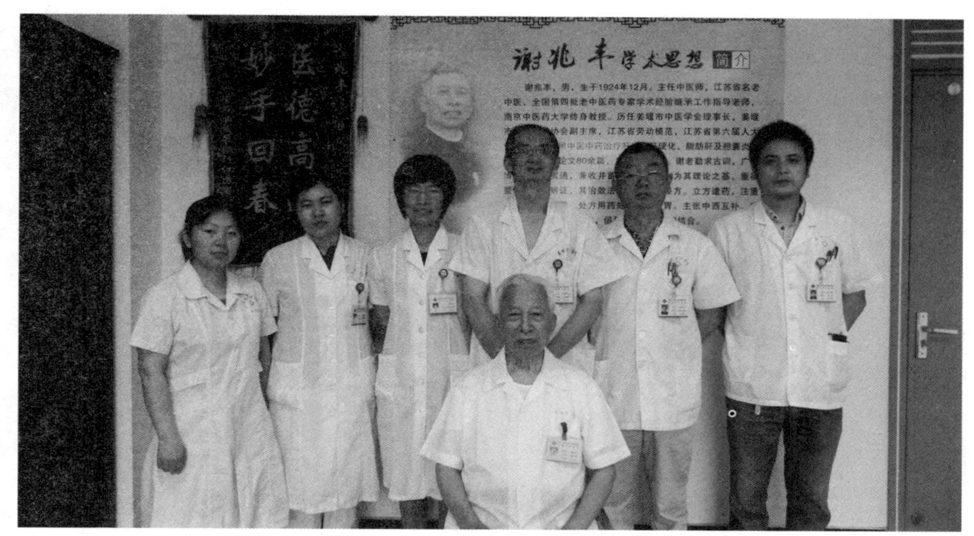

谢兆丰与工作室弟子合影

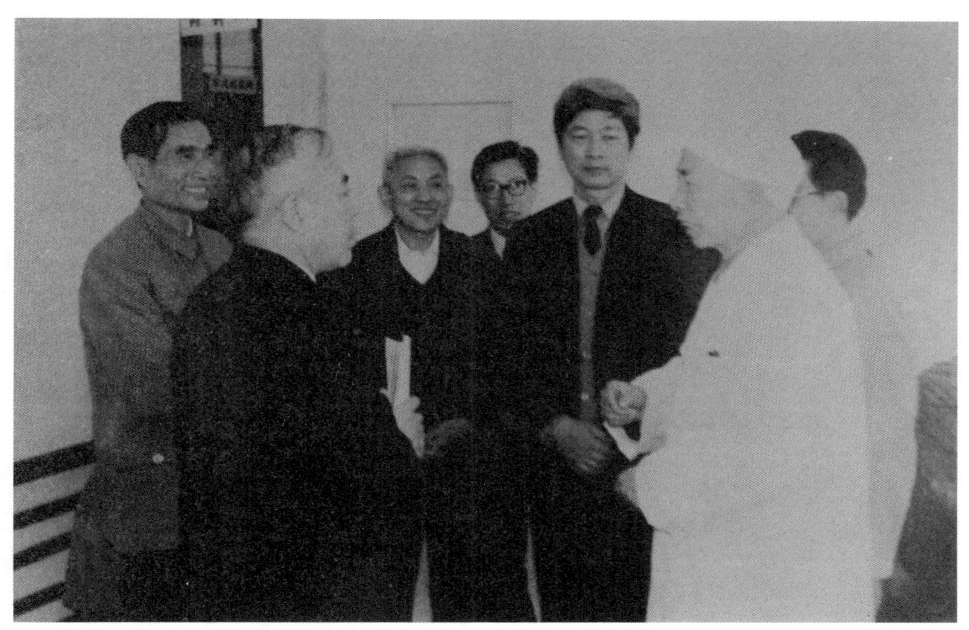

胡熙明（左二）等看望谢兆丰（右二）

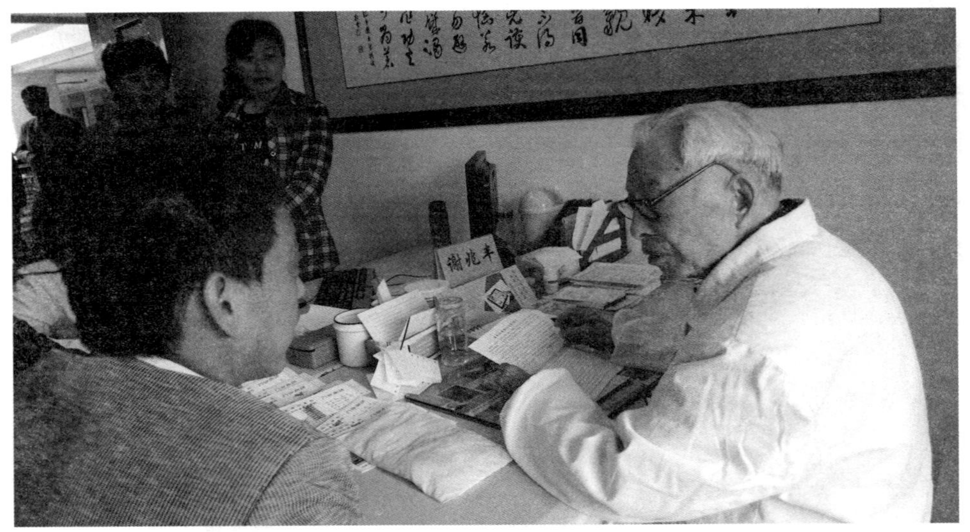

谢兆丰门诊工作照

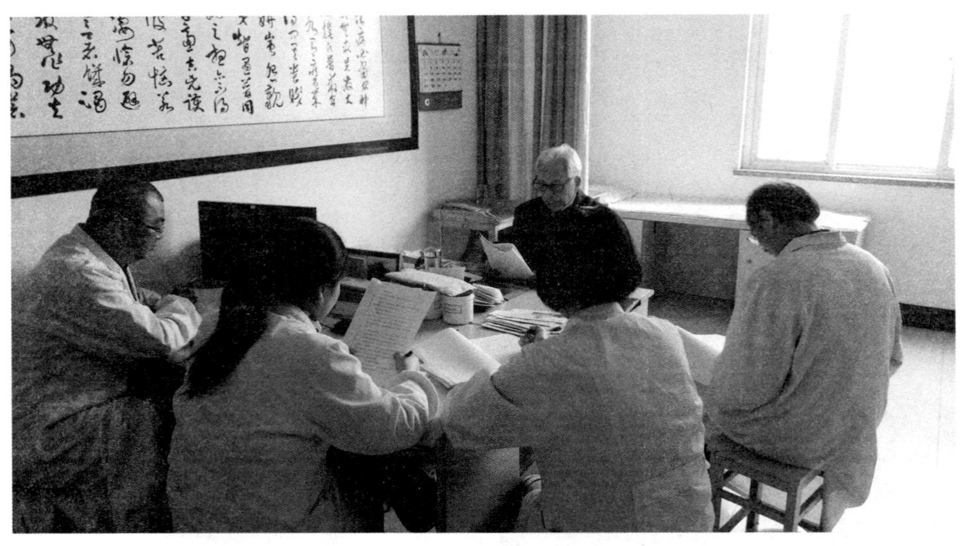

谢兆丰给学生授课

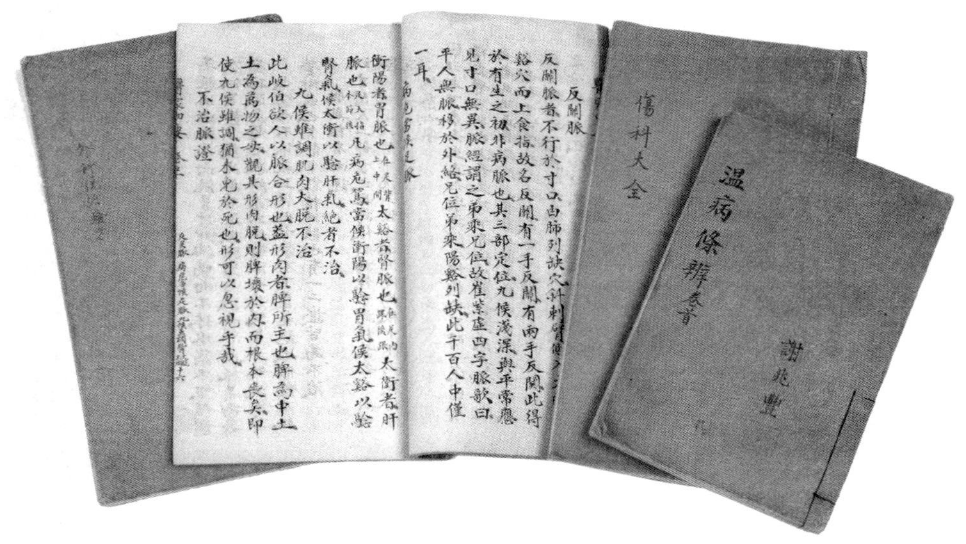

谢兆丰手稿（一）

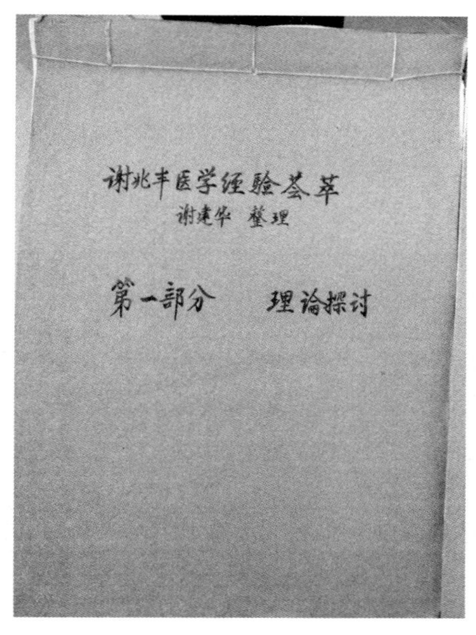

谢兆丰手稿（二）

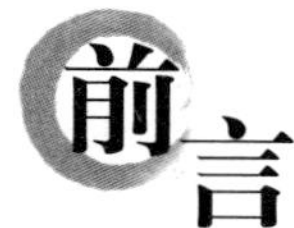

前言

岳父谢兆丰（1924 年 12 月—2016 年 1 月）先生，生前系泰州市姜堰中医院主任中医师，南京中医药大学兼职教授，博士生导师，第四、五批全国老中医药专家学术经验继承工作指导老师；先后获得江苏省劳动模范、江苏省百名医德之星、江苏省医师终身荣誉奖等称号。先生辞世后，我们整理他的遗物，将他撰写的医案、医话、教案、讲稿等资料归类成册，选择部分医案、验方、养生知识、中医药杂谈、讲稿等汇编成《谢兆丰临证传薪录》。

岳父出生贫苦，从小立志行医救人。他热爱中医药事业，九十多岁高龄时仍然坚持每日门诊，晚上伏案或批改学生医案或撰写临床心得、讲稿讲义等。岳父一生好学不倦，勤于笔耕。他秉持“无日不读书，无日不执笔”的治学态度，寒暑不辍，直至寿终。几十年来，他写下了数十万字的临床心得笔记，几百张的学习卡片，著有《时方新用》（中国中医药出版社出版）及《中医基础》《经络学说简编》等书籍，先后在《中医杂志》《上海中医杂志》《江苏中医》等专业期刊发表医学论文近 200 篇。他还积极推广中医药防病治病知识，为《健康报》《中国中医药报》《家庭医生报》《大众医学》等报刊撰写了《中医药四时养生》《二十四节气与养生保健》《中医药治未病》等大量的中医药科普、养生文章。

我们联合谢兆丰学术经验传承工作室的弟子们，系统整理了先生的遗存资料，发现其中尚有大量的待发表文稿。我们撷取其要编辑成书，目的是总结先生学术思想，传承中医药文化，为中医药事业尽一份责任。

钱永昌

写于姜堰中医院

2018 年 6 月 8 日

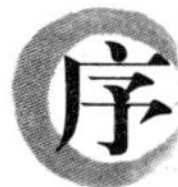

序

2018年5月29日，国家中医药管理局委托江苏省中医药局对泰州市姜堰中医院谢兆丰名老中医药专家传承工作室进行验收。我代表姜堰区卫生计生委接待了专家组，也让我有机会再一次走进谢老、了解谢老、缅怀谢老。

谢兆丰老先生系全国名老中医药专家传承工作室及第四、五批全国老中医药专家学术经验继承工作指导老师。谢老传承工作室始建于谢老生前。作为姜堰中医院院长，我组织和策划了传承工作室的建设，如今评审验收，此传承工作室已经成为已故名老中医传承工作室了。睹物思人，令人唏嘘。在谢老传承工作室的书柜里，我第一次见到整理陈列出的谢老抄录的《温病条辨》《医家四要》《外科统治验方》等十数本手抄本。那一页页泛黄的纸和一行行精美的小楷撞击着我的心灵。它呈现的是一代名师治学的心路历程，它记载的是一代大家成长的不懈努力。斯人已逝，风范犹存。我也更加理解了国家和省中医主管部门重视名老中医传承工作的良苦用心。

谢老从事中医医、教、研工作六十余载，擅长内科，兼及妇科，治疗内、妇诸疾，颇有心法，深得同期业内名家如董建华、刘弼臣等肯定，悬壶济世，誉享杏林。谢老一生笔耕不辍，诲人不倦，著有《时方新用》等。数十年来，在学术期刊发表论文近200篇。谢老以90岁高龄，亲自撰写《二十四节气养生》讲稿，每成一篇，他都送到我的专家门诊诊室，每次接过，我都感到惶恐与汗颜。感叹谢老做人、做事、做学问的态度，实为我辈之楷模，令人仰止。

中医学走到今天，仍然要面对传承与创新这两大课题。谢兆丰名老中医传承工作室应该给姜堰中医院和后人留下些什么呢？我想首先是通过师承教育，已经带出了一支有志于传承中医的队伍。其次，要挖掘整理谢老的临证经验，弘扬谢老的学术思想。本书的出版就是我们传承工作良好的开端。读懂谢老，研究谢老，我们要做的工作还有很多。不是因为失去，才懂得珍惜。中医的继承与发展，我辈责无旁贷，任重道远。我相信，前有古人，更会后有来者。是为序。

沈宇清

2018 年 6 月 6 日

沈宇清，系江苏省泰州市姜堰卫生计生委主任，江苏省中医药学会急症专业委员会副主任委员，南京中医药大学教授，硕士研究生导师。

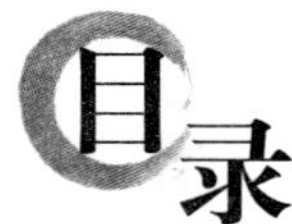

病证治验

方药运用

医案举隅

医　话

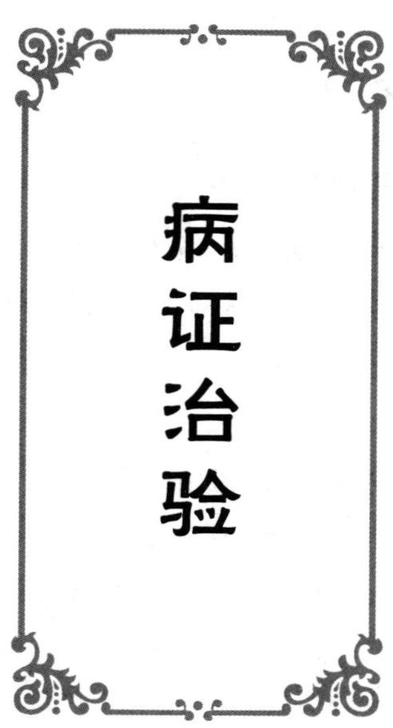

病证治验

一、内科病证

（一）肝胆系病证

1. 肝硬化的治疗经验

（1）早期肝硬化的中医治疗

肝硬化大多由慢性肝炎转化而来，临床以肝区胀痛或刺痛、脘闷纳呆、嗳气泛恶、肝脾肿大等为特点。本病多发于20～50岁的男性，起病及病程缓渐。早期肝硬化在肝功能代偿期属中医“胁痛”“积聚”范畴；失代偿期属“鼓胀”范畴。

中医认为肝硬化早期病在肝脾，多由饮食失调、肝气失疏、脾失健运，或素嗜酒味、湿热内蕴、肝脾两伤、湿郁气滞，进而血行瘀阻，而成此患。

诊断依据：①有肝炎、嗜酒史。②肝功能检查异常或正常。③可见恶心呕吐，嗳气腹胀，体重减轻，肝区疼痛。④肝脾肿大或缩小，可出现蜘蛛痣和肝掌。

中医治疗：疏肝理气，化瘀消癥。用自拟散瘀消癥汤：柴胡6克，木香8克，赤白芍各10克，延胡索10克，青陈皮各10克，鳖甲30克（先煎），穿山甲10克（先煎），牡蛎30克（先煎），三棱10克，䗪虫10克，丹参20克，红花10克。每日煎服1剂，每剂煎2次，早晚服。连服40剂，进行B超复查。

加减法：体虚者加党参、黄芪各15克，益气扶正；腹胀者加砂仁4克（后下），厚朴10克，行气消胀；乙肝病毒阳性者加大青叶、白花蛇舌草、土茯苓各20克，清热解毒；食欲不振加神曲、麦芽、白术各15克，健脾开胃；谷丙转氨酶增高者加五味子10克，虎杖20克；四肢怕冷者加桂枝、紫河车、淫羊藿各10克，温补阳气；出现腹水者去延胡索、赤白芍、柴胡，加大腹皮、猪苓、茯苓皮各10克，行气利水。

在服煎剂的同时，可配合中成药：鳖甲煎丸，每次5克，每日2次；大黄䗪虫丸，每次5克（1丸），每日2次；逍遥丸每次服8克，每日3次。

还可使用下列单、验方：①青皮、鸡内金各10克，砂仁5克，大腹皮、桃仁、橘红各10克，炮山甲10克，水煎服。②鳖甲30克，红花、莪术、陈皮各10克，丹参20克，三棱10克，水煎服。

（2）漫谈肝硬化的分期治疗

肝硬化是目前较为难治的疾患之一，医者素感缠绵棘手。本病在中医学称为“鼓胀”等，其病位主要在肝脾，进而累及肾脏。其病理因素为肝郁气滞，脾失健运。气滞则瘀血凝聚，脾虚则水湿内停或湿热熏蒸。谢老几十年来，专心于肝病研治，择善借鉴，悉心体察，经临床实践，将肝硬化的治疗按发展阶段分为早期、中期、后期、昏迷期、恢复期5个阶段治疗。

①早期治疗　肝硬化早期，病在肝脾，证属气滞血瘀。临床常见肝区胀痛，脘闷纳呆，嗳气泛恶，肚腹胀满，肝脾肿大或肿大不显，体倦乏力，面黄无泽，舌苔薄白，脉沉弦等。病机为肝气失疏，脾失健运，气滞血瘀。本期临床较为多见。其治疗宗《内经》“疏其血气，令其条达”之旨。用柴胡疏肝散或逍遥散、桃红四物汤、化瘀消癥汤加减，以疏调气血。常用药物如柴胡、郁金、木香、青皮、陈皮、桃仁、红花、赤芍、白芍、枳壳、川芎、大腹皮、延胡索、川楝子、甘草、鳖甲等。

②中期治疗　肝硬化中期，是气血同病。本期多由早期迁延不愈，或治疗不当，病情逐渐加重而来。临床表现为精神不振，体倦乏力，肝脾肿大，质地变硬，胁痛拒按，胸腹胀满，不欲食，面色黯黑而滞，形体消瘦，皮肤出现蜘蛛痣，或午后手足心热，口干渴，舌质红，或舌黯有瘀斑，脉沉弦而缓。肝为藏血之脏，其体为血，其用为气，血赖气而行。肝病日久，气机不利，血凝瘀积中焦，死血内着，渐成癥积。脾胃功能失职，导致水湿蓄积，大腹胀满不欲食，病情较前为重。此期治疗，以活血散瘀消积配合疏气之品，使瘀血消去，新血流行，以达消积化癥之效。选用化瘀消癥汤、三甲汤或膈下逐瘀汤等加减。药用延胡索、木香、五灵脂、柴胡、鳖甲、三棱、牡蛎、地鳖虫、当归、穿山甲、丹参、赤芍、白芍、桃仁、红花、甘草、路路通等。另用成药鳖甲煎丸、大黄䗪虫丸，早晚分服。若舌红、口干，有阴虚症状者，可用一贯煎加减；出现腹水，加用猪苓、茯苓皮、大腹皮、陈皮、冬瓜皮等；本期若施治得当，逐渐好转，病可向愈。但须注意周围环境和饮食起居的适宜，保持心情舒

畅，若稍有疏忽，容易复发。

③后期治疗　肝硬化后期，是气、血、水三者同病。由于中期病情未见好转，肝郁血瘀而致脾肾功能衰竭，气血交阻，水湿内停，腹部胀大有水，青筋暴露，或见脐心突出，面色暗红，二便少或不利，口渴唇干，或齿鼻衄血，舌红少苔，脉弦细。此期病情多陷入危急地步，用药须十分慎重。治疗除疏肝理气健脾外，酌加行血利水之剂，如肿势严重，利水不应，腹部胀急难忍，患者身体尚壮实者，当予泻肠逐水治标为急，使水从大便排出。《内经》谓："中满者，泻之于内，泻之则胀已。"常用十枣汤、舟车丸等。

逐水剂虽能排除腹水，但会消耗元气，故使用时应考虑腹水的程度，以及体质的强弱。如近期有消化道出血，或高热，有严重心脏病等，则禁用峻泻法。肝脏功能衰竭，或有肝昏迷倾向等，亦慎用逐水法。逐水只能取快于一时，仅在体质尚可或腹水严重时暂投数剂，以缓其急。但必须"衰其大半而止"，决不可过用峻剂，以防损伤脾胃，虚败元气。谢老在临床使用逐水法时，常以攻补兼施，标本兼顾，或先攻后补，或三补一攻灵活运用，待正气稍复，再予攻下，这样可以缓解病情，取得疗效。

④肝昏迷期治疗　肝硬化后期出现肝昏迷，是肝硬化晚期的一种恶性转归，是肝功能衰竭的严重表现，由于病延日久，肝脾肾三脏俱衰，正不胜邪，湿浊痰热内蕴，上蒸清窍，而致昏迷。若痰热蒙心，出现高热、烦躁、手颤，甚至怒目狂叫、口臭、便秘、脉弦数者，选用安宫牛黄丸、至宝丹、紫雪丹等清心开窍；如湿浊弥漫，蒙蔽心窍，出现神昏嗜睡、苔腻者，可选用苏合香丸、玉枢丹等化浊醒窍。煎剂可用石菖蒲、郁金、远志、茯神、天竺黄、制胆南星、竹沥、半夏等豁痰开窍；热盛加犀角、黄芩、山栀；动风抽搐加石决明、钩藤；腑实加大黄、芒硝；舌红伤津加麦冬、生地黄；若病情继续恶化，深度昏迷，汗出肢冷，气促，撮空，脉细微弱，已属气阴耗竭、正气虚败的脱证，根据病情，急予生脉散、参附牡蛎汤敛阴回阳，以固其脱。

⑤恢复期治疗　肝硬化患者经过合理治疗，腹水渐退，症状消失，肝功能渐渐正常，病情日趋向愈。这时肝脾肾等脏器衰弱，病者常表现神情疲困，纳呆，面色㿠白，舌质不华，脉象软弱等虚弱现象。由于病久多虚，治宜调补脾肾，治本为主。盖脾为后天之本，肾为先天之本，脾肾功能健旺，则体弱易复。健脾常以香砂六君子汤为主，补肾常以肾气丸之类加减。若腹水已消，而肝功能尚未恢复者，可用疏肝理气的逍遥散加减。或用胎盘（紫河车）制成干

粉，长期服用，此药不但补肾阳且能益气血，对促进肝功能恢复、强壮体质具有一定的作用。如肝脾肿大未消，可在调肝脾的基础上，适当加入郁金、桃仁、红花、丹参、三棱、莪术之类以活血化瘀；脾大质硬加鳖甲、牡蛎以软坚化癥。

（3）漫谈肝硬化的中医治法

西医学认为肝硬化是一种影响全身的错综复杂的慢性病变。在中医书籍里，虽然没有肝硬化这个病名，但在中医学各家文献中，记载了很多与肝硬化类似的临床体征，如“胁痛”“积聚”“癥瘕”“痞块”“鼓胀”“单腹胀”等。《灵枢·水胀》中记载：“腹胀，身皆大……色苍黄，腹筋起，此其候也。”《金匮要略·水胀》又说“肝水者，其腹大，不能自转侧，胁下腹痛”。《寿世保元》云“喘急气满，肿而不安，四肢微肿”等。这些文献所记载的病证，实乃包括了早期肝硬化和晚期肝硬化的主要特征。

肝硬化的病位，主要在肝与脾，进而累积肾脏。其病理因素为肝郁气滞，脾运失健。气滞则瘀血凝聚，脾虚则水湿内停，或湿热熏蒸。清·王旭高云：“肝横则气血凝滞，故结瘕。”《医学入门》云：“凡胀初起呈气，久则成水。”说明本病的病理变化，是由肝、脾、肾三脏受病，气滞，血瘀，水蓄，水液停蓄不去，腹部日益胀大而成。《医门法律·胀病论》说：“癥瘕、积块、痞块，即是胀病之根，日积月累，腹大如箕斗，腹大如瓮，是名单腹胀。”可见中医学很早对本病已有一定的认识。

关于肝硬化的治疗，历代医家积累了较为丰富的经验，如清·张石顽认为：“胀满得之未久，或胀或消，腹皮稍软，不泄不喘，随治随愈。若脐心凸起，利后腹复急，久病羸乏，喘急不得卧者，名曰脾肾俱败，无有愈期……”这表明本病早期与晚期治疗上的难易。清·叶天士对本病又提出利小便、通腑气、驱水等的诊治大法。总之，中医学对治疗肝硬化已有不少经验，特别是以辨证论治为准则。按照具体病情，标本并治，攻补兼施。谢老在温习文献所记载的治疗积聚、胁痛、癥瘕、痞块、鼓胀等法则的基础上，结合临证体会，将肝硬化的治法初步归纳为疏肝、活血、化瘀、退黄、利尿、逐水、开窍、扶正8种法则，兹分述如下。

①疏肝理气法　本法适用于肝硬化早期，肝气不舒，消化功能紊乱者。肝主疏泄，喜条达。精神乐观，心情舒畅，则肝的疏泄功能正常，气血流通畅达。若情志不遂，肝胆失疏，气机郁结，临床常见肝区胀痛，脘闷纳呆，嗳气

泛恶，肚腹胀满，肝脾肿大或肿大不显，大便失调等肝脾症状。治宗《内经》“疏其血气，令其条达”之旨。用柴胡疏肝或逍遥散加减，以疏肝理气。中医认为，气机畅达，诸症均可减轻或消失。常用药物，如柴胡、木香、青陈皮、炒枳壳、白芍、川芎、大腹皮、炒延胡索、川楝子、甘草等。若兼内热者加牡丹皮、山栀清肝泄热，凡由肝气不舒引起的早期肝硬化，均可予本方加减使用。方中柴胡不仅善于达邪外出，而且是治疗肝气郁结的要药；配以和营止痛的白芍、甘草和消积导滞的枳壳，更加强了行气疏肝的效能。

病例：单某，女，26岁，姜堰市张甸乡人。因慢性肝炎胁肋胀痛，于1979年11月5日入院，住院号791780，入院诊断为早期肝硬化。西医给予保肝药治疗。邀中医会诊，症见胁肋胀痛，急躁则胀甚，伴有胸闷嗳气，闭经二月未潮，食欲不振，腹胀满，尿黄，舌红苔白腻，脉弦。患者素有脏躁病史，乃肝气久郁，疏泄失常，脾失健运。治以疏肝解郁，健脾理气。处方：柴胡、甘草、木香各6克，青陈皮、炒枳壳、苍白术、茯苓、郁金、丹参、川楝子、赤白芍、制香附各10克，生姜3片，大枣10枚。服药9剂，胁肋胀痛消除，食纳增加，于11月15日出院。

②活血通络法　本法适用于肝硬化肝区疼痛者。肝为藏血之脏，其体为血，其用为气，血赖气以行，肝失调达，气机不利，血行不畅，久则气滞血凝，络脉瘀阻，而致肝区疼痛，若胁痛长期不瘥，称为久痛入络，络道中血流障碍，不通则痛，治以活血通络，配合疏气之法，使其通利，所谓气行则血行，通则不痛。方用手拈散、复元活血汤等加减，常用药物如延胡索、木香、五灵脂、白豆蔻、没药、柴胡、当归、穿山甲、桃仁、红花、甘草、路路通等。本方疏气药和活血药同用，达到气行血活，胁痛自平的目的。

病例：赵某，女，39岁。患肝炎4年余，经治疗无明显好转，病情继续发展。1981年3月，经泰州市某医院，确诊为肝硬化。目前因气郁恼怒，胁痛加重，腹胀，嗳气，纳呆，舌苔腻，边有紫点，脉弦细而涩。肝功能检查：黄疸指数5单位，谷丙转氨酶100单位。辨证：肝失条运，气机阻滞，血行不畅，气结血瘀不通而痛。证属肝郁脾滞血瘀。治以行气活血，化瘀通络。处方：柴胡6克，当归、川芎、郁金、赤芍、香附、桃仁、红花、延胡索、炒枳壳、路路通各10克，丹参15克。服药24剂，胁痛消失，肝功能复查正常。

③消积化癥法　本法适用于肝脾肿大不消。肝藏血，脾统血，肝气久郁，脾失健运，血凝瘀积中焦，死血内着，渐成癥积。症见肝脾肿大，质地硬变，

胁痛拒按，面色黯黑而滞，脉弦有力，舌黯有瘀斑等。治以散瘀消积，使瘀血消散，新血流行，以达消积化癥之效。方用三甲汤加减。常用药物，如生鳖甲、生牡蛎、炮甲片、柴胡、郁金、桃仁、红花、当归、丹参、三棱、莪术、赤芍等，或用成方鳖甲煎丸，早晚各服9克。本方对改善肝功能化痞消积较为适宜。

病例：陈某，男，32岁，姜堰市张甸乡人，因肝脾肿大不消，于1979年2月27日入院，住院号79246，查肝肋下3厘米，质硬，脾肋下4厘米。西医诊断为肝硬化。给予保肝等药治疗，邀中医会诊。症见两胁刺痛，按有癥块，约有鸭蛋大小，拒按，固定不移，嗳气泛恶，食纳减少，尿短赤，舌色紫黯，脉弦有力。素有慢性肝炎病史，乃肝气郁久，气滞血瘀，瘀血停聚而成癥块，治以行气散瘀，消积化癥。处方：柴胡6克，郁金、川楝子、延胡索、桃仁、赤芍、红花、三棱各10克，炙鳖甲20克（先煎），丹参15克，牡蛎30克（先煎），服药33剂，癥块消失，于3月31日出院，带中药5剂回家。

④利湿退黄法　本法适用于肝硬化出现黄疸者。肝硬化由于瘀热结于肝胆，脾运失职，湿热内蕴，秽浊上蒸，发为黄疸。临床表现腹胀胁痛，巩膜皮肤轻度黄染，脘闷纳呆，腹水少量，尿短赤，苔腻，脉弦滑等。治以利湿退黄，佐以疏肝和脾。方用茵陈四苓合四逆散加减，常用药物，如茵陈、泽泻、茯苓、车前子、柴胡、木香、青陈皮、白芍、甘草、苍白术、炒枳壳等。

肝硬化出现黄疸的较少，谢老从临床观察中，凡患本病后，脸色多为黯滞而无光泽，和传染性肝炎发黄（黄而鲜明如橘子色）有所不同，因而在治疗上亦有所区别。中医治黄疸多用清化法，而本病仍用疏肝和脾法，配伍茵陈、茯苓等药利湿退黄，足见前人对黄疸的认识和治疗是深入细致的。

病例：董某，男，31岁，于1977年6月3日，以腹胀、恶心，面目全身发黄入院，住院号77707。4年前有黄疸肝炎病史。查体：面部有蜘蛛痣两枚。肝功能：黄疸指数30单位，谷丙转氨酶150单位。诊断：肝硬化。给予保肝治疗。两天后邀中医会诊，症见身目悉黄，黄而不鲜，溲赤，胸脘饱胀，两胁疼痛，恶心，纳减，便溏日两次，舌苔厚腻，脉弦濡。此乃肝病日久，脾胃失调，湿聚热郁，熏蒸肝胆，以致胆液外泄，发而为黄。证属脾湿肝热，予健脾利湿消黄之法。处方：茵陈20克，柴胡、木香各9克，板蓝根、炒二术、陈皮、猪茯苓、枳壳各10克，车前子、薏苡仁各15克，白蔻仁3克（后入），大腹皮10克。连服13剂，黄疸渐退。续服10剂，肝功能复查基本正常。

⑤通利小便法　本法适用于肝硬化腹水、小便不利等症。肝硬化后期主要症状为腹水，初起上腹部绷急，出现腹壁静脉怒张，与中医所说的鼓胀等相似，因其四肢不肿，亦称单腹胀。此乃肝脾俱病，瘀血内停，络脉瘀阻，脾肾功能失调，清浊相混，水道不利。症见小便短少、胸腹胀满等。治疗当用利法，使腹水从小便分利，方用八正散合五皮饮之类加减。常用药物，如木通、甘草、车前子、泽泻、滑石、猪苓、茯苓皮、陈皮、大腹皮、淡竹叶、冬瓜皮等。若兼虚者，则选用防己黄芪汤加减。

病例：李某，男，39岁，于1980年6月6日，以腹胀十余天入院，住院号80857。查体：肝肋下4厘米，脾未及，腹水征（+），肝功能：谷丙转氨酶100单位。诊断为肝硬化腹水，西医给予保肝、利尿等药治疗。中医会诊，症见腹部肿胀有水，小便不畅，大便少，食欲少思，舌苔白腻，脉濡滑，辨证：素有肝炎宿疾，此因气郁劳累而发病。此乃气郁血瘀，而致脾肾功能失调，膀胱气化不利，病属实证。治以疏肝健脾，消胀行水。处方：柴胡6克，郁金、猪茯苓皮、泽泻、大腹皮子、冬瓜皮子、陈皮、车前子、炒苍白术各10克。服药5剂，尿量增多。原方加减继服15剂，腹水渐消，腹胀亦显轻，自动要求出院。

⑥攻下逐水法　本法适用于晚期肝硬化腹水严重者。肝硬化患者，在肿势严重阶段，利水不应，腹部胀急难忍，当予开泄大肠治标为急，如《内经》说“中满者，泻之于内”“下之则胀已”。肝硬化并发腹水是肝功能衰竭的严重表现，标症不除，患者各脏器均受影响。腹水标症，乃是肝郁血瘀，而致脾肾功能衰竭的一个现象。消除腹水的常用方剂有十枣汤（大戟、芫花、甘遂、大枣）、舟车丸（黑丑、大戟、芫花、甘遂、大黄、橘红、青皮、陈皮、木香）。单方用九头狮子草（又名京大戟），用根，洗净晒干研细末，用小火焙成咖啡色。然后装入胶囊，每粒胶囊含0.3克，每次服5~10粒，3~7天服一次，服药后若尿量剧增时，可配服补药，以攻补兼施。所用方剂都为峻剂，主要药物不外乎大戟、甘遂、芫花、商陆、黑白丑或巴豆霜等。但效能不一样，组成方剂后，效用有所不同。逐水剂虽能排除腹水，但能消耗元气，故使用时应考虑腹水的程度及体质的强弱。如病者体虚脉弱，肝脏功能衰竭，或有肝昏迷倾向等，宜慎用逐水法。逐水只能取快于一时，仅在体质尚可或腹水严重时暂投数剂，以缓其急。但必须“衰其大半而止”。决不可过用峻剂，以防损伤脾胃，虚败元气。谢老在临床使用逐水法时，常以攻补兼施，标本兼顾，或先攻后

补，或三补一攻等灵活运用，待正气稍复，再予攻下，这样可以缓解病情，取得疗效。

病例：张某，男，64岁，住院号81714，因腹胀、纳减月余，于1981年6月16日入院，曾有肝炎病史4年，近因疲劳过度而发。查体：右颈部见蜘蛛痣1枚，心肺（-），腹壁静脉怒张，腹水征阳性。诊断：肝硬化腹水。西医给予保肝、利尿等药治疗。邀中医会诊，症见大腹水肿，难以平卧，食欲不下，脐上青筋暴露，形体羸瘦，面色晦滞，二便少而难解，舌有瘀点，脉象弦细，证属水鼓。此乃脾暖通功能衰竭，气滞水停，二便不利，水无出路，以致腹大如鼓，病情严重。宗《内经》"急则治标"之法，以泻肠逐水为急。处方：木香6克，香砂仁3克（后入），黑白丑各15克，槟榔、商陆、川椒目、大黄、大腹皮、枳实各10克，水煎服。并用十枣汤去大枣加沉香各等分，焙干研末，每服2克，日服2次，隔两日服之。在服药前，先用党参、大枣各30克，水煎服，即"先补后攻"之意，服药十余剂，腹水减少，病情好转，自动要求出院。

⑦清心开窍法　本法适用于肝硬化晚期转为肝昏迷者。肝昏迷是肝硬化晚期的一种恶性转归，是肝功能衰竭的严重表现。由于病延日久，肝、脾、肾三脏俱衰，正不胜邪，湿浊痰热内盛，上蒙清窍，而致昏迷。若痰热蒙心，出现高热，烦躁，手颤，甚至怒目狂叫，口臭，便秘，脉弦数者，选用安宫牛黄丸、至宝丹、紫血丹等清心开窍。如蒙蔽心窍，出现神昏嗜睡，苔腻者，可选用苏合香丸、玉枢丹等化浊醒窍。煎剂可用石菖蒲、郁金、远志、茯神、天竺黄、陈胆南星、竹沥、半夏等豁痰开闭；热甚加黄芩、山栀；动风抽搐加石决明、钩藤；腑实加大黄、芒硝；舌红伤津加麦冬、生地黄；若病情继续恶化，出现深度昏迷、汗出肤冷、气促、撮空、脉细微弱，已属气阴耗竭、正气虚败的脱证。根据病情，急予生脉散、参附牡蛎汤敛阴回阳，以固其脱。

⑧扶正固本法　本法适用于肝硬化腹水消退，身体衰弱的患者。肝硬化患者经过活血、消癥、攻逐等法治疗后，腹水逐渐消退，肝、脾、肾等脏器虚弱，病者常表现神情疲困、纳呆、面色㿠白、舌质不华、脉象软弱等虚弱现象，由于久病多虚，治宜调补脾肾治本为主。盖脾为后天之本，肾为先天之本，脾胃功能健盛，则体弱自复。健脾常以香砂六君子汤为主，补肾常以肾气丸之类加减，若腹水已消，而肝功能尚未恢复者，可用疏肝理气的逍遥散加减，或用胎盘（紫河车）制成干粉，长时间服用，此药不但补肾阳且能补益气

血，对恢复肝功能，强壮体质，具有一定的作用。如肝脾肿大未消，可在调肝脾的基础上，适当加入郁金、桃仁、红花、丹参、三棱、莪术之类以活血化瘀；脾大质硬加鳖甲、牡蛎以软坚化癥。

病例：杨某，男，33岁，因患肝硬化腹水，住院后经中西医积极治疗，腹水消退，病情日趋恢复，自觉头昏目眩，肢倦乏力，食纳未振，右胁隐痛，口干微渴，手心灼热，面色无华，小便微黄，舌红苔少，脉细无力。此乃病后余邪未清，脾胃未健，气阴两虚，治以调肝健脾，益气养阴。处方：党参、黄芪、白术、陈皮、白芍、沙参、麦冬、石斛、丹参、郁金各10克，柴胡5克，杞菊地黄丸10克（入药煎），服药21剂，头昏已除，食欲增加，肝功能复查正常。

谢老认为肝硬化病因病机复杂，症状多样，需全面研判识辨。如临床还常见到肝硬化腹水期，出现脾肾阳虚和肝肾阴虚等不同的症状，临床须辨证施治。本病往往证型错杂，虚实并见。即使同一患者，很少有一型贯通始终的。故临床不可胶柱鼓瑟，执一法而不变。

（4）肝硬化腹水消退后的中医治疗

肝硬化腹水，属于中医学“鼓胀”的范畴。前人将本病列为四大疑难重症之一，是目前较为难治之症，医者素感缠绵棘手。本病是肝、脾、肾三脏受伤，其病理因素为肝郁血瘀，而致脾肾功能衰弱，气血交阻，水湿内停，腹部日渐胀大有水，青筋暴露，或脐心突出等症状。本病须早期发现，及时治疗，如腹水消失后，还须抓紧时机，进行善后调治，以免反复。根据谢老多年的实践体会，腹水消失后，饮食起居，稍有不慎，或调治失当，腹水重泛，甚至引起出血，或肝昏迷等。所以，当腹水消退后，要培补正气，在治疗用药上，应以肝、脾、肾三脏治本为主，根据肝阴亏虚与脾肾阳虚的辨证不同，分别采用柔肝、健脾、补肾之法调治。

①养阴柔肝　肝硬化患者，在腹水消退后，常见肝区隐痛、脘胁胀闷、头晕目眩、胃纳不振、口干、面烘、肌肤甲错、舌质紫暗等肝阴不足、气血瘀滞之征。此时治疗，不可过用辛温攻伐之品，用之耗其阴血，治以养阴柔肝为宜。因肝为风木之脏，以血为本，以气为用，体阴而用阳，体柔而性刚，故非柔不能制约其刚悍之性。柔肝多取酸甘之类，盖“酸能柔阴”“甘以缓急”。临床常选用北沙参10克，麦冬10克，白芍15克，木瓜15克，当归10克，枸杞子10克，生地黄15克，乌梅10克，酸枣仁10克，五味子10克，丹参15

克，炙甘草 8 克，以顺肝柔润之性。

②益气健脾　大多数患者在腹水消失以后，常表现形体消瘦、肢倦乏力、食欲不振、面色苍白、舌体不华、脉象软弱等脾胃虚弱的现象，但有些患者肝脾还肿大，或肝掌、蜘蛛痣、腹壁静脉曲张等瘀血征象反而明显。此时若用活血散瘀、软坚散结之品，会使患者体质更虚，引起水湿又泛，或突然吐血、便血等。由于病久多虚，治宜调补脾胃为主。盖脾胃为后天之本，脾气健运则中焦得以受气取汁，气血生化有源，肝得濡养，则体弱易复。健脾常以香砂六君子汤或参苓白术散加减。药用太子参 15 克，炒白术 20 克，茯苓 15 克，山药 15 克，陈皮 10 克，黄芪 15 克，木香 8 克，砂仁 3 克（后下），莲子肉 10 克，薏苡仁 20 克，炙甘草 6 克，大枣 10 枚。在脾气旺盛，精神食欲转佳，体力恢复的基础上，可适当加用一些软坚散结之品，这样既有利于恢复体质，又杜绝了水湿来源。

③补肾填精　肝硬化的病位，主要在肝与脾，日久不愈，进而伤肾，以致肾阴亏为虚，或肾阳不足，所以不少的患者腹水消退后，往往出现头晕眼花、耳鸣目涩、腰膝酸软、毛发干枯脱落、怯寒肢冷、舌淡白、脉沉细弱等肾精匮乏症状。因肾主藏精，为先天之本，肝肾同源，精血互化，长期渗利使肾精亏耗，此时治疗，当补肾填精。方选地黄汤之类加减。药用生熟地黄各 15 克，山萸肉 10 克，茯苓 10 克，当归 10 克，白芍 10 克，五味子 10 克，制首乌 10 克，菟丝子 10 克，黄精 10 克，山药 15 克，陈皮、佛手各 6 克。用药需注意补而不腻，腻则呆滞脾胃，药食难进；大热桂、附之类，亦不宜用，用之则损肾精，耗肝阴。

（5）谈谈肝硬化的中医护理

肝硬化是一种较常见的慢性疾病。中医的“癥瘕”“积聚”“痞块”“鼓胀”“单腹胀”等，都是肝硬化病程中的临床体征。中医对肝硬化的治疗，以辨证论治为准则，根据具体病情，标本并治，攻补兼施。由于肝硬化病程较长，在治疗过程中需要很好的护理工作来配合，尤其是肝硬化的晚期，容易发生各种病情变化，护理工作更为重要。现对肝硬化的中医护理的问题略谈几点：

①精神护理　中医认为，人的精神状态对疾病的发生、发展与治疗都有着很大的影响。人的精神乐观，心情舒畅，则肝的疏泄功能正常，气血流通畅达。若情志不遂，肝胆失疏，气机郁结，则易生肝病。引起肝硬化的原因，多

由七情郁结所伤，在治疗中由于时间较长，患者的思想极易波动，心情总是抑郁不舒，常思虑个人、家庭、工作等问题，以及疾病能否治愈，有无危险等，在情绪上悲观、失望、焦急、恐惧，这无疑会加重病情。这时医护人员应及时针对不同病因和不同思想情况给予关心、解释与说服，以安定患者的情绪，解除其精神负担，并鼓励患者对治疗要有信心，须长期耐心治疗，安心静养，还可将已治愈出院的病例介绍给他们听，使患者心情愉快，精神上得到安慰，以帮助提高药物的疗效，缩短病程，尽快恢复健康。

②饮食护理　合理的饮食，不但能使身体强壮，而且能医治疾病。《素问·脏气法时论》说："毒药攻邪，五谷为养，五果为助，五畜为益，五菜为充，气味合而服之，以补益精气。"正常人的饮食一般不需要严格限制，但患者就须严格限制。如《金匮要略》说："饮食之味，有与病相宜，有与身为害，若得宜则益体，害则成疾。"肝硬化的患者，除按照常规护理外，须经常注意饮食的宜忌，一般采用高蛋白、高热量、低脂、低盐或无盐饮食（可用秋石代替）。此外，肥肉、海鲜、鱼虾、公鸡，以及生冷、辛辣等刺激食物，均禁忌之。如有齿、鼻衄血，对炒类、烤类食物亦忌之，以免引起某种病情的变化，或胃肠消化不良，腹痛腹泻等，影响肝脏功能的恢复。因此，在护理方面要掌握患者的饮食宜忌，嘱患者多吃清淡的食物。

③腹水护理　肝硬化并发腹水，是肝功能衰竭的一个严重表现。患者腹部绷急，腹壁静脉怒张，小便短少，呼吸不畅，治疗较为棘手。有时用一些逐水药物来消除腹水。因逐水药大都反应较剧烈，对肠胃刺激大，服这些药物时，须细心观察。若服药后有剧烈呕吐，或持续腹泻，或伴有面色苍白、大量出汗、脉搏细弱、神志不清等症状时，应立即报告医生，采取治疗措施，以免发生意外。如患者精神体力尚可，每日应定时去室外呼吸新鲜空气，照射阳光。腹水严重时绝对卧床休息，保持清洁卫生，护理人员要帮助擦澡、更衣，经常用50%的酒精按摩臀背部受压处，勤翻身，以使血行畅通。每日准确记录出入量，量腹围，以了解腹水消长情况，便于使用逐水药物。

④服药护理　清·徐灵胎说："煎药之法，最宜深讲，药之效不效，全在于此……方虽中病，而煎法失度，药必无效。"煎药的容器，宜用陶瓷瓦类器皿，煎取药液时，宜按照药物的四气五味、升降浮沉，分别使用文火、武火、久煎、急煎及另煎，同时要特别注意服药时间、次数和用量。为发挥药剂的最佳效果，不要拘泥于每日两次服药的常法，应视病情而异。若病重者，每日可

服2～4次。服峻泻剂，如舟车丸、十枣汤、禹攻散等，常有泛恶、腹痛等反应，服药时间宜在清晨空腹服。服甘遂剂，须用大枣15枚煎汤送服，禹攻散用开水调拌送服。如有恶心呕吐，可采用间歇服药法。如服巴豆泻剂，须备热、冷稀粥各一碗，如服药后不泻，可服热稀粥助之，如服药后泻不止，可服冷稀粥止之。利尿药宜在晚上临睡前服一次，服药前要排空小便，服药后要记录24小时尿出入量，以便与服药前对比参考。服药时，患者要精神安定，不可有愤怒、悲伤、忧思、疑惑等不良情绪。

⑤恢复期的护理　肝硬化患者经过活血、消癥、利水、攻逐等合理治疗后，腹水逐渐消退，病情日渐好转。因病邪虽去，正气未复，这时除用药物调补外，护理上应注意患者的营养，适当放宽所控制的饮食和禁忌的食物，以促进食欲。但具有营养的饮食也要有一定的限度，“毋使过之，伤其正也”。《素问·热论》云：“病热少愈，食肉则复，多食则遣，此其禁也。”指出了疾病初愈，不要因贪食而造成“食复”。恢复期的患者由于久病多虚，常以调补脾肾为主。盖脾为后天之本，肾为先天之本，脾肾功能健盛，则体弱易复。健脾常以香砂六君子汤为主，补肾常以肾气丸之类加减。此外，可用薏苡仁、淮山药、大米、红枣、煮粥食之，服后确能起到预期康复的效果，对强壮体质，具有一定的作用。

2. 慢性肝炎的治疗经验

（1）慢性肝炎的分期治疗

慢性肝炎多由急性肝炎调理不当迁延而来，临床常表现肝区疼痛，腹胀，低热，疲乏，食欲不振，有时恶心，肝脏肿大，肝功能损害，不少患者进一步转化为肝硬化，病情日趋严重。谢老将慢性肝炎归纳为早、中、后及恢复4期治疗，取得了一定的效果，兹分述如下。

①早期治疗　本病早期，肝功能一般正常，或谷丙转氨酶持续单项升高，或其他慢性指标长期不能恢复。临床表现肝区疼痛或胀痛，或巩膜黄染，口苦纳少，身倦乏力，胸闷恶心，尿黄，大便溏而不爽，舌苔厚腻或黄腻，脉弦滑等。病机为湿热内蕴，肝失疏泄，脾运失健。此期治疗，以清化湿热为主，兼调脾胃。选用茵陈、山栀、白花蛇舌草、板蓝根、蒲公英、薏苡仁、虎杖、赤茯苓、枳壳、熟军等。或用甘露消毒丹清肝利湿，化浊解毒；若脘腹胀满，不欲饮食，舌苔白腻等，可用柴胡、白芍、白术、茯苓、青皮、佛手、甘草等疏

肝健脾；疼痛加川楝、延胡索。

病例：张某，女，24岁，1978年6月2日初诊，1个月前因劳累后周身不适，无其他明显自觉症状，两日后渐感倦怠乏力，胃纳减少，肝区疼痛，谷丙转氨酶大于200单位，住院治疗3个月，肝功能基本正常，出院后肝功能又反复波动，迁延半年未复，口苦纳减，胁肋疼痛，面目轻度黄染，尿赤便结，肋下触及肝边缘，舌苔黄厚腻，脉弦濡。肝功能化验：黄疸指数12单位，谷丙转氨酶80单位，诊为慢性肝炎。辨证：乃肝病日久，脾胃失调，湿聚热郁，熏蒸肝胆，予以利湿退黄，解毒泄热。处方：茵陈、白花蛇舌草、板蓝根、连翘、蒲公英各20克，生大黄（后入）、柴胡各6克，白蔻仁4克（后入），佛手、赤茯苓各10克。连服13剂，黄疸已退，食纳增加，恶心已除，唯四肢仍感沉困，上方去大黄，加薏苡仁30克。续服15剂，黄疸全消，诸症亦减轻。仍用上方出入治疗月余，病情稳定，复查肝功能，均在正常范围。

②中期治疗　中期一般病程已较长，肝功能检查中慢性指标长期偏高，由于肝郁日久，郁而化火，阴液暗耗，以致肝血亏损，肾阴不足，病已由实转虚。临床常见肝区隐痛，腰背酸软，腿膝无力，头晕耳鸣，胃纳不振，五心烦热，口干唇燥，大便秘结，小溲短赤，舌红少苔，脉弦细而数。病机已由肝及肾及脾，出现气阴两亏，正虚邪实夹杂的征象。此期治疗，既要养阴护肝，又要兼顾脾胃，不可过用疏肝之品，耗其阴血，方选一贯煎合四君子汤加减。若出现脾肾阳虚的症状，当以补脾肾为主，选用金匮肾气丸，配合理中汤益火之源，但方中桂附，只可暂用，不宜久服。

病例：单某，女，33岁，1980年3月24日诊，患肝炎4年余，常感右胁胀痛，头晕目眩，腰膝酸软，四肢乏力，失眠，纳差，口干，手心发热，面色萎黄，舌质红，苔薄，脉细数。肝功能：谷丙转氨酶150单位。诊为慢性肝炎。此乃肝郁日久，阴虚气滞，络脉失和，脾胃失健。治以滋阴柔肝健脾。处方：枸杞子、麦冬、北沙参、当归、川楝子、白芍、太子参、炒白术各10克，生地黄20克，五味子6克，服药12剂后，胁痛大减，四肢有力，食纳仍差，治守原方去五味子，加麦芽20克。治疗两个月，诸症悉除，复查肝功能，基本正常。

③后期治疗　后期是指慢性肝炎肝脾肿大、肝硬化阶段，由于肝病日久，气血不足，血行无力，壅滞肝络，阻遏气机，停留成瘀。症见两胁疼痛或刺痛，胁下痞块，脘腹胀闷，头晕肢乏，食纳减少，面色晦暗，鼻衄及齿龈出

血，小溲短赤，或下肢浮肿，舌黯有瘀斑，脉弦细，严重患者出现蜘蛛痣、肝掌。实验室检查：白蛋白与球蛋白比值倒置，γ球蛋白升高，肝功能明显损害。病机为邪气亢盛，正不敌邪。此期治疗，宜攻补兼施，可采用益脾气、固正气、活血化瘀、消癥散积等法，方选四君子汤、桃红四物汤、三甲汤、膈下逐瘀汤加减。成药用大黄䗪虫丸、鳖甲煎丸之类。如水湿潴留，小便不利，而见有腹大浮肿者，则重用茯苓、猪苓、大腹皮等药以利水。

病例：陈某，男，32岁，因肝脾肿大不消，经常胁痛，于1979年2月27日入院。查体：肝肋下2厘米，脾肋下3厘米。肝功能检查：谷丙转氨酶100单位。诊为慢性肝炎、早期肝硬化。给予保肝等药治疗，邀中医会诊。症见两胁刺痛，按有痞块，嗳气泛恶，中满腹胀，纳呆，神情迟钝，舌苔白质紫黯，脉细弦。乃肝气郁结，邪毒久羁，肝脾两伤，气滞血瘀。治以疏肝解郁，散瘀消癥，佐以健脾。处方：柴胡6克，丹参、延胡索、炮山甲、党参、炒白术、桃仁、赤白芍、红花、三棱各10克，炙鳖甲、牡蛎各30克（均先煎），加减服用33剂，另服逍遥丸、大黄䗪虫丸、鳖甲煎丸，痞块消失，肝功能亦趋正常，于3月31日出院。仍以上方加减，继续调治两个月，复查肝功能，均在正常范围。随访一年，未见复发。

④恢复期治疗　慢性肝炎，经过前三期邪正兼治之后，湿热已除，癥块消失，肝功能逐渐恢复，病情日趋向愈。这时肝、脾、肾等脏器虚弱，病者出现精神疲困，面色苍白，舌质不华，脉象软弱等症状，为顺应肝性，采用和肝、健脾、补肾法。盖脾为后天之本，肾为先天之本，脾肾功能健盛，则易于康复。健脾常用六君子汤为主；补肾常以地黄丸之类加减；和肝可用逍遥丸化裁，或用紫河车，制成干粉服用，此药不但补肾，且能补益气血，对促进肝功能的恢复，强壮体质，具有一定的作用。如肝脾肿大未消，可以调肝脾的基础上，适当加入郁金、桃仁、红花、丹参、三棱、莪术之类以活血化瘀，脾大质硬加鳖甲、牡蛎以软坚化瘀。

病例：杨某，男，33岁，因患慢性肝炎，经中西医积极治疗病情日趋恢复，尚感头昏眼花，腰腿酸软，面黄体弱，肢倦乏力，食纳不振，肝区时有不适，大便溏薄，每日两次，小便正常，舌苔白，脉细无力。查体：血红蛋白85g/L，肝功能已正常。此为病后正气未复，脾胃虚弱，肝肾不足。以益气健脾、补养肝肾之法调治。处方：党参、黄芪、山药、白芍各15克，白术、茯苓、陈皮、当归、黄精、补骨脂、山萸肉各10克，炙鳖甲（先煎）、薏苡仁各

30克。服药19剂，头昏已除，食欲增加，精神渐爽，走路有力，后以香砂六君子丸、六味地黄丸善后巩固。

以上对慢性肝炎分为4期治疗，临床根据病情轻重、病程长短划分，但在慢性肝炎发展的过程中，四者又不能截然分开，所以又不能拘泥分期，主要在于辨证论治，分清孰主孰从，立法施方。

（2）慢性肝炎从胃论治

慢性肝炎，病位在肝，以肝气郁滞为主要病机，肝病日久，常可导致胃病。临床治肝不应，可从胃治，《内经》有："厥阴不治，取之阳明。"说明肝病治胃的重要性，举例如下：

①降胃气　肝病治胃，主要是降胃气，以制肝逆。慢性肝炎，迁延日久，气机郁结，缠绵不愈，邪踞中焦，以致胃失和降，气机阻滞，其症多见胁肋胀痛，脘痞泛恶，甚至呕吐，胃不欲纳，嗳气，嘈杂，口苦，便燥，溲赤，舌苔黄腻，脉弦滑等。治宜降逆和胃，方用黄连温胆汤加减治疗，多获良效。药用：黄连、制半夏、枳实、竹茹、黄芩、夏枯草、代赭石、柴胡、佛手、吴茱萸等，多数患者通过治疗病情缓解，肝功能亦随之改善，若见黄疸者，可加茵陈、黄柏等。

按：肝为刚脏，主疏泄，禀春水之性，喜条达，人的精神乐观，心情舒畅，则气血流通畅达，疏泄功能正常，如情志抑郁，精神不舒，肝气郁结，横逆犯胃，导致消化功能紊乱，出现胃部疾患，故用黄连温胆汤加减，降气和胃，俾胃气和调，则肝病自愈。

②养胃阴　养胃阴，以抑肝强。《内经》云："食气入胃，散精于肝。"肝体赖水谷以充养，胃阴亏虚，脾胃无以行其津液，于是化源不足，肝失所养，从而肝虚久久不复，在慢性肝炎病中最为常见，症见胁痛隐隐，嘈杂善饥，或不思饮食，稍食即胀，口渴咽燥，大便干结，舌红少苔，脉细而弦。治当充养阳明，兼以柔肝，用沙参麦冬汤加减治疗，每能应手。药用：北沙参、麦冬、石斛、玉竹、乌梅、木瓜、生地黄、白芍、甘草等酸甘化阴之品，如转氨酶偏高者，加入五味子，屡获佳效。

按：肝病日久，阴津暗耗，胃阴受伤，虚热内扰，和降失司，故出现胃脘嘈杂灼热，饥不欲食，胃中津液不足，不能濡润口咽，故口干咽燥，舌红少苔，脉细等，皆属胃阴受伤之症。宗叶天士"胃为阳明之土，非阴柔不肯协和"之意，故选用沙参麦冬汤加减，以养胃阴，使津液复，肝体柔，则肝病之苦而愈。

3. 甲型肝炎恢复期的中医治疗

甲型肝炎，属于中医学“黄疸”“胁痛”范畴，是目前临床较为常见的急性消化道传染病。急性发作期以恶寒发热、疲乏、纳差、黄疸、呕恶、胁痛等为特征。其辨证多属实证。受病脏腑主要是脾、胃、肝、胆。病理因素为湿热蕴遏，内阻中焦，脾胃失健，湿热熏蒸肝胆，溢于肌肤而出现黄疸等症状。本病经过及时治疗，绝大多数患者都可进入恢复期，日趋康复。但也有部分患者在恢复期体征及肝功能已趋正常，但长期遗有食欲不振，胁肋隐痛或胀痛，嗳气脘闷，四肢倦怠，或黄疸未清等诸多症状，则须积极调理治疗，以冀早日康复。在治疗用药上，根据辨证不同，分别采用清利湿热、疏气解郁、益气健脾、温阳化湿之法调治。

①清利湿热　甲型肝炎患者在恢复期，肝胆湿热虽除，而余邪未清，黄疸虽退而湿未清，临床常表现面目尚有黄染，或身黄尿赤不解，身倦乏力，皮肤有痒感，脘胁闷胀，胃纳不振，口干且苦，大便多溏，舌质稍红，苔黄腻，脉弦滑。此时治疗，以清利湿热驱邪为主，使热邪得以清解，湿随热除，肝脏功能逐渐恢复而营血旺盛。临床常选用茵陈15克，山栀10克，板蓝根10克，赤茯苓、猪苓、泽泻各10克，炒苍术10克，薏苡仁30克，赤小豆30克，滑石15克（布包），车前子20克（布包），水煎服。本法可以杀菌、抗病毒，促进毒性产物的排泄。但清热利湿药多属苦寒，不宜过用，以防损伤脾胃，对恢复期的患者应适可而止。

②疏气解郁　甲型肝炎恢复期，有些患者湿热虽清，然肝木疏泄功能未复，患者常感胁肋隐痛，胸闷脘胀，嗳气不出，胃纳不振，情怀不悦，苔薄脉弦。此时治疗，唯以疏肝理气法方能气顺血和，使病体康复。因肝为将军之官，喜条达而主疏泄，情怀不悦，疏泄功能未复，均能使肝气郁结，气机上逆，造成气血不调，血脉不畅。临床选用柴胡6克，白芍、当归、茯苓、白术、青皮、陈皮、香附、枳壳、绿萼梅各10克，以疏调气机。方中柴胡为首选之药，但柴胡偏于温燥，易伤阴耗气，不宜重剂或久服，使用时最好佐以太子参之类，以顾护脾胃。

③益气健脾　甲型肝炎恢复期，邪去正虚，脾气受损，大多数患者常表现为四肢软弱，易于疲劳，或形体消瘦，食欲不振，腹胀便溏，面色苍白，舌苔

白腻，脉濡软。此时治疗，唯有益气健脾之法。盖脾胃为后天之本，脾气健运则中焦得以受气取汁，气血生化有源，肝得濡养，则体弱易复。可选用太子参15克，炒苍术、白术各10克，黄芪20克，茯苓10克，陈皮10克，木香8克，砂仁3克（后下），薏苡仁20克，山药10克，赤小豆30克，炙甘草6克，大枣10枚，以增强脾胃之健运，使水谷化生有源，湿邪有去路。在肝炎恢复期中，健脾助运药更应大量使用，有利于正气的康复和湿邪的消退。

④温阳化湿　甲型肝炎恢复期，虽热清黄退，但脾胃湿邪未化，困阻脾胃，以致脾运无权，和降失职。脾为阴土，喜温燥，恶寒湿，若中寒而脾阳受困，则湿邪内生。临床常表现胃呆纳减，身重困倦，恶心欲吐，脘腹痞满，手足不温，腑行不畅或溏滞，舌苔厚腻，脉濡数。因此，采用温阳化湿之法，使阳光普照，阴霾四散，气血和顺而肝病自复，此不治肝而治肝也。临床常选用桂枝8克，茯苓10克，苍白术各10克，厚朴10克，陈皮10克，藿香10克，苏梗10克，砂仁3克（后下），甘草6克。本法重点在于温阳化湿畅中，恢复脾胃功能。若腑行不畅可加槟榔10克；腑行溏泄则加用木香8克，焦楂曲各15克。

4. 浅谈“阳黄”治疗七法

中医学将黄疸病分为“阳黄”和“阴黄”两大类。

“阳黄”的临床特征：发热口渴，胸脘满闷，食欲不振，胁肋胀痛，四肢困倦，头晕目眩，气逆干呕，溺赤，便秘、巩膜、皮肤、爪甲黄如橘子色，皮肤或有痒感，脉弦或弦数，舌苔黄厚或白厚而腻。

阳黄多属湿热为患，故治疗以清热利湿为主。谢老根据阳黄的临床不同特征，将阳黄初步归纳为7种治法，兹介绍如下：

①解表发汗　适用于阳黄证早期挟有表邪者。阳黄初起，邪多在表，形似外感，即指黄疸兼有表证的病例。临床可兼见恶寒发热、无汗、头痛、身倦、苔白、脉浮弦或浮数等，用发散解表的药物祛除表邪，使湿热之邪自外而解。药用麻黄、连翘、赤小豆、茵陈、甘草、生姜、大枣等，本方散湿驱邪，用量宜轻，取其汗徐徐出，中病即可，不可重剂多投，以防伤津。

病例：张某，女，24岁，1978年6月2日初诊。患者恶寒发热一周，初当感冒治疗数日未效，寒热不解，身着棉衣来医院就诊。症见形寒怕冷，身热体温38.1℃，右胁隐痛，脘闷发胀，时有泛恶，头昏肢倦，尿黄赤，舌苔薄白根部微黄，脉弦，巩膜、皮肤轻度黄染。尿液检查：胆红素（++）；肝功能检查：黄疸指数10单位，谷丙转氨酶50单位。西医诊断为急性黄疸性肝炎。辨证：外有寒邪，里有湿邪，证属黄疸中的“阳黄”。治以解表清热，利湿退黄。处方：麻黄5克，连翘、杏仁各6克，赤小豆30克（先煎），桑皮、甘草各6克，茵陈15克（后入），鲜生姜3片，红枣6枚。服药2剂，恶寒怕冷已除，身热渐退，体温37.4℃，余症如前。乃表邪已解，湿热未清，改用茵陈五苓合麻黄连翘赤小豆汤去麻黄、桂枝。服药16剂，黄疸消失，右胁痛亦除，食欲增加。再以原方3剂，以清余邪，一个月后复查肝功能正常。

②清热解毒　用于阳黄证热重于湿者。因湿热蕴结熏蒸肝胆，胆溢肌肤，症见身目俱黄，黄而鲜明，发热口渴，小溲短赤，大便秘结，舌苔黄腻，脉弦数等。治以茵陈蒿汤加味，清热解毒，使黄疸郁积热毒从二便而去。药用茵陈、山栀、大黄、板蓝根、垂盆草、黄芩、车前草、赤苓。若心中懊恼者，用栀子大黄汤。

病例：丁某，男，27岁，因“急性黄疸型肝炎”于1977年5月22日入院，西医给予保肝药治疗。邀中医会诊，症见巩膜、皮肤、小溲皆黄，黄色鲜明如橘子色，身热，体温38.5℃，头昏不思食，口苦微渴，大便两日未解，舌苔腻黄，脉弦数。证属“阳黄”热重于湿。治以清热解毒，利湿消黄。处方：茵陈20克（后入），板蓝根15克，山栀、黄芩各6克，大黄（后入）、赤苓、牡丹皮、车前子、黄柏各9克。服药2剂，便泻数次，身热已除，黄腻苔亦退，食欲尚差。守原方加入健胃的陈皮10克，连服26剂，黄疸消退，精神佳，食欲日增，一个月后，复查肝功能正常。

③利湿消黄　用于阳黄证湿重于热者。脾为湿困，久而化热，湿遏热伏而引起肝胆为病。临床常见身目色黄，头重身困，纳呆，胸脘痞满，腹胀便溏，舌苔厚腻黄。治宜利湿消黄，使湿热郁黄从小便排出，故以茵陈四苓加减。茵陈、苍术、茯苓、泽泻、车前子、炒薏苡仁。呕恶加藿香、白蔻仁。

病例：董某，男，31岁，因患“黄疸肝炎”于1977年6月3日入院。症见身目俱黄，溲赤，胸脘胀闷，身倦纳减，恶心，大便溏薄，每日两次，舌苔厚腻，脉弦缓。此乃脾胃失调，湿聚热郁，以致肝失疏泄，胆液不循常道，溢于肌肤，发而为黄。辨证属“阳黄”湿重于热。治拟利湿消黄。处方：茵陈20克（后入），柴胡5克，炒苍术、赤猪苓、车前子、陈皮、焦神曲、炒薏苡仁各10克。服药6剂，黄疸、胁痛好转，唯脘闷腹胀未减，食欲尚差，此乃湿困脾胃，浊邪未化。宗原方加白蔻仁3克，大腹皮10克，木香5克。煎服8剂，黄疸消退，腹胀亦除，肝功能复查正常。

④疏肝解郁　用于阳黄肝郁气滞者。肝主疏泄，喜条达，若情志不遂，肝胆失疏，气机郁滞，临床除见黄疸外，出现脘闷纳呆，嗳气泛恶，右胁胀痛，痛引肩背。治宜疏肝理气、解郁，选用柴胡疏肝散或逍遥散加减。若兼内热者，加牡丹皮、山栀子泄肝清热；恶心加半夏、竹茹。

病例：单某，女，26岁，因“急性黄疸肝炎”于1979年11月5日入院。症见目珠、皮肤发黄，右胁肋痛，急躁则痛甚，伴有胸闷嗳气，食欲不振，小便黄，月经两个月未潮，舌苔白腻，边有紫色，脉弦。患者素有脏躁病史，肝气久郁，加之湿热内蕴，肝胆失疏，气机郁结，阻于胁络，而成黄疸胁痛。治宜疏肝理气，解郁消黄。处方：柴胡5克，赤白芍、川楝子、郁金、制香附、当归、丹参各10克，茵陈20克（后入），甘草5克，生姜3片，大枣6枚。服药9剂，胁痛已除，食纳增加，黄疸消退，于11月15出院。

⑤和胃调中　用于阳黄肝胃不和者。胃以和降为顺，若肝胆不疏，横逆犯胃，胃失和降，以致气机上逆。症见胸脘满闷，恶心呕吐，腹胀，嗳气等。治以和胃调中，使胃腑调和，气机流畅，则呕吐自平，常用香砂平胃散或四逆散合左金丸加减。药用木香、砂仁、陈皮、甘草、厚朴、茵陈、柴胡、左金丸、生姜、大枣。

病例：张某，男，22岁，因“急性黄疸肝炎”于1979年11月12日入院。症见身目发黄，脘闷不舒，嗳气呕恶，进食饮水则呕出，胸胁满痛，舌边红，苔薄腻，脉弦。此乃肝气犯胃，胃失和降。治以疏肝和胃，理气调中。处方：木香、厚朴各6克，砂仁3克（后入），陈皮、左金丸（入煎）、炒苍术各9克，柴胡5克，茵陈15克（后入），生姜3片，大枣9枚。服药3剂，呕吐即平，能进饮食。守原方加减，又服药9剂，诸症消除而出院。

⑥化瘀消癥　用于黄疸病日久不愈，腹有癥块者。黄疸病在中、后两期，常见脘腹及胁肋间有痞块瘀积，由于肝藏血，脾统血，黄疸日久不愈，肝脾已伤，气机阻滞，瘀血内停，结于胁下，渐成癥积。临床表现胁肋下肿块刺痛，舌有瘀斑等症。治疗：行气活血，化瘀消癥，使瘀血消散，新血流行。方用三甲汤加减。药用柴胡、郁金、延胡索、桃仁、丹参、三棱、莪术、赤芍、牡蛎、茵陈等，或用成药鳖甲煎丸，早晚各服9克。

病例：陈某，男，32岁，因“慢性肝炎急性发作”于1979年2月27日入院。症见巩膜、皮肤黄染，右胁下按有癥块，触之疼痛，食纳不思，嗳气恶心，尿短赤，苔黄腻，舌边有紫色，脉弦稍数。患者素有慢肝病史，乃肝气郁久，气滞血瘀，瘀血停聚，而成肝肿疼痛。治以疏肝行气，散瘀化癥。处方：柴胡、川楝子、赤芍、延胡索、桃仁各10克，茵陈（后入）、丹参、炙鳖甲（先煎）各15克，三棱5克，牡蛎30克（先煎），红花6克。煎服34剂，胁下癥块消失，疼痛亦除，食纳渐增，于3月31日出院。

⑦健脾益胃　用于黄疸病恢复期体质衰弱者。黄疸经过清热、利湿、疏肝、化瘀、消癥等法治疗后，肝脾胃等脏器虚弱，病者常表现精神疲困、饮食不香、脉细缓等虚弱现象，或见口渴唇干、手心灼热、舌红少津、脉细数等。此乃病后气阴两虚，治宜健脾益胃，养阴。盖脾胃为后天之本，脾胃功能健运，则体弱易复。临床常以香砂六君子汤合麦门冬汤加减。如胸闷胁痛，宜用逍遥散加减，以疏调气机；若喜呕、不思食、胸胁发闷、口苦等，宜用小柴胡汤加减和解之；如肝阴不足，症见头痛、眩晕，用杞菊地黄丸或大补阴丸之类。

病例：杨某，男，33岁，因患"急性黄疸肝数"于1980年1月5日住院，经中西医治疗恢复后，尚有头昏，肢倦，食纳欠香，口干渴，右胁时痛，手心发热，小便微黄，大便少，舌红苔腻少津，脉细无力。此乃病后余邪未清，脾胃未健，气阴两虚。治以疏肝健脾，益气养阴。处方：党参、黄芪、炒白术、麦冬、石斛、川楝子、白芍各9克，陈皮15克，五味子3克，柴胡、枳壳、甘草各5克。服药21剂，头昏、胁痛已除，食欲增加，肝功能恢复正常。

5. 脂肪肝的中医辨治

肝脏是人体最大的实质性器官，也是人体内最大的、功能较多的腺体器官。它参与体内消化、排泄、解毒及代谢等过程，其中以代谢机能最为重要。研究显示，肝脏中发生的化学反应约有500种以上。这表明肝脏是维持生命活动的一个必不可少的重要器官。肝脏对脂类的消化、吸收、氧化、分解、转化等起着重要的作用，并使其保持平衡。当某些异常情况下，肝脏内的脂肪含量增加，当其脂肪含量超过肝脏重量（湿重）的10%时即为脂肪肝，超过10%～25%为中度脂肪肝，超过25%～50%为重度脂肪肝。

脂肪肝可以由肝脏本身原因所致，是肝脏脂质代谢异常的病变，还有一些脂肪肝则是因其他疾病影响脂肪代谢的结果。脂肪肝并非临床上一个独立性的疾病，而是各种原因引起的肝脂肪蓄积过多的一种病理状态，可以说脂肪肝纯属于一种病理诊断。脂肪肝患者若肝功能指数异常升高，则称为脂肪肝炎，若未及时改善就有可能进展为肝硬化或肝癌等严重疾病，不过大部分的脂肪肝患者并没有特殊症状，很多人是在健康检查时才得知自己患有脂肪肝了，其余部分患者若出现肝功能异常则可能会有疲倦、恶心、腹胀等不适感觉，患者可经由超声或抽血检查来关注自己的病情变化。

中医学中无脂肪肝的病名，但根据其临床表现大多归属于“积证”“痞满”“胁痛”“痰瘀”等病证范围，与肝郁、痰湿有关。

（1）病因病机

研究表明，脂肪肝的病因病机主要是肝气郁结，疏泄失常，以致气机阻滞，横逆犯胃，气病及血，血流不畅而成本证；当肝病传脾，脾失运化，水湿稽留，日久生痰，以致痰湿互结，内郁肝胆而成本证。某些胁痛（如肝火）患者，因过食肥甘厚味，过分强调休息，滋生痰浊；又因胁痛日久，肝脾肾功能虚弱，痰浊不能及时排泄，积留体内，痰阻血瘀形成本病。

对于脂肪肝，中医的观点与高脂血症一致，其病因都是“痰”与“瘀”堆积于体内的结果。中医的“痰”是指病理性的代谢产物，过度饮酒、饮食过多或过食油腻重味，或是人体因疾病（如糖尿病）导致体内脂肪代谢异常，或是不当的节食，都可能造成脂肪在肝脏中不正常的堆积，进而导致肝脏血流障碍，出现“瘀”的现象，使肝脏更加无法代谢体内脂肪，使得“痰”与“瘀”互结，病情更趋恶化。

（2）辨证施治

辨证论治是中医学的一大特色。脂肪肝虽具有特定的部位，但要注意结合原发病，找出辨证要点。现根据临床体会分成如下几个证型。

①痰湿阻络型　临床表现：形体肥胖，面有油脂，喜食肥甘，胸胁隐痛，腹部胀满，困倦乏力，纳呆口黏，大便油滑，或黏腻不爽，小便浊，舌苔白腻，脉弦滑。治法：理气化痰，祛湿泄浊。方药：涤痰汤合胃苓汤加减。药用：陈皮10克，清半夏10克，茯苓10克，竹茹10克，枳实10克，苍术10克，厚朴10克，泽泻10克，醋柴胡10克，萆薢10克，木香10克，明矾5克，生山楂15克，草决明10克。

本方主治：肥胖性脂肪肝、肝炎后脂肪肝。

加减运用：临床上以本证型最为多见，临床疗效也最好。若痰热明显者加胆南星、川贝母；若大便黏腻不爽加大黄、白头翁、秦皮；乏力气短者加生黄芪、党参；若见肝热头晕者可加苦丁茶、栀子、龙胆草；血压升高伴头痛者加生石膏；失眠多梦加炒酸枣仁、首乌藤。

②肝郁气滞型　临床表现：胸胁胀闷，抑郁不舒，或周身窜痛，倦怠乏力，腹胀纳呆，便秘，舌质暗红舌苔薄白，脉弦。治法：疏肝健脾，理气活血。方用：柴胡疏肝散合金铃子散或四逆散加减。药用：柴胡10克，白芍12克，枳壳10克，香附10克，郁金10克，川楝子10克，延胡索10克，当归10克，牛膝10克，白术10克，甘草6克，生山楂15克。

本方主治：肝炎后脂肪肝、酒精性脂肪肝。

加减运用：两胁刺痛加赤芍、丹参；气短乏力加生黄芪、党参；腹胀加川朴；痛经加茜草、益母草；纳呆加炒莱菔子、焦三仙。

③肝郁脾虚型　临床表现：两胁胀痛，脘痞腹胀饭后为甚，大便溏薄，或完谷不化，纳呆口淡，或恶心呕吐，女子月经不调，气短乏力，舌质淡或暗红，舌苔薄白，脉弦缓。治法：疏肝理气，健脾益气。方用：逍遥散合四君子汤加减。药用：醋柴胡10克，郁金10克，当归10克，白芍15克，白术10克，茯苓10克，砂仁6克（后下），香附10克，党参10克，生甘草6克，生山楂15克，木瓜10克，薄荷6克（后下）。

本方主治：肝炎后脂肪肝、肥胖性脂肪肝、酒精性脂肪肝。

加减运用：两胁胀痛明显加川楝子、赤芍；腹胀加川朴、枳壳；便溏加苍术、薏苡仁；水泻减当归加山药、莲子肉、诃子肉；头晕乏力加生黄芪；恶心呕吐加竹茹、旋覆花、代赭石。

④痰瘀互结型　临床表现：肝病及消渴病日久不愈，形体肥胖，面色晦暗，纳呆口渴，恶心厌油腻，咯吐痰涎，脘腹痞闷，肝脏肿大，阵痛或刺痛，舌体胖大边有齿痕，或舌质暗有瘀斑，脉弦滑。治法：活血化瘀，祛痰散结。方用：化积丸加减，或用二陈汤、导痰汤、血府逐瘀汤。药用：土贝母粉10克，生牡蛎粉15克，玄参10克，三棱10克，莪术10克，槟榔15克，香附15克，海浮石15克，泽兰10克，鸡内金10克，郁金10克，杏仁10克，橘红10克。

本方主治：脂肪性肝硬化、糖尿病性脂肪肝。

加减运用：上方三棱、莪术为破血峻剂，不宜久服，久服则伤正，对体弱者应去之，可改为丹参、赤芍或桃仁、红花；胁痛加醋柴胡、延胡索、川楝子；肝大者加炙鳖甲、昆布；咯吐痰涎加瓜蒌、清半夏；顽痰胶着不解者加青黛、白矾，此二药还有显著降低血脂的作用，体胖湿盛者加炒二术、茯苓、生薏苡仁。

⑤肝肾阴虚型　临床表现：形体虚胖，肤粗毛丛，面色油光，腰酸腿软，身倦乏力，右胁隐痛，口干舌燥，手足心热，或低热盗汗，头晕耳鸣，失眠多梦，男子梦遗滑精，女子经少经闭。舌质红，苔少或无苔，或灰黑，脉弦细数。治法：滋补肝肾。方用：一贯煎加减。药用：生地黄10克，北沙参30克，枸杞子15克，麦冬15克，当归10克，川楝子6克，焦槟榔10克，焦山楂15克，白芍15克，生甘草6克。

本方主治：皮质醇增多性脂肪肝，糖尿病性脂肪肝。

加减运用：腰膝酸软加川断、桑寄生、牛膝；两胁隐痛加醋柴胡、郁金；头晕目眩加杭菊、钩藤；失眠多梦加首乌藤、炒酸枣仁、远志；梦遗滑精加生牡蛎、金樱子；口干舌燥加石斛、天门冬；口渴喜饮加天花粉、玄参；五心烦热加牡丹皮、炒栀子；低热加青蒿、银柴胡、地骨皮；齿衄加白茅根、小蓟；鼻衄加藕节炭、阿胶珠。

综上所述，中医认为，脂肪肝主要是由于肝失疏泄，气机阻滞，脾失运化，痰浊内阻而成，久则致肝脾肾三脏虚弱，痰阻血瘀而致病深。因此，脂肪肝的治疗大多以疏肝利胆、健脾化湿、祛痰散结、活血化瘀为主。但临床必须审证求因，辨证施治，重视改善体质，这样才能收到较好的疗效。

6. 漫谈肝脏病出血的治疗

肝脏病容易出现各种出血，尤其是慢性病毒性肝炎及肝硬化患者，随着病情的进展会趋向严重，不但出血次数增多，而且有出血后不易停止的特点。其临床主要表现为鼻衄、齿衄、肌衄、便血等，其中以齿衄、鼻衄较为多见。

对肝脏病各种出血均可结合中医学之“血证”加以论治。《济生方》曾指出：“夫血之妄行也，未有不因热之所发，盖血得热则淖溢，血气俱热，血随气上，乃吐衄也。”就临床所见，“血证”确也以属热者为多见。肝脏病之出血，多属湿热伤络，或由肝郁气逆化火而致，此即《素问·举痛论》所谓“怒则气逆，甚则呕血”。不过时日迁延，正气渐虚，也可因肝肾阴虚，虚火灼伤络脉而见出血；或肝阳偏亢，木火上扰，以致血随火升；少数则属劳倦过度，损伤脾气，脾不统血而致。诚如《景岳全书》所说：“盖脾统血，脾气虚则不能收摄，脾化血，脾气虚则不能运化，是皆血无所主，因而脱陷妄行。”此外，尚有因瘀血留阻导致血不循经而出血者。可见对出血的处理，也离不开辨证施治这一前提，要在这一原则的指导下选方用药。

（1）鼻衄

鼻衄一症，在肝病过程中较为多见，常人发生鼻衄，会出现头晕、咽干等症，对生理机能影响很大，肝炎患者出现鼻衄，则损伤机体更甚，对肝脏的功能影响更大。形成鼻衄的原因，多由肝肾阴虚，虚火上炎，耗血伤阴，损及脉络，血上逆于清道，而成鼻衄；或肝火旺盛，迫血妄行。治疗上，属肝火者，用龙胆泻肝汤、栀子清肝汤清肝泻火，凉血止血。［附：栀子清肝汤（《外科正宗》卷三方）：栀子、当归、川芎、柴胡、白芍、牡丹皮、石膏、牛蒡子、黄芩、黄连、甘草］

（2）齿衄

肝病中后期，常出现齿衄。齿为骨之余，如肝肾阴亏，虚火上炎，扰动阴血，可引起齿衄。治宜滋阴清火，凉血止血。用茜根散合滋水清肝饮。［附：①茜根散（《景岳全书》）：茜草、黄芩、阿胶珠、侧柏叶、生地黄、甘草凉血止血。②滋水清肝饮（《医宗已任编》）：当归、生地黄、白芍、山萸肉、茯苓、山药、牡丹皮、泽泻、柴胡、山栀滋阴清火）。若阳明热甚，胃火内炽，血随火动。齿衄者，可用加味清胃散合泻心汤清胃泻火，凉血止血。［附：①加味清胃散（《脾胃论》）：生地黄、犀角、牡丹皮、连翘、黄连、当归、甘草。②泻心汤（《金匮要略》）：大黄、黄芩、黄连］

（3）肌衄（皮下出血）

肝病患者皮肤出现瘀点、瘀斑或皮下青紫（以下肢为多），或伴鼻衄、齿龈出血，或有发热、便秘等。此症多由热毒炽盛，阴虚火旺，或气虚不摄所导致。属血热妄行者，用犀角地黄汤合十灰散加减，清热解毒，凉血止血。［附：①犀角地黄汤（《备急千金要方》）：犀角、生地黄、牡丹皮、赤芍。②十灰散（《十药神书》）：大小蓟、侧柏叶、荷叶、茜草根、山栀、白茅根、大黄、牡丹皮、棕榈炭］。如阴虚火旺者，用茜根散加减，茜草、生地黄、阿胶、玄参、龟板、女贞子、旱莲草、牡丹皮、知母、侧柏叶滋阴降火止血。属气虚不摄者，用归脾汤加减。

（4）便血

大小便出血一症，在肝炎患者中虽然不多见，但当热毒内陷，蒸灼胃肠，殃及膀胱时，大小便出血的现象还是常见的。热毒直接损伤肝肾之阴，劫夺心肺之液，造成脾不统血，肝不藏血，肺和心肾的气阴伤损，呼吸、循环、消化、排泄器官的功能受损，导致本病的恶化。治以清热养血、益阴为主。药用黄芩、地榆炭、生地黄炭、当归、阿胶、金银花炭、生薏苡仁、甘草、灶心土，水煎空腹温服。

（5）蜘蛛痣

蜘蛛痣，是现代医学名词，在中医文献里无此专门名称，但在文献中有关蜘蛛痣的内容并不乏见，如“红点”“红纹”“红缕”“赤痕”等相类似记载，而且对临床意义也已有较深的认识。如陈士铎曾说：“初起之时，何以知是气鼓与血鼓也？吾辨之于面矣。凡面色淡黄而有红点或红纹者，是血鼓也。”《寓意草》则称：“面色萎黄有蟹爪纹络……将成血蛊之候也。”

蜘蛛痣出现，多见于颈部、脸、上胸、手足等处，是一种有中心点，并此向外分出细的小支的红色痣，这种痣一般也出现于慢性病毒性肝炎及肝硬化阶段，而且有些患者会伴见手掌大小鱼际部位的皮肤呈绯红色，称之为“肝掌”。出现蜘蛛痣，往往是肝病严重的标志之一。本病多由于肝脾血瘀、瘀血阻滞于孙络，隧道不通，则头面颈胸可见红点、赤缕。治疗宜活血化瘀，用化瘀汤加减，软坚破瘀。［附：化瘀汤（《罗氏会约医镜》）：当归、熟地黄、白芍、肉桂、川芎、桃仁、红花］如热入营血而引起的蜘蛛痣，可采用清营凉血、活血之法加以治疗。药用生地黄、白茅根、藕节、茜草、牡丹皮、红花等。如见肝肾阴伤，用滋养肝肾、凉血化瘀之法。用一贯煎合消瘀饮加减，滋肝肾、养阴血、化瘀血。［附：消瘀饮（《古今医鉴》卷十方）：当归、芍药、生地黄、桃仁、红花、苏木、大黄、芒硝、甘草］

在临床上，肝脏病齿鼻出血及蜘蛛痣经常可同时并见，治疗就需参合辨证考虑，尽管患者病情复杂，治疗较为困难，但有些尚有可能取得满意疗效。

附：病案二则

病例1：1986年3月，曾治疗1例周姓患者，59岁，外院诊断为肝炎后肝硬化。患者口鼻经常出血，右侧面颊、颈部有蜘蛛痣数枚，肝脾肿大，肝功能异常，舌红苔少，脉细数。辨证为阴虚火旺。治以凉血清火，滋阴柔肝。方选一贯煎加藕节、茜草、旱莲、女贞子等药。连服 52 剂后，蜘蛛痣逐渐消失，口鼻出血停止，肝功能正常。

病例 2：钱某，男，67 岁，1981 年 4 月，西医诊断为慢性肝炎，早期肝硬化，转中医治疗。患者经常感到疲乏，右胁肋刺痛，时有低热，体温常在 37.6℃左右。鼻衄频发，量较多，右耳下有蜘蛛痣 3 枚，舌质红，苔薄黄，脉细弦。证属肝阴不足，虚火上炎，给予滋阴清肝，凉血止血。方用二至丸合一贯煎加减。处方：南沙参、生地黄、女贞子、旱莲、茜草、藕节、蒲公英各 10 克，白茅根 20 克。服药 20 剂后，鼻衄明显减少，在原方基础上略作加减，继续服用两个多月，鼻血已止，肝功能正常，蜘蛛痣也日渐消失。

7. 胆囊炎、胆结石的治疗经验

（1）中医治疗胆囊炎、胆结石

胆囊炎、胆结石常同时存在，胆囊炎可以引起结石，而胆石症又可并发胆道感染，故两者密切相关，常互为因果。根据胆囊炎、胆结石发病特点，结合临床体会，谢老将本病分为早期、急性发作期、缓解期 3 个阶段治疗。

①早期，多宜疏肝行气　胆囊炎、胆结石早期多属肝郁气滞，肝胆失疏，气机不畅为患。病始初期，食欲不振，右胁上腹隐隐胀痛，或剧痛，痛引肩背，胸脘痞闷，嗳气则舒，舌苔薄白，或微黄，脉弦等。治疗的重点在肝。所以把疏理肝气放在首位。常用柴胡疏肝散加减。药用柴胡、白芍、枳壳、青陈皮、木香、佛手、川楝子等。若见呕吐加黄连、半夏；痛剧加延胡索；便秘加大黄；胆囊壁模糊加郁金；结石形成者加金钱草。在治疗期间，忌食荤腥油腻辛辣之品。

②急性发作期，多属湿热为患　这一阶段的病机，已由肝胆及脾，出现剧痛或黄疸等邪气实的情况，治疗重在清利和通腑，使病邪从二便而去。一般又可分为湿热、血瘀、脓毒 3 个类型治疗。

湿热型：本型发病急，病起即见右胁上腹阵阵剧痛，或绞痛，痛向肩背部放射，坐卧不安，汗出淋漓，寒战高热，目肤可出现黄疸，恶心呕吐，食欲不思，溲赤，便结，舌苔黄腻，脉弦数等。此乃热毒邪盛之证，治疗重在排石，用排石汤合大柴胡汤加减。柴胡、黄芩、黄连、茵陈、木香、枳实、延胡索、郁金、金钱草、海金沙、大黄、芒硝等。常可收到疼痛顿减之效。若胀痛较甚，重用木香；剧痛不减，可加沉香。

瘀血型：此型以右胁刺痛或绞痛为特点，痛位固定，可触及包块，拒按，口苦作干，尿赤，舌质发紫，或舌边有青紫瘀点，脉沉弦或细涩等。此乃热毒瘀郁为病，治宜化瘀排石，常用排石汤合膈下逐瘀汤加减。药用桃仁、红花、延胡索、木香、赤芍、当归、川芎、郁金、金钱草、海金沙、鸡内金、大黄等。若见黄疸湿热者，可加茵陈、黄芩；刺痛不减，加琥珀末3克。

热毒化火型：胆囊炎、胆石症并发坏疽性胆囊炎、胆囊积脓、胆囊穿孔、急性梗阻性化脓性胆管炎。本型胆道梗阻感染严重，常可出现中毒性休克等全身症状。此为热毒内陷，邪势鸱张，全身晦黄，持续性上腹剧痛，神昏谵语，或衄血便血，腹肌紧张，拒按，舌质红绛，苔黄燥，脉弦数或沉细。此时津枯邪盛，治疗时既不能用行气之品，更不能用升散之药，唯清热解毒、凉血宣窍为宜。方选清营汤、犀角地黄汤加减。药用犀角、生地黄、玄参、黄连、山栀、牡丹皮、赤芍、金银花、连翘、大青叶等。腑实者加大黄、芒硝；有动风之象者，可加羚羊角、玳瑁等；至宝丹、安宫牛黄丸、神犀丹等均可选用。若昏迷气促，汗出肢冷，面色苍白，血压下降，脉微细弱等气阴耗伤、正气虚败之脱证，急予生脉散或参附龙牡汤回阳救急，以固其脱。在临证中，凡遇此种证型，均以手术治疗为宜。

③缓解期，不忘健脾达肝　胆囊炎、胆石症经过清热利湿，行气化瘀，攻下排石，或手术后，炎症消退，常表现肝脾两伤，正虚邪留证候。由于胆病后期，脾运失健，肝胆湿热余邪未清，气机未畅，临床常出现脾虚肝郁的证候，右胁上腹胀闷，纳谷不香，大便不实，神情疲困，或有低热，或症状、体征消失，胆囊内尚有残留结石，舌苔白腻，脉弦细或濡缓，治宜健脾达肝。方选香砂六君子汤合丹栀逍遥散加减：柴胡、白术、茯苓、木香、砂仁、牡丹皮、陈皮、神曲、金钱草、甘草等。此方补而不滞，疏而不伐，使肝脾得调，疾病向愈。本法一是固本扶正，恢复机体；二是驱除胆囊残留结石。若胁痛未消，或有刺痛感，可适当加入川楝子、延胡索、香附等；病情恢复后，仍需服药，以防复发。如舌光红少苔，脉弦细数，右胁隐痛不已，表现肝阴虚者，可用一贯煎加减。

④几点体会

A. 中医治疗胆囊炎、胆石症，主张以“以通”为基本原则。谢老在急性发作期，加用通里攻下及活血化瘀药等，常可收到“痛随利减”的效果。因此，泻下通腑是治疗胆绞痛必不可少之大法，腹泻一次，痛减一分，如能畅泻，痛可大减，如不腹泻，疼痛难减。

B. 早期以疏肝理气为主，酌加利胆排石药物，如见包块瘀血者，以化瘀排石为主；对胆囊肿大、疼痛急剧，有胆囊穿孔可能者，或黄疸日益加深，发热持续不退，或出现中毒性休克者，当以手术为主，以防意外。缓解期，以健脾达肝为主。总之，肝郁者疏之，胆热者清之，里实者泻之，胆石阻滞者排之。

C. 服用排石药，需根据患者体质之强弱、邪正之盛衰、病情之轻重缓急而定。如体壮证实而病急者，开始就投用大剂量的排石药，尤其是金钱草、海金沙的药量要大，一般是30克以上，量小影响疗效。

D. 服用排石汤至一周以上而黄不消、热不退、痛不减者，应考虑停药，详审病因，如症状缓解后，须继续服药1～2个疗程，每个疗程15天，在平素不发作时，每隔1～2个月可服利胆排石药方10剂，以防胆石症发作。此外，对性情恼怒，受寒着凉，劳倦过度，以及荤油、辛辣等，均须注意避免。

E. 使用排石攻泻药时，大黄和芒硝必须同时使用，使结石从大便排出体外，临床观察单用大黄，则泄泻次数频而力不大，单用芒硝其泻下之力亦弱，只有两者合用，则泻下之力强而次数并不比单用大黄多，每次大黄用量10～15克，芒硝用量15～20克。在服药期间，若见热轻、腹泻者，可减用大黄量；脘腹痛甚者，可加重木香、郁金的用量；热毒重者加金银花、蒲公英等；高热渴饮、脉洪数者加石膏、知母等。

（2）胆石冲剂治疗胆结石

谢老从中医药宝库中筛选了几种治疗胆结石的有效方药，并根据中医辨证论治的理论，结合自己多年临床经验，以及胆结石的病理变化和“六腑以通为用”的特点，运用清热、利胆、消炎、止痛、通腑、排石等作用的药物，1983年研制成胆石冲剂，使用于临床，疗效满意。

①临床资料　本组66例患者均系门诊患者，治疗前均行B超检查确诊为胆石症。66例中，男性22例，女性44例；病程：1年以内者31例，1～5年者28例，5～10年以内者4例，10年以上者3例；年龄：20～40岁16例，40～50岁40例，60岁以上10例，年龄最小20岁，年龄最大80岁。胆囊结石者50例，肝内胆管结石者13例，胆囊颈部结石者3例，其中胆囊增生者4例，胆囊肿大者1例，胆囊萎缩者3例。中医辨证分型：属湿热型者10例，气滞型

者34例，血瘀型者1例，阴虚型者8例，湿热兼夹气滞者13例。66例中兼有胃病者15例，兼有肝炎者3例，兼糖尿病者1例，兼有高血压冠心病者5例。服药时间：大多数在10～30天，10天以内者未作统计。治疗中，有少数重度患者，适当配合煎剂服之。

②治疗方法　药物：金钱草50克，海金沙40克，鸡内金、大黄、黄芩、炒枳壳各10克，芒硝15克，木香8克。制法：将上药煎煮3次，每次煮沸1小时，合并煎液，过滤、浓缩至1毫升，相当于原生药1克，搅拌加入一倍量的95%酒精，静置过夜、过滤，滤液回收酒精，浓缩成稠膏状，稍冷，加入糖粉，制成软材过筛制粒，烘干，分装即得，每袋15克。给药方法：本组病例除病情严重的患者配合使用煎剂外，均采用“胆石冲剂”，每次1袋，每日2次，开水冲服，病重者每日服3次。

③疗效观察　临床治愈：服药后结石排出，疼痛消失，经B超复查，结石排除。显效：服药后，症状及体征基本消失，经B超复查，结石由大变小，或结石排出一部分。有效：服药期间，疼痛减轻。无效：经治疗10天以上，疼痛不减，症状无明显改善。

治疗结果见下表：

胆石冲剂治疗胆结石的疗效

分型	例数	临床治愈	显效	有效	无效	总有效率
气滞型	34	12	14	6	2	94.1%
血瘀型	1				1	0.00
湿热型	10	2	4	2	2	80.0%
阴虚型	8	2	3	2	1	87.5%
湿热挟滞	13	5	3	3	2	84.6%
总例数/百分比	66	21	24	13	8	87.9%

④病案　仲某，女，27岁，农民。患者因右上腹阵阵剧痛，于1990年8月2日来院肝胆病科就诊。查右上腹及胆区有压痛，痛引背后，腹肌稍紧张，巩膜、皮肤不黄染，肝脾未扪及。胃脘胀闷，嗳气纳呆，大便干燥，月经正常，舌苔白腻，脉弦细。B超检查：肝右前叶探及1枚黄豆大小的结石光团，伴有声影。诊断：肝内胆管结石（肝郁气滞型）。辨证：此乃肝胆失疏，结石内阻，气滞于中。治以利胆排石。给予胆石冲剂，每服1包，每日服3次。服至20包，排出黄豆大的结石1枚，呈棕褐色，自觉疼痛显减，胸宽气畅，欲

思饮食。继服15包，疼痛告愈。B超复查：结石光团消失。

⑤体会　胆石症属胆道疾病，胆是人体脏器中的六腑之一。中医学认为，六腑的生理功能是“泻而不藏”“动而不静”“以通为用”，其病理特征是“不通则痛”。据此，抓住“以通为用”的原则，选用具有较强消炎利胆、通腑排石作用的药物组方，制成胆石冲剂，用于临床收到良好效果。胆石冲剂对胆结石患者的治疗和预防复发有一定的作用，并具有消炎、利胆、通腑排石、止痛的疗效。通过66例患者的临床观察，发现排石率达到31.8%，病程越短的见效越速，气滞型患者疗效较佳，同时发现患者用药后，大便泻下者则结石容易排出，疼痛也随即缓解。本冲剂对血瘀型的患者效果不佳，常需配用活血散瘀药后才能获效。对湿热兼夹气滞型的病情严重患者，临床适当配合疏肝理气、清热利湿的汤剂，则疗效更为满意。胆石冲剂用于治疗胆石症时，应密切观察排石征象。本组病例中，凡排出结石者，在排石时多伴有上腹疼痛加重，大便泻下，此时应注意淘洗大便，寻找结石。在治疗中，如体温升高，脉搏加快，血压下降时，须注意病情恶变，及时采取相应措施。

（二）脾胃系病证

1. 胃痛的治疗经验

（1）胃痛从肝论治四法

胃痛，又称“胃脘痛”，包括现代医学的胃及十二指肠溃疡、急慢性胃炎、胃下垂、胃神经官能症等疾患。本病的病位虽在胃，但与肝的关系密切。肝为刚脏，喜条达，主疏泄，肝气横逆，木旺乘土，或中土壅滞，木郁不达；或肝火亢炽，迫灼胃阴，故胃病的发生，多与肝有关。胃主受纳，肝主疏泄，脾胃功能失调，必赖肝气条达，反之，肝不能正常疏泄，胃即呆滞不化，木抑则土满，乃是二者之间不能互相为用、互相制约的缘故。胃病可以及肝，肝病可以连胃。因此胃病的治疗不仅要治胃，还应治肝。谢老临证体会，凡治胃不效，可根据证情从肝辨治，屡获佳效。

①疏肝和胃　肝主疏泄，胃主受纳，肝气条达，则胃气和降，若情志不遂，肝气郁结，疏泄失职，横逆犯胃，气机阻滞，胃气不顺，常表现胃脘胀痛，痛连两胁，每因郁怒则加重，胸闷嗳气，泛吐酸水，饮食减少，舌苔薄

白，脉沉弦。治以疏肝理气、和胃止痛。俾肝气条达，气机畅利，胃不受侮，则胃痛自止。常用药物：柴胡8克，白芍10克，枳壳10克，青陈皮各10克，甘草6克，香附10克，左金丸10克，川楝子10克，绿萼梅10克。若脘腹胀甚加檀香8克，佛手10克，食少加麦芽15克，神曲15克。

②温肝暖胃　胃为阳土，主受纳，以降下行为顺，若贪凉饮冷，阳气被遏，肝寒上逆，浊阴上犯，胃失和降，症见胃痛较剧，得寒则重，得温则减，呕吐清冷涎沫，食纳减少，苔白，脉沉紧或细弦。治宜温肝散寒，暖胃和中，肝寒得散，胃气得顺，则疼痛乃止。药用吴茱萸3克，党参、高良姜、白术、半夏、茯苓各10克，苏梗6克，大枣6枚。气滞胀痛加木香8克，佛手10克；小腹痛加乌药10克，小茴香10克。

③抑肝健胃　胃痛日久不愈，中焦失健，肝气上逆，脾胃受制，临床常见胃脘部疼痛，腹部挛急，遇阴冷气候则痛剧，四肢欠温，身倦乏力，面色萎黄，食纳减少，大便软而不畅，舌淡苔白润，脉细。治以抑肝健胃。俾肝气条达，脾胃健运，脏腑协调，则胃痛可除。药用柴胡8克，木香、桂枝各6克，白芍、黄芪、炒白术、陈皮各10克，生姜3片，大枣6枚。脘腹胀满加佛手10克，厚朴6克；呕哕吐酸加木香6克，砂仁3克（后入）。

④柔肝养胃　肝主藏血，体阴而用阳，肝气不疏，郁而化火，火热犯胃，日久胃阴受损。症见胃脘隐隐灼痛，口渴思饮，心烦易怒，嘈杂吞酸，胸胁满闷，口苦食少，大便不畅，舌苔薄黄，或舌红少苔，弦细。治以柔肝养阴。肝阴得养，肝气条达，则胃痛可除。药用枸杞子、生地黄、北沙参、麦冬、白芍、牡丹皮、山栀、川楝子、茯苓各10克。若胃脘胀痛加厚朴花、佛手花各6克；大便秘结加瓜蒌仁、火麻仁润肠通便。

（2）酒后胃痛的中医治疗

中医认为，酒为水谷之气，味辛、甘，性大热，有毒，入心、肝二经。《本草求真》认为，酒能“入脾、胃”，畅通血脉，散瘀活血，祛风散寒，消冷积，除胃寒，健脾胃，引药上行。适量饮之，有强身提神、助气健胃、消除疲劳、促进睡眠等作用，说明适度饮酒，可以使人强壮，使人兴奋；酒虽有提神、健胃、消除疲劳的功效，但不可过量，甚至大醉，醉则伤神耗血，损胃灼精，动火生痰。《备急千金要方·食治》记载：“扁鹊云：久饮酒者，腐肠烂胃。”《中药大辞典》载：“酒含乙醇量在40%以上则对胃黏膜有强烈刺激，喜饮烈性酒者，多患慢性胃炎。”由上可见，酒性辛热有毒，过饮之后，损伤脾胃，助湿生热。同时，饮酒时多食肥甘，食滞难化，食、湿、热三邪胶滞中焦，阻碍气机升降，致发胃痛。

随着我国人民生活水平的提高，饮酒者日多，酒后病发胃痛者倍增，本病与一般胃痛有别，因患者的体质有差异，冷热辛辣食物之不同，其病机与临床表现亦不尽一样，兹分4型辨治如下。

①胃热壅盛　平素饮酒过多，嗜食辛辣、香燥、油腻之品，燥热蕴结胃肠，久则热化为火，火盛迫血妄行，灼伤胃络，而致吐血。《临证指南医案》指出："酒热戕胃之类，皆能助火动血。"症见胃脘灼热疼痛，吐血便血，血色鲜红，血色鲜红，或柏油样黑便，口干口苦，烦躁面赤，舌红苔黄腻，脉滑数等。治宜清胃泻火，凉血止血。药用大黄10克，黄连5克，黄芩10克，山栀10克，枳椇子10克，牡丹皮10克，生地黄20克，侧柏炭10克，仙鹤草15克，焦神曲20克，水煎服。若吐血量多，可加白及、三七粉；呕吐严重者，加竹茹、代赭石。

②酒食积滞　饮酒无度，过食膏粱厚味。酒性助湿生热，饮食停滞不化，胶结胃肠，阻碍气机而成。《素问·玄机原病式》云："如酒之味苦性热，饮之则令人赤，气粗，喜怒如狂，烦渴呕吐，皆热证也；其吐必酸，为热明矣。"症见胃脘胀满热痛，拒按，嗳腐吞酸，呕吐不消化之物，吐后较舒，厌食，大便臭秽不爽，尿黄，舌苔厚腻，脉滑数等。治宜消食导滞，清化湿热。药用枳实10克，炒槟榔10克，焦山楂20克，焦神曲20克，鸡内金20克，厚朴10克，青陈皮各10克，大黄10克（后下），黄芩10克，黄连5克，水煎服。

③酒气犯胃　情怀不畅，复进酒食厚味，酒气郁滞中焦，肝失疏泄，横逆犯胃，胃失和降。症见胃脘胀痛，甚则攻痛连胁，烦躁易怒，嗳气泛酸，呕恶厌食，矢气则舒，舌苔厚腻，脉弦滑等。治宜疏肝理气，和胃导滞。药用柴胡8克，枳壳10克，木香10克，白芍10克，半夏10克，茯苓10克，焦楂曲各20克，枳椇子10克，牡丹皮10克，炒谷麦芽各15克，绿萼梅10克，陈皮10克，水煎服。若气郁化火，或酒食化热，口苦，舌红苔黄腻者，加山栀、黄芩各10克。

④寒凝气滞　嗜饮冷酒，又过食生冷凉菜较多，寒积于中。寒为阴邪，其性凝滞，阳气被寒邪所遏，胃失通降，而致胃寒作痛，症见胃痛暴作，疼痛剧烈，畏寒喜暖，得热痛减，舌苔白，脉弦迟等。治宜温胃散寒，行气止痛。药用高良姜10克，香附10克，木香10克，陈皮10克，吴茱萸3克，佛手10

克，炙甘草6克，水煎服。如寒热身痛有表证者，加苏叶10克，生姜3片，以疏散风寒；如寒邪郁久化热，寒热夹杂，见胸痞脘胀，胃痛不思食，恶心呕吐，口干，口苦，舌红苔黄腻，脉濡数者，用半夏10克，黄连5克，黄芩10克，干姜10克，木香8克，焦楂曲各15克，甘草5克。

（3）慢性胃痛的食疗方

胃痛，又称“胃脘痛”，是指在上腹部近心窝处经常发生疼痛的病。其病位在胃，但经常联系到肝与脾，或为忧思恼怒，肝气失调，横逆犯胃；或脾不健运，胃失和降所致。本证常伴吐酸、嗳气、呕吐或出血等症状。现代医学的慢性胃炎、胃下垂、胃及十二指肠溃疡、胃神经官能症等病，多属本证范畴。

胃痛的发生与饮食有密切关系。如过酸、过甜、肥腻、辛辣刺激和不易消化食品，均不宜多食。根据本证的特点，除药物治疗外，还可选用以下食疗方。

①陈皮莲子粥　取陈皮15克，莲子40克，大米100克，加水适量共煮粥。待粥煮熟后，去陈皮，食粥和莲子，每天1次，连用10天。功能调养脾胃，理气止痛。

②黄芪糯米粥　取黄芪30克，糯米100克，加水适量，共煮粥，加红糖少许，分次热食。功能健脾暖胃，补气止痛。

③鸡蛋壳粉　取鸡蛋壳适量，洗净晒干炒黄，研细末，用甘草10克，煎汤送服，每日2次，每次3克。功能制酸止痛。

④白胡椒炒鸡蛋　取鸡蛋1个，白胡椒6粒研末，与鸡蛋搅匀，先将油盐放锅中，然后再将鸡蛋、胡椒放入，炒熟食之。功能温胃祛寒止痛。

⑤姜枣红糖茶　取生姜30克，捣汁去渣，红枣50克，红糖30克，先将红枣加水煮熟，然后将姜汁、红糖与红枣和匀，一次服下，连服5天，有温中祛寒止痛的作用。

⑥黄芪、木香炖猪肚　取黄芪30克，木香6克，猪肚1个，先将猪肚洗净，把木香、黄芪纳入猪肚中，加水适量煮熟后去药材，加食盐调味。趁热饮汤食猪肚。功能补益脾胃，行气止痛。

2. 慢性萎缩性胃炎的中医治疗与家庭保健

慢性萎缩性胃炎，是一种常见病、多发病，系由胃部腺体萎缩、胃酸及胃蛋白酶分泌减少所致。本病在中医学中相当于胃阴不足、津液亏乏所引起的胃脘痛证。

（1）发病原因

萎缩性胃炎是一种慢性病。从中医观点来说，该病的病因一是劳倦内伤，饮食不节，外邪侵入，以致损伤脾胃；二是精神因素，如忧思郁怒引起肝气郁结犯胃，造成胃功能不正常。现代医学认为，该病是由自身免疫反应造成胃黏膜萎缩性炎症；或是因长期饮酒、吸烟、药物不良反应、胆汁反流、感染幽门螺旋杆菌等而造成胃黏膜的损伤。一般说来，该病多由浅表性胃炎逐步发展而成萎缩性胃炎。

（2）临床症状表现和治疗方法

中医一般将该病分为4个证型，根据不同证型，予以辨证施治。

①肝胃不和型　症见胃脘胀痛，痛连胁肋，每因情志因素而痛作，呕吐泛酸，嗳气频作，食纳不振，舌苔薄白或微黄，脉弦等。病机：肝气郁结，疏泄失常，横逆犯胃，而使胃失和降，则胃痛作矣。治法：疏肝和胃。常用方药：柴胡疏肝散加减。柴胡、木香、炙甘草各6克，白芍、延胡索、枳壳、香附、陈皮、绿萼梅各10克。水煎服。加减法：若见口苦、苔黄、烦躁易怒、溲赤、便秘者，加生大黄6克，山栀、黄芩各10克；泛吐酸水加瓦楞子、海螵蛸各10克，左金丸6克；食欲不振加神曲、麦芽各15克。

②胃阴不足型　症见胃脘部灼痛，嘈杂如饥，或饥不欲食，心烦口干，形体消瘦，大便干结，舌红苔光剥少津，脉细或细数等。病机：胃痛日久，郁热伤阴，胃失濡养。治法：养阴益胃。常用方药：益胃汤加减。北沙参、麦冬、石斛、玉竹、生地黄、白芍、佛手花各10克，炙甘草6克，水煎服。加减法：若气滞明显，胃脘胀痛较著，可酌加理气而不伤阴之品，如厚朴花、玫瑰花等；大便干燥加火麻仁、瓜蒌仁各10克。

③脾胃虚寒型　症见胃脘觉冷，隐隐作痛，得食则减，嗳气，纳差，泛吐清水，喜热饮，疲倦乏力，大便溏薄，舌淡苔白，脉沉细弱。病机：脾胃虚弱，中阳不足，健运无权，而致胃痛。治法：温中健脾，理气和胃。常用方药：黄芪建中汤合理中汤加减。黄芪、党参、白术、茯苓、干姜、陈皮、山药、白芍各10克，神曲15克，炙甘草6克，大枣6枚，水煎服。加减法：腹胀加木香8克，砂仁3克（后入）；呕吐清水较多者，去参、芪、大枣，加吴茱萸3克，制半夏10克，胃下垂者加柴胡、升麻各8克，炒枳壳10克。

④气滞血瘀型　症见胃脘疼痛如刺，固定不移，痛处拒按，病程较长，时发时止，纳谷减少，舌紫有瘀斑，脉细涩等。病机：气为血帅，血随气行，气滞日久，则瘀血内停，络脉壅而不通，胃痛乃作。治法：行气散瘀。常用方药：失笑散合丹参饮加减。蒲黄、五灵脂、丹参、檀香、陈皮、制香附各10克，砂仁3克（后入）。水煎服。加减法：若大便色黑如漆，量较多者，加侧柏叶、地榆各10克，另用三七粉或白及粉3克吞服。因出血而有气血不足之症者，酌加党参、白术、阿胶各10克。

（3）家庭保健

萎缩性胃炎对绝大多数患者来说是可以治愈的，但患者也常因情绪、饮食、气候变化等而引起反复发作，所以必须做好家庭保健，以巩固疗效，预防复发。首先，要注意休息，保持乐观的情绪，树立起战胜疾病的信心。对存在的主要症状，要积极治疗，使疾病早日康复。其次，不要暴饮暴食，多吃 软而易消化的食物，少吃生冷、辛辣刺激、油腻等食物。要注意保暖，不能受凉，胸襟要开阔，不生气，不发怒。加强体质锻炼，清晨早起散步，做一些力所能及的运动，提高抗病能力。要保持良好的睡眠和休息环境，待症状好转后方可逐渐转入正常的生活、学习和工作。若发作时症状比往常严重，应立即去医院诊查。

3. 呃逆从五脏辨治

呃逆，俗称打嗝，古书称“哕”，是指气逆上冲，喉中呃呃连声，声短而频，令人不能自止的一种病证。本病病位在膈，病因虽有多种，不外乎胃失和降，胃气上逆。其证有虚实寒热之分，在治疗上，历代医家多从胃寒、胃热、气滞、阳虚等分型施治。谢老临床体会，凡施和胃降逆药不效时，可根据证情，从五脏辨治，屡获佳效，举例如下：

（1）从心治

心为君主之官，藏神，主一身之血脉，心神充足，则气机流畅，思维敏捷。若所愿不遂，心神抑郁，郁久气滞，胃失和降，而成呃逆之证，法当从心论治，俾心气舒畅，则呃逆自止。若呃逆兼见心烦、少寐、口舌生疮、小便短赤等症时，当从清心导赤为治。

病例：俞某，男，45岁，1989年4月4日诊。呃逆3天，呃声响亮，连续有力，午后为甚。查口舌生疮，眼红眵多，心烦不寐，溲赤便干，舌尖红苔黄，脉滑数。此乃心火亢盛，胃气上逆所致。治以清心泻火，和胃降逆。处方：黄连3克，木通8克，黄芩、生大黄（后下）、竹叶、制半夏、竹茹、橘皮、生地黄各10克，服药4剂，呃逆即止，口疮亦好转。

（2）从肝治

肝主疏泄，喜条达，若情志不和，恼怒伤肝，肝郁不达，气机不利，疏泄失常，横逆犯胃，胃气上逆，动膈致呃。故凡呃逆兼见胁痛、胸闷嗳气等症者，谢老多从肝调治，俾肝气条达，气机畅利，则呃逆乃愈。

病例：单某，女，33岁，农民，1980年3月24日来诊，患肝炎4年余，常感右胁胀痛，头晕目眩，脘闷纳少，面黄身倦，口干欲饮，手心发热，近一周因情志不畅，致呃逆不休，曾服中药温胆汤、丁香柿蒂汤之类未效，性情急躁，舌质红苔白，脉细弦。此乃肝病日久，肝木自戕，阴虚气滞，脾虚失健，胃失和降。治以滋阴柔肝，疏气降逆。处方：枸杞子、沙参、麦冬、川楝子、炒白术、陈皮、降香、旋覆花（包）、绿萼梅各10克，沉香5克，柴胡8克，服药5剂。呃逆已除，胁痛减轻，后以成药逍遥丸巩固之。

（3）从脾治

脾为后天之本，主运化水谷，其气宜升，与胃相表里，二者纳运升降，相辅相成。若脾胃虚弱，升降失司，清气不升，浊气不降，胃气上逆，导致呃逆。治当从脾，宜调枢机，复其升降之职，俾清升浊降，则呃逆自除。

病例：徐某，女，45岁，1979年7月16日初诊，患者有胃溃疡手术病史2年，面黄形瘦，1周来呃逆频作，时轻时重，甚则片刻不休，食道钡餐透视：未见器质性病变，服中药旋覆代赭汤呃逆未止，患者为病所苦，四肢乏力，食少困倦，纳后腹胀，大便溏薄，苔白，脉细缓。此乃病后脾胃阳衰，升降失司，气机上逆为病。治以温中健脾，和胃止呃。处方：太子参、炒白术、茯苓、制半夏、陈皮、藿香、降香、枳壳各10克，炙甘草、干姜各6克，白蔻仁（后下）3克，金橘叶7片。共服药5剂，呃逆即止，余症亦除。

（4）从肺治

肺为五脏六腑之华盖，主一身之气，其性宜宣宜降，与胃同主于降。若胃气上逆，则肺失肃降；如肺气郁，华盖不宣，则胃失通降，是以呃逆由生。故《临证指南医案》有“肺气郁痹，亦能为呃”之记载，叶天士“每以开上焦之痹”而治呃。治当从肺，宣达华盖，以肃降肺气，俾肺气疏通，谷气得以转输而呃逆止矣。

病例：孙某，女，53岁，工人。1978年6月6日初诊。患者有慢性气管炎病史，5天来因受凉而致咳嗽又发，畏寒发热，体温37.6℃，头痛咳嗽，吐痰色白，胸膺闷胀，嗳气不出，食纳减少。自服感冒冲剂，寒热、头痛已除，胸闷嗳气未减，且时作呃逆，严重时连续不断，投丁香、柿蒂、旋覆之类方药，暂安一时，复而如故，舌红苔白腻，脉细滑。X线胸部透视提示：慢性支气管炎、肺气肿。食道钡餐透视：未发现器质性病变。证属痰湿内蕴，外受风邪，肺气膹郁，胃失和降。治以肃肺化痰，和胃降逆。处方：杏仁、制半夏、陈皮、前胡、炙枇杷叶、枳壳、炙紫菀、绿萼梅各10克，炒苏子6克。服药3剂，呃逆渐减，食欲增加，又进4剂，呃逆停止，咳痰胸闷亦减。

（5）从肾治

肾者胃之关，为先天之本，藏真阴而寓元阳，宜固藏，不宜泄露。若固藏失职，肾气失于摄纳，则气上冲胸，挟胃气动膈而成呃逆。肾呃有别于胃呃，治当从肾，以固其本，俾肾气固，呃逆可止。

病例：魏某，男，36岁，患阳痿3月余，阴茎不能勃起，于1978年4月4日就诊。症见精神萎靡不振，腰膝酸软，近10天来，又增胸闷呃逆，时呃时止，呃声低微，气不接续，下肢欠温，舌淡苔白，脉沉细。此乃肾虚冲气上逆所致，治以温肾降逆。处方：制附片5克（先煎），肉桂3克，山萸肉、杜仲、山药、熟地黄、淫羊藿、菟丝子、白豆蔻、降香、旋覆花各10克，加阳起石15克，肉苁蓉10克。连服20剂，阴茎渐能勃起，后服金鹿丸、金匮肾气丸1个月，善后调理。

4. 谈“口味异常”的辨证施治

口味异常，是口腔内出现一种异常的味觉，是全身疾病在局部的反映。中医把味觉分为酸、甜、苦、辣、咸5种。此外还有淡味、臭味、腻味等。口中味觉正常，主要依赖心、脾的正常功能来维持。心者，君主之官，神明出焉，开窍于舌。心气通于舌，心和则舌能知五味矣。脾者，仓廪之官，五味出焉。开窍于口，口为脾之外候，脾和则口能知五谷矣。若心气不和，脾气不足；运化失常，则口中味觉就出现异常。谢老在临床实践中，经常遇到不同的口味的患者，通过辨证治疗，效果显著。现将几种口味异常的病例分述辨治如下：

（1）口酸

口酸是指口中有酸味，多属肝胆之热和肝热乘脾的病证。《脉诀》云“肝热口酸”，《医学正传》谓“脾胃气弱，木乘土位而口酸”。肝气郁结，久而化热，肝热乘脾，脾气上通于口，因而出现口味发酸，伴有胸胁满闷，或胸胁作痛，舌苔薄黄，脉弦数。治以泻肝和脾。方用左金丸加味。药用黄连、吴茱萸、神曲、制香附、枳实、茯苓等。若胃有积热，大便秘结者，加黄芩、大黄。

病例：杨某，女，46岁，农民。患者素有肝胃气痛。经中药治疗，胃痛已减。近日来，自觉口内有酸味，牙齿亦感酸浮，脘闷胁胀，嗳气纳少，舌苔薄黄，脉弦有力。证由肝热乘胃所致。胃与脾相表里，脾气上通于口，而出现口酸等证。治拟泻肝和胃。处方：吴茱萸3克，黄连2.5克，山栀5克，黄芩5克，炒枳壳5克，木香5克，甘草5克，茯苓10克。3剂煎服。另用丹栀逍遥丸，早晚各服9克。药尽，口中酸味减少，胁胀亦减轻，食纳增加。宗原方又进4剂，口酸已除。

（2）口甜

口甜又称“口甘”。《内经》称为“脾瘅”，是指口中有甜味的感觉，多属脾胃湿热所致。《寿世保元》云“脾胃湿热口甘”。症见口内有甜味，饮白水亦甜，或甜而夹酸，兼有脘闷纳减，小便短赤，舌苔厚腻或淡黄腻，脉濡滑等。按《内经》“治之以兰”，用佩兰汤取其芳香清化，或用泻黄散加减。药用佩兰、厚朴花、黄连、陈皮、山栀、生甘草、藿香、防风等。若脾虚水湿内停，浊饮上犯所致，可用香砂六君子汤加减，补气健脾，芳香化湿。

病例：乔某，女，25岁，农民，患湿热带下已数月。常觉口内发甜，唾涎沫亦有甜味，系湿热蕴结脾胃。脾恶湿，开窍于口，故口味发甜。治拟健脾化湿。处方：佩兰10克，厚朴花6克，生甘草5克，炒苍白术各10克，黄连1.5克，藿香10克，炒薏苡仁9克，陈皮9克，芡实9克。服药6剂，口甜基本消失，带下亦减少。

（3）口苦

口苦是指口中味觉发苦。胆热或肝热证，多见口苦。《内经》有病口苦，名曰“胆瘅”。肝主谋虑，胆主决断，为清净之府。肝取于胆，胆或不决，为之恚怒，怒则气逆。胆汁上溢故口苦。肝移热于胆，口亦苦。经云：“肝气热则胆泄口苦，筋膜干。”临床常伴有头痛，目赤，舌苔薄黄，脉弦数。药用龙胆泻肝汤泻肝火，清利肝胆湿热。热清则口味自除。药用龙胆草、木通、黄芩、车前子、柴胡、山栀、生地黄等。若心火旺而致口苦者，可用导赤散合黄连泻心汤之类。

病例：钱某，女，36岁，农民。患急性黄疸型肝炎，经住院治疗基本已愈出院。唯口苦未除，食纳乏味，右胁微胀，小便黄，舌尖边红，苔厚腻，脉弦。证属肝胆湿热不净，胆液上溢故口苦。治拟苦寒清利之法。处方：茵陈15克（后入），龙胆草6克，山栀5克，牡丹皮9克，黄芩6克，生地黄15克，赤芍6克，泽泻6克，车前子10克。服药4剂，口苦清除。

（4）口辣

口辣是指口内有辛辣味，或舌体麻辣，肺热胃火的证候，多见口辣。肺居上焦，其位最高，与口相近。肺热壅盛，上蒸于口，致口味辛辣。伴咳嗽咽干，咯痰黄稠，舌苔薄黄，脉滑数等。治以泻肺清热，常用泻白散之类。药用桑白皮、地骨皮、甘草、粳米。若肺热者，加黄芩、山栀；咳土脓臭痰者，加鱼腥草、芦根、冬瓜仁等。如胃火上炎而引起的口辣，可用清胃散清泻胃火。

病例：张某，女，29岁，农民。经常咳嗽吐黄厚痰。数日来口中麻辣发热，如吃辣椒样，口唇及舌均感麻辣。舌质红，苔微黄，脉弦滑。此乃肺有蕴热，热蒸于口，故口味有辛辣感。肺热累及心脾，则唇舌麻辣。治拟清泄肺热。处方：桑白皮10克，地骨皮10克，黄芩6克，甘草5克，山栀6克，芦根30克。服药4剂，口辣味渐减。宗原方再进3剂而愈。

（5）口咸

口咸是指不吃咸味食物而觉口内发咸，多见于肾虚火旺，或脾虚肝旺。《辨舌指南》云“脾肾虚，留湿亦咸”。中医认为，口有咸味，是病及脾肾。肾阴不足，虚火上炎，肾液随火上乘而引起口咸。临床伴有腰膝酸软，午后潮热，舌红少苔，脉细数等。治宜滋阴降火，用知柏地黄丸引火下行。药用知母、黄柏、山药、泽泻、山萸肉、牡丹皮、茯苓、熟地黄等。若因肾阳虚而致口咸者，用桂附八味丸加减温补肾阳。

病例：芦某，男，42岁，工人。口中有咸味已日久。吐涎沫亦发咸，未经治疗。伴有头晕，腰酸，身倦无力，舌淡红，苔稍黑，脉细。证属脾肾两虚，脾气不足，肾气亏弱，阴液上泛，而致口咸等症。治拟补肾健脾。处方：熟地黄15克，山药9克，山萸肉9克，泽泻9克，牡丹皮9克，茯苓9克，党参9克，甘草5克。服药8剂，口咸已除，黑苔亦消。又进3剂，诸症渐愈。

（6）口淡

口淡是指口中无味，饮食不馨。本症多见于脾胃虚寒的病证。《医学入门》曰“胃寒则口淡”。寒湿侵脾，脾气受伤，清气不升，阴浊之邪上泛口中；或病后脾胃虚弱，运化无权，导致口淡，纳谷不馨，苔薄白，脉缓等。脾胃虚弱者，宜补脾养胃。方用参苓白术散加减。药用人参、白术、炒扁豆、山药、茯苓、莲子肉、薏苡仁、白蔻仁等。若寒湿伤脾而致的口淡，宜用平胃散加减，散寒燥湿。药用苍术、厚朴、陈皮、甘草、生姜、大枣等。

病例：鲍某，女，34岁，农民。胃脘嘈杂不适，口中发淡无味，纳谷欠馨，食后脘胀，伴有头昏肢倦、舌淡苔白、脉缓弱。此乃脾胃虚弱，纳运失健，因而引起口淡等症。治拟温补脾胃。处方：党参9克，炒白术9克，茯苓9克，黄芪9克，陈皮9克，干姜5克，木香5克，焦楂曲各10克，甘草5克。服药8剂，口淡已除，余症亦减。

5. 口苦脏腑辨治琐谈

口苦，是指口中味觉发苦，《内经》称为“胆瘅”。其病多见于胆热或肝热证。因心热、脾胃之热引起者亦为多见。谢老在临床常遇到不同脏腑疾患的口苦，现仅就点滴体会略谈如下。

（1）心热口苦

心为君主之官，开窍于舌，心和则舌能知五味，若心神抑郁，郁而化火，火性上炎，使之口苦。《素问·评热病论》谓：“真气上逆，故口苦舌干。”心热口苦，临床常伴有心烦失眠，口燥咽干，或舌尖糜烂，便秘溲赤，舌尖红苔黄，脉数。治宜清心泻火。用黄连泻心汤合导赤散之类。此方为大苦大寒之剂，具有清热泻火解毒的作用，凡属心热口苦等症，皆可用此方加减。

（2）肝热口苦

肝为刚脏，为将军之官，性喜升发，与胆相表里，病变常互相影响。如肝气郁结，久而化火，火性冲上，故见口中苦味。肝移热于胆，胆汁外泄，亦见口苦。《内经》云：“肝气热，则胆泄口苦。”肝热口苦，常伴有面红目赤，头晕胀痛，急躁易怒，舌边尖红，苔黄，脉象弦数。治疗：泻肝火，清湿热，热清则口苦自除。方用龙胆泻肝汤加减。若见黄疸者，用茵陈蒿汤加减。

（3）胆热口苦

胆附于肝，胆热病多见口苦。《内经》云："有病口苦，名曰胆瘅。"若湿热蕴结胆腑，热灼胆汁，胆气上溢于口，故出现口苦。此证常伴有口干，胸胁烦闷，呕吐黄苦水，头痛或寒热往来，溲赤，舌质红，苔薄黄，脉弦数等。治法：清热利胆泻火。采用龙胆泻肝汤加减。如出现《伤寒杂病论》少阳病"口苦、咽干、目眩"等症，可与小柴胡汤加减。

（4）脾热口苦

脾为仓廪之官，开窍于口，主运化，喜燥恶湿，若脾运失健，湿热内蕴，可见口苦，纳呆，脘腹发胀，恶心呕吐，或肌肤发黄，大便不畅，小便短赤，舌苔黄腻，脉濡数。治宜利湿健脾清热。方用茵陈蒿汤合四苓散之类加减。

（5）胃热口苦

胃主受纳，为五脏六腑之海。胃有积热，日久化火，火热循经上蒸于口，故口中发苦，或呕苦水，同时伴有口渴，口臭，齿龈肿痛，脘腹胀满，大便燥结，舌红苔黄，或干而少津，脉滑数。治用清胃散或承气汤之类，清胃泻火，使腑气通，热邪去，口苦随之解除。

6. "水土不服"的治疗

"水土不服"，是指某些人初到一个新地方，不能适应当地自然环境与气候及生活习惯，因而发生以胃肠道症状为主的病变，如食欲不振、胸脘痞闷、腹胀腹痛、肠鸣、呕吐泄泻等症状。还有的人全身出现风疹块，妇女则出现月经不调等。倘若患者返回居住地，不经治疗这些症状可自行消失。

中医认为本病发生的原因多由脾气素虚、运化失常所致。凡患水土不服的患者，一般均有脾胃虚弱，见食量偏少、纳谷不香等症状，在进生冷油腻及难消化食物时则易导致腹胀、泄泻。由于这些人脾气素虚，加上外界自然环境、气候及生活习惯的改变，身体暂时不能适应，所以影响脾的正常运化，湿浊内生，壅滞气机，以致胃纳失常，脾不能为胃转输水谷精微，清浊不分，升降失司而为病。

根据本病的临床表现，中医认为其病因是湿，病位在脾胃，治疗多采用芳香化湿、健脾和中之法。可用中药：木香8克，砂仁3克（后下），炒白术10克，厚朴10克，青陈皮各10克，制半夏10克，茯苓10克，神曲15克，炙甘草6克，水煎服。每日1剂，每剂煎2次，混匀分2次服用。呕吐较甚者加藿香10克，鲜生姜3片；泻甚者加苍术10克，车前子20克（包）；腹痛下痢者，加马齿苋15克，黄连3克，赤白芍各10克；脘腹胀满者加莱菔子10克，槟榔10克，枳实10克，焦山楂15克。如服用汤剂不方便，可根据病情选用藿香正气丸、参苓白术丸、保和丸等服用。如一时找不到药，可采用针灸疗法，取内关、中脘、天枢、足三里等穴位针刺，留针20分钟。

7. 胃黏膜脱垂症辨治

胃黏膜脱垂主要指胃窦部黏膜过于松弛，通过幽门脱垂进入十二指肠球部，引起上腹部腹痛、消化不良、嗳气泛酸，以及上消化道出血等症状。本病属中医“胃脘痛”和“胃胀”范畴。其病因多由饮食不调、情志内伤、受冷劳倦等因素，使胃失和降，功能受阻，出现胃黏膜脱垂“脘腹胀痛”之症。虽病位在胃，但常关系到肝、脾。或为肝气失条，横逆犯胃，或为脾虚气陷，或为脾失健运，寒从内生，都可引起胃病。治疗须从疏肝和胃、益气升提、温胃健中、养阴益胃四法论治。

①疏肝和胃法　适用于肝气犯胃，胃气阻滞者。症见胃脘腹痛，痛连胸胁，遇精神刺激加重，呕吐泛酸，舌苔薄白，脉弦。治宜疏和胃，理气止痛。药用柴胡、白芍、川楝子、延胡索、制香附、炒枳壳、绿萼梅、制半夏、陈皮、炙甘草。水煎服。

②益气升提法　适用于脾胃虚弱，中气下陷者。症见脘腹腹痛，食后较甚，卧位减轻，头晕气短，疲倦乏力，舌淡苔白，脉弱。治宜益气升提。药用党参、黄芪、当归、白术、炒枳壳、柴胡、升麻、陈皮、炙甘草、大枣。水煎服。

③温胃健中法　适用于脾胃虚寒者。症见胃脘觉冷，隐隐作痛，痛喜热按，得食痛减，口淡乏味，时吐清水，舌淡苔白，脉沉无力。治宜温胃健中。药用黄芪、党参、炒白术、桂枝、干姜、木香、炙甘草、大枣。水煎服。

④养阴益胃法　适用于胃阴不足者。症见胃脘灼痛，嘈杂如饥，或饥不欲食，口苦咽干，大便秘结，舌红少津，脉细弦。治宜养阴益胃。药用北沙参、麦冬、当归、生地黄、川楝子、枸杞子、石斛、玫瑰花、炙甘草。水煎服。

8. 益气升阳疗“哈欠”

哈欠本不是一个病证，仅是临床上的一个症状，在多种病证中都可见到。在正常情况下，偶然出现哈欠，也不需治疗，如哈欠频频，连续不断，一个接连一个，不能自忍，超出了正常状态，须服药始能平息。

本症的发生，多由于精神疲乏，劳累过度，损及脾气，以致阴盛阳衰，阳不胜阴，脾虚不运，升降失常，精气无从生化，而清气不得上达清窍，故成此症。《内经》云：“阳入于阴则欠。”虚弱久病见哈欠，为阳气渐衰之征。

治疗此症，根据清阳不升、脾胃虚弱、阴盛阳衰的病理因素，予以益气升阳、调补脾胃的方法治之。药用党参、黄芪各 15 克，炒白术、陈皮、茯苓、升麻各 10 克，柴胡、炙甘草各 8 克，大枣 12 枚。水煎服，每日 1 剂，每剂煎两次，早晚分服。加减：若食纳减少，加谷麦芽、神曲各 20 克，砂仁 3 克（后下），醒脾开胃；睡眠不好，加茯神、酸枣仁、夜交藤各 10 克，镇静安神；血虚者，加当归 10 克，生熟地黄各 15 克，补血调血；恶心呕吐者，加制半夏、藿香各 10 克，鲜生姜 4 片，和胃止呕。

本症用方为《脾胃论》补中益气汤加减。此方善于益气升阳、调补脾胃，对脾虚哈欠之症，有一定的疗效。方中党参、黄芪甘温入脾，补益中气。药理研究表明，党参、黄芪能提高机体抗病能力；大枣补脾益胃，《本经》载：“安中养脾，助十二经平胃气，通九窍，补少气，少津液，身中不足，大惊，四肢重，和百药。”陈皮、白术、甘草益气健脾；升麻、柴胡升清阳之气。诸药合用，使脾胃得健，阴阳协调，中阳得运，精充气足，则哈欠自平。

病例：张某，男，52 岁，2005 年 12 月初诊。患者 1 个月前因劳动过度，出现胃脘嘈杂不舒，气短懒言，经上消化道钡餐检查，诊为慢性胃炎。服用胃药后，胃病好转，又出现哈欠连声，频频不断，自服偏方治疗 3 天未效，神疲乏力，食欲欠香，舌苔白，脉细缓。病由劳累过度，伤及脾胃，中气不足，清阳不升所致。治以益气升阳、健脾补中。处方：升麻 10 克，柴胡 6 克，党参 10 克，黄芪 15 克，炒白术 10 克，大枣 12 枚，山药 15 克，陈皮 10 克，炙甘草 8 克。共服中药 15 剂，哈欠已平。

9. 腹胀的中医辨治

腹胀，是指脘腹部发生胀满不舒的一种症状。其病因多由脾胃素虚、饮食不节、运化失健，或肝气郁结、肠胃积热、瘀血停滞等所致。治疗此症，应根据不同原因辨证治疗。

（1）食滞腹胀

症见胸脘痞满，腹部饱胀，厌食呕恶，嗳腐吞酸，舌苔厚腻，脉滑。多由饮食过度，食积内停，气机不畅所致。治宜消食导滞。药用山楂30克，神曲20克，枳实、法半夏、槟榔、青陈皮、莱菔子、茯苓各10克，砂仁5克（后下）。若腹胀较甚者，加枳实、厚朴各10克。

（2）胃下垂腹胀

症见脘腹发胀，食后为甚，腹有下坠感，平卧则舒，伴少气懒言，肢体困倦，舌淡苔白，脉细弱。多因脾胃虚弱，阳气不足，中虚下陷所致。治宜益气补中。药用黄芪、党参各15克，柴胡、升麻各8克，枳壳、陈皮各10克，甘草6克，红枣15枚。若见胃脘疼痛者，加木香8克。

（3）手术后腹胀

腹部手术后，常见肚腹胀满，不思饮食，口淡无味，伴嗳气恶心，大便少，舌苔白腻，脉细缓。乃术后脾胃功能未复，湿邪内阻，健运失常，清气不升，浊气不降所致。治宜燥湿运脾，行气消胀。药用木香、厚朴各8克，砂仁4克（后下），苍术、陈皮、大腹皮各10克，炒谷麦芽、神曲、鸡内金各15克，甘草5克。

（4）产后腹胀

妇女产后，腹部胀满，胸胁痞闷，不思饮食，恶露量少，色紫红或紫暗，脉细涩。多因恶露下行不畅，气血瘀滞引起。治宜行气祛瘀消胀。药用制香附、乌药、当归、佛手、川芎、泽兰、红花、艾叶、焦山楂各10克。

（5）行经腹胀

妇女行经前后或正值经期，出现肚腹发胀，胀连两胁，胸闷嗳气，胃脘不舒，食纳欠香，舌苔薄腻，脉弦。此乃肝气郁结，横逆犯胃，脾运不健所致。治宜疏肝理气，解郁消胀。药用柴胡6克，制香附、青陈皮、茯苓、白术、枳壳、厚朴花、绿萼梅、鸡内金各10克，谷麦芽各15克。

（6）便秘腹胀

症见大便干结，欲便不畅，腹部胀满，舌苔腻黄，脉弦滑。多由肠胃积热，津液不能濡润，以致便秘腹胀。治以润肠通便。药用厚朴、生大黄（后下）、木香、枳实、火麻仁、瓜蒌仁、郁李仁各10克，如大便日久不通，加芒硝10克；气虚便秘，去厚朴、大黄，加党参、黄芪各15克。

以上方药均为每日1剂，水煎两次，早、晚分服。

10. 运用健脾法治疗老年性慢性泄泻

老年性慢性泄泻是内科常见的一种肠道疾患。其病变在脾，病理因素主要为湿，因脾胃运化不调，小肠受盛和大肠传导失常所致，所以脾病湿盛是导致本病发生的主要关键。而慢性久泻多为脾虚生湿，健运无权，或在脾虚的基础上，因肝气乘脾，或脾胃阴亏，或肾阳不能助脾腐熟水谷所致。《景岳全书·泄泻》谓“泄泻之本，无不由于脾胃”。

人至老年，身体日渐衰弱，五脏虚损，气血亏耗，脾气不足，运化失健，肠胃功能紊乱，易患泄泻之病。正如李东垣提出：“内伤脾胃，百病由生。”可见脾胃功能正常与否是发病的重要因素。老年性腹泻与脾胃的盛衰有直接关系。《千金方》云“老人肠胃皮薄”。老年人胃肠本身如发生了变化，消化功能减弱，营养物质的吸收就受到影响，多患肠胃病。谢老根据久泻以脾虚为主，结合老年人五脏俱虚的生理病理特点，遵李东垣“善治病者，唯在治脾”的理论，运用健脾法辨证治疗老年性慢性泄泻，收到了满意的效果，现将治法简介如下：

（1）抑肝扶脾

肝主疏泄，喜条达，若情志失调，肝郁不达，疏泄失常，横逆乘脾，脾胃受制，运化失常，而致泄泻。《景岳全书·泄泻》载：“凡遇怒气便作泄泻者，必先怒时挟食，致伤脾胃，故但有所犯，即随触而发，此肝脾二脏之病也。盖以肝木克土，脾气受伤而然。”老年人消化功能低下，脾运无力，肝气多郁。致使大肠传导失常，故抑肝健脾为首用之法。通过抑肝，使肝气条达，脾失健运。脏腑协调，则病泻可止。叶天士指出：“肝气条达，不致郁而克土，疏肝所以补脾也。”

肝木乘脾之泄泻，见症较为复杂，用药亦须灵活。谢老在临床上，常以痛泻要方为基本方，或四君子汤合四逆散加减。对肝郁气滞较甚，见胸胁痞满，腹胀肠鸣而痛泻者，多以本方加柴胡、枳壳、木香、玫瑰花等疏理气滞；夹有食积，苔腻脉弦而滑者，配合保和丸之类消导和中；若久泻不止，应加酸收之品，如乌梅、木瓜等。

病例：李某，男，59岁，农民，于1980年9月7日就诊。患者素性急躁，泄泻已两年，多处求医，疗效不显，甚为苦恼而来诊。症见脘腹胀满，嗳气少食，每日大便2～3次，质稀而薄，泻前腹痛，泻后痛减，舌苔薄白，脉弦缓。此乃久泻伤脾，兼之素性急躁，肝旺可知，是以脾虚木乘而痛泻时作，治宜抑肝健脾。处方：柴胡、防风、木香各6克，白术、白芍、陈皮、茯苓、枳壳各10克，黄连、甘草各3克，服药6剂，便次减少，腹痛亦减轻，饮食增加，守原方调治一月而康复。

（2）渗湿健脾

张景岳说："泄泻之本，无不由于脾胃。"慢性泄泻，多缘脾胃运化失健，日久因泻致虚，因虚而泻，互为因果。老年人患慢性泄泻，是以脾虚之证最为常见。盖胃为水谷之海，而脾主运化，胃主受纳，脾胃虚弱则不能受纳水谷和运化精微，以致水反为湿，谷反为滞，湿滞内停，清浊不分，混杂而下，而泄泻作矣。症见大便稀溏，或夹黏液，次数不等，日久不止，腹胀时痛，食欲不振，形瘦乏力等。病机虽属中虚脾弱，而湿滞内停不化，为虚中夹实之候，如纯用补脾止泻，往往滞腻难运，须在补脾之中佐以化湿导滞。谢老在临床常用香砂六君、胃苓汤或参苓白术散之类，随症加减，颇能应手。

病例：吉某，男，61岁，农民，1987年5月16日初诊。患者于3年前一次劳动中被雨久淋而感恶寒，当晚饮酒发汗，次日腹部不适而泄泻多次，经用土霉素、氯霉素等药泄泻略减，夹有完谷不化，每日3～4次，如此两年之久。患者面色萎黄，食欲不振，形瘦神疲，脘闷腹胀，苔白而腻，脉濡缓。钡剂灌肠透视，诊为慢性结肠炎。证由淋雨所致，加之饮食不调，损伤脾胃，运化失健，湿滞不化，而成泄泻。治以健脾渗湿。处方：党参、苍白术、茯苓、陈皮、焦神曲、制半夏各10克，木香8克，砂仁（后下）、黄连各2克，薏苡仁20克，甘草5克。服药5剂后，大便次数减少为2次，食纳增加。宗原方服药20剂，大便成形，日行1次，诸症消失，饮食如常。后以香砂六君子丸调理。

（3）温肾暖脾

老年人由于气血日渐亏虚，脾气不足，继之影响及肾。慢性泄泻的老年患者，脾气虚衰则更为突出，久泻不愈，不仅脾阳衰微，必然导致肾虚，肾主二便，为封藏之本，有赖脾气培养，而肾火虚衰，又转而使脾失健运，两者互为因果。"肾为胃关"，若肾阳不足，关闭不密，则大便下泻，方书称"五更泻”，又名“肾泻”。其症每至半夜或黎明时，肠鸣腹痛，大便溏泻，甚至完谷不化，腹部微寒，有时作胀，饮食如常，而形体消瘦，舌淡苔白，脉沉细，责之脾肾阳虚所致。此证常以温肾暖脾为主治，四神丸即为此证而设。方中补骨脂温补命门之火，吴茱萸暖脾祛寒，肉豆蔻温胃厚肠，五味子收敛止泻，配伍精当，力长效宏，已为广泛应用之效方。谢老用此方，加入白术、干姜、淫羊藿、山药等治疗老年性五更久泻者，效若桴鼓。若久泄滑脱不禁者，应加收敛止泻药，如赤石脂、罂粟壳等。

病例：王某，女，64岁，1980年8月21日初诊。患者腹泻1年余，近两个月来，黎明之前少腹胀痛，肠鸣即泻，泻后则安，大便稀溏，每日2次，稍食生冷油腻则泻甚，且入厕即泻，夹有完谷不化，形寒腹冷，神疲纳差，面色不华，舌淡苔白，脉象沉细。经用四环素、小檗碱等，初时有效，继用效差。证属脾肾阳虚，命火不足，不能助脾腐熟水谷，则水谷不化而为泄泻。治以温肾暖脾，涩肠止泻。处方：五味子、肉豆蔻、补骨脂、党参、山药、淫羊藿、干姜、煨诃子、炒白术各10克，吴茱萸3克，陈皮6克。服药6剂，腹痛减轻，食纳增加。继服16剂，大便正常，形寒腹冷已除。随访半年未复发。

（4）养阴运脾

老年人脏器虚衰，气血不足，久泻不已，脾胃虚损，生化式微，气阴并耗。其证便稀或如水样，小便短少，伴有口干，腹部虚胀，纳呆，消瘦乏力，脉虚细或细数，舌淡红微干，苔少或花剥等正虚邪实的征象。治疗须根据老年人的特点和久泻伤阴的机理，既要养阴，又要护脾，不可再用苦寒、辛燥之品，耗其阴血，可在益气运脾的基础上，佐入沙参、麦冬、石斛、山药、葛根等养阴生津之药，组合成方，随症加减，多能取效。

病例：孟某，女，63岁，农民。1983年11月18日初诊。腹泻半年未愈，日行三四次，黎明时必泻一次，经大便培养、钡剂灌肠等检查，均未发现异常，曾用土霉素、庆大霉素及中药四神丸等，暂时好转，停药即泻。来院就诊，症见形体羸瘦，面黄少华，手心发热，口燥咽干，渴而少饮，食少神疲，舌红苔光剥，脉虚细略数，证属阴虚泄泻。患者年逾花甲，素禀不足，久泻不已，脾胃阴液损伤，治以养阴运脾。处方：太子参、黄芪、炒白术、茯苓、山药、炒扁豆、葛根、北沙参、石斛、麦冬各10克，炒薏苡仁20克，甘草6克。服药6剂，大便减少为两次，饮食增加，唯舌红、口干依旧。原方加玉竹10克，连服16剂，大便正常，眠食俱佳，形体日充，病告康复。

结语：以上论述是根据“内伤脾胃百病由生”“百病皆由脾胃衰而生也”理论，结合老年人气血亏虚、脾胃不足、精神减耗的特点，宗东垣“善治病者，唯在治脾”“治脾胃以调五脏”之训，运用健脾法治老年慢性泄泻病，在治疗中兼顾他脏，但以扶正健脾为主，收到了较满意的效果。

11. 中医药治疗老年性便秘

便秘是老年人常见病证之一，人到老年，脏腑功能衰退，身体多病，活动减少，气血亏虚，阴阳失调，脾运失健，导致大肠传导不利，津液不足，而引起各种不同类型的便秘。

便秘的临床表现为大便燥结，排出困难，经常三五日或七八日才大便一次，有时甚至更久。有些老年人粪质并不干硬，由于气血虚弱，临厕努挣乏力，排出不尽，便秘日久，常可引发其他症状，如肚腹胀满，甚则疼痛，食欲减退，头昏脑涨，以及失眠等症。本病的部位主要在大肠，其病理机制与肺、脾、肾三脏有关。肺与大肠相表里，肺热肺燥移于大肠，导致大肠传导失职；脾主运化，脾虚运化失常，糟粕内停；肾主五液，司二便，肾精亏耗则肠道干涩，肾阳不足，命门火衰则阴寒凝结，传导失常是形成老年便秘的主要病理因素，有的是因老年人饮水过少，食物精细而粗纤维过少；有的是因肠炎恢复期肠蠕动减弱而便秘；有的因肛裂痔疮直肠炎等肛门直肠疾患引起；还有的因使用某些药物而引起便秘等。在治疗用药上，以通便为主，但通便之法，不是都用硝黄之类攻下，而是要根据老年人的特点和便秘的辨证不同，分别采用不同的通便方法，现分述如下。

①补气通便　老年人由于体质虚弱，或长期患病，久卧床上，久卧则伤气，致肺脾气虚，运化失职，大肠传导无力。症见便秘或不畅，虽有便意，但临厕努挣乏力，甚则汗出短气，面白神疲，肢倦懒言，食纳不馨，尿频，舌淡苔白，脉弱等。治以补气健脾，润肠通便。方用黄芪汤加味。黄芪 20 克，陈皮、麻仁、党参各 10 克，白蜜 30 克，炙甘草 8 克，水煎服。若气虚肛门有下坠感，酌加柴胡、升麻各 8 克，大枣 10 枚，以益气升陷。

②养血通便　老年人血脉亏虚，肠中津液不足，不能滑润肠道以致便秘。症见大便干结，面白无华，心悸健忘，头晕目眩，唇舌淡白，脉细涩等。治以养血润燥通便。方选润肠丸加减。当归、麻仁、桃仁、枳壳各 10 克，生地黄 20 克，水煎服。若出现五心烦热、舌红口干少津者，加用玄参、麦冬、生首乌

各10克，以滋阴增液。如津液已复，而大便仍干燥者，可用五仁丸（汤）、柏子仁、杏仁、郁李仁、松子仁、桃仁各10克，滑润肠道。此五仁均为油质，取其润肠化燥，以通大便不伤津液，亦可制丸常服而润之，且不伤正气。

③滋阴通便　老年人肾气已衰，阴液亏虚，不能下润大肠以致便秘。症见大便干结如羊屎状，形体消瘦，或见颧红，耳鸣眩晕，心悸怔忡，腰膝酸软，舌红少苔，脉细数等。治以滋阴润肠，补肾通便。方选六味地黄汤加减，生地黄30克，山萸肉、茯苓、泽泻、牡丹皮、麻仁、玄参、玉竹各10克，蜂蜜30克，水煎服。如便秘严重者，加肉苁蓉、生首乌各30克，待大便排泄通畅后，药量渐减，继续服用10～15剂，巩固疗效。

④温润通便　老年人气血亏虚，肾阳不足，阴寒内生，阳气不运，使肠道传送无力以致便秘。症见大便艰涩，难以排出，面色淡，形寒肢冷，腰酸背凉，或腹中冷痛，苔白滑润，脉沉迟等。治以温阳补肾，润肠通便。方选济川煎加减。制附子、肉苁蓉、当归、牛膝、胡桃肉、山萸肉、泽泻、枳壳各10克，升麻6克，水煎服。若见气虚者加党参、黄芪各15克，益气补中。或用桂附八味丸、四神丸之类。四神丸既治五更泻，又可治肾虚大便不通，皆因其功能有补肾温阳之效。

此外，对习惯性便秘，如保持精神的舒畅，进行身体锻炼，以及注意饮食，定时大便等，均有利于便秘的畅通。如属胃肠积热、腑气不通者，可用调胃承气汤加减泄热通便。

12. 食物中毒的治疗经验

食物中毒是由于误吃生病的动物肉和腐败的鱼、肉、水果、蔬菜等引起的急性中毒性疾病。本病特征为：突然暴发、潜伏期短，易集体发病。

（1）中毒表现

本病起病急，以急性胃肠炎症状为主，一般先有恶心、呕吐，中上腹部阵发性绞痛，肠鸣音亢进，随即出现腹泻，腹泻多为水样便，或如洗肉水，一日数次至数十次，少数患者大便带血或黏液；部分患者起病时有怕冷怕热、头痛、乏力等毒血症状；吐泻严重者，常出现昏迷抽风、虚脱等危重现象。细菌性食物中毒，相当于中医学的“霍乱”范围。

（2）急救方法

如发现食物中毒，立即送医院治疗，首先洗胃，以催吐为主。

①用食盐100克，炒焦，开水冲泡，灌饮，用鸡毛探喉催吐，随吐随灌，以吐尽为主。或用甜瓜蒂10克，研末，白开水冲化，灌服，再用鸡毛探吐，如服一次不吐，隔15分钟再服一次。

②用鸡蛋20个，明矾粉10克，将鸡蛋打入碗内，除去蛋黄，只用蛋清，调明矾粉搅匀服下，用以催吐。

③呕吐腹痛明显者，可给予阿托品0.5毫克肌注，或颠茄片16毫克口服。呕吐剧烈不能进食或腹泻频繁者，可用5%葡萄糖注射液及复方氯化钠溶液静脉滴注，并注意钾的补充。若高热病重者，可给予抗生素。

（3）中医治疗

①中药　藿香、制半夏、陈皮、茯苓、厚朴、炒苍白术、党参、木香、生甘草各10克，砂蔻仁（后下）各3克，生姜5片，水煎服。每日煎服1剂，每剂煎2次，病重每日煎2剂。加减法：汗出肢冷加制附片（先煎）、干姜各10克；发热口渴，舌苔黄腻者，加黄芩10克，黄连5克。

②中成药　藿香正气水，每次口服1支，每日3~4次。

③针灸　取内关、中脘、足三里、天枢、关元、神阙（隔盐灸）。

④单验方　方一：板蓝根30克，贯众20克，生甘草20克，水煎服。方二：绿豆一大把，捣碎，生甘草10克，水煎沸服下。

（三）肺系病证

1. 肺痨四大主症的中医治疗

肺痨（肺结核）临床以咳嗽、咯血、潮热、盗汗为主症，通常称为肺痨四大症。

（1）咳嗽

症见咳嗽较重、干咳少痰或痰少不易咯出，有时痰中带血丝，胸部隐痛，纳差，乏力，口干咽燥，手足心热，舌红少苔无津，脉细带数。本证多由肺阴不足，阴虚内热，肺失清肃所致。治宜滋阴润肺。药用北沙参、麦冬、天冬、百合、甜杏仁、百部、玉竹、紫菀、川贝母、桔梗各10克。

加减：低热加青蒿、地骨皮各10克，清热除蒸；痰中带血加白茅根20克，藕节、荷叶炭各10克，凉血止血；痰稠难咯加海浮石15克，润肺化痰；胸痛加瓜蒌皮10克，清肺宽胸。

（2）咯血

肺结核中后期，常出现咳嗽咯血，或吐血，衄血，痰中带血，潮热骨蒸，盗汗，遗精，声嘶失音，舌光而绛，脉象细数。此乃阴虚火旺，热灼肺络所致。治以滋阴清热。药用生地黄20克，知母、麦冬、牡丹皮、白及、藕节、花蕊石、阿胶珠各10克，生荷叶、白茅根、仙鹤草各15克，另用三七粉2克，开水送服。

加减：失音加白蜜、诃子肉各10克，清肺利咽；大量咯血加大黄6克，泻火止血。

（3）潮热

症见潮热骨蒸，午后热甚，两颧发红，口渴，皮肤干灼，心烦不寐，男子遗精，女子经闭，形体日瘦，咳呛气急，痰少质黏，唇红咽干，口燥，舌边尖红，脉细数。此乃肺肾阴伤，水亏火旺，虚火内灼所致。治以滋阴降火，清热除蒸。药用青蒿15克，银柴胡、秦艽、白薇、地骨皮、玄参、麦冬各10克，龟板（先煎）、鳖甲（先煎）、生地黄各20克。

（4）盗汗

症见夜间盗汗，醒则汗收，反复不止，精神衰疲，口干唇燥，或午后潮热，咳嗽少痰，心烦失眠，手足心热，梦遗滑精，舌红而光，脉细数。本证多由阴液不足，虚热蒸逼，津液外泄所致。治以滋阴敛汗。药用生熟地黄各20克，麦冬、当归、黄柏、地骨皮、五味子各10克，煅龙骨、煅牡蛎各30克（先煎）。

加减：梦遗滑精甚者，加金樱子、芡实各15克；气虚自汗加党参、黄芪各15克；阴虚火旺盛者加鳖甲30克（先煎），知母10克。

2. 中医治疗肺痈

肺痈为生于肺之痈疡，临床有四大特征：发热、咳嗽、胸痛、咯吐腥臭浊痰。按其演变可分为初期、成痈期、溃脓期和恢复期。不同阶段，治疗亦当各有所异。

本病多属实热为患，治疗重点应以清热散结、解毒排脓为主。在未成脓前，应予大剂量清肺消痈之品，力求消散。临床谢老治疗肺痈，以千金苇茎汤加味，收效良好。药用：苇茎30克，薏苡仁30克，桃仁10克，金银花20克，连翘20克，桔梗10克，蒲公英15克，鱼腥草30克，每日1～2剂，在肺痈的成痈期和溃脓期均可采用本方加减治疗。若其表证未罢，形寒畏风者，可加用薄荷、牛蒡子、菊花各10克；若热毒炽盛者，可在千金苇茎汤加味的基础上，加用凉膈散之类，如大黄、芒硝、山栀、黄芩、连翘等药，以攻逐痰热，起釜底抽薪、急下存阴的作用，即使大便不干燥，也可适当借用。

已成脓者，以解毒排脓为重点，因肺痈热毒，演变迅速，关键在排脓，脓排后则痊愈亦较速。常用药物：芦根30克，薏苡仁20克，冬瓜仁20克，桔梗10克，鱼腥草30克，败酱草15克，连翘15克，生甘草8克。

病至恢复阶段，邪毒渐尽，病情趋向好转，但肺阴耗伤，症见咳嗽痰不爽，口舌干燥，胸闷胀满而痛，舌红，脉细数等，可选用养阴清肺汤加减，以扶正气，清余热。药用太子参、南北沙参、麦冬、生地黄、牡丹皮、玄参、白芍、贝母各10克。

附病案两例

病例1：刘某，女，26岁，农民，因咳嗽发热5天，于1977年10月11日入院，张甸医院住院号771474。入院后，查体温38.8℃，血常规：白细胞$10.4\times10^9/L$，中性粒细胞61%，淋巴细胞35%，嗜酸性粒细胞4%，胸透示左上肺野见有一圆形阴影，密度不匀，内见液平。诊为肺脓肿，经用青霉素、链霉素、泼尼松、四环素、可的松等两天，咳嗽发热未减，邀中医会诊。症见发热微寒，咳吐白黏脓痰，有腥味，胸满作痛，食纳少思，舌苔薄黄，质偏红，脉数。证属热毒蕴肺，肺失宣肃，络脉受损，瘀热内结，因而成痈。治以清热解毒，化瘀消痈。仿千金苇茎汤加味。药用鲜芦根30克，连翘15克，冬瓜仁20克，桃仁10克，赤芍10克，薏苡仁15克，郁金10克，杏仁10克，金荞麦15克，桔梗10克。

上药连服3剂，发热胸痛明显减轻，咳嗽依然，药已对症，仍守原方，又服5剂，诸症已缓。胸透复查，肺部阴影呈片状，边缘清晰，为病灶消散吸收。宗原方又服5剂，先后共服药13剂，于10月26日痊愈出院。

按：本病吐痰腥味，胸满作痛，辨证为肺痈成痈期，系由热毒炽盛，充斥内外而成。故投以大剂清热解毒之剂。方中用苇茎、连翘、金荞麦等，断其传导之路；杏仁清宣肺气；冬瓜子、薏苡仁除脓散结生新，疗已伤之肺脏；桃仁、赤芍、郁金散瘀消痈。服药13剂，而获佳效。

病例2：张某，女，27岁，农民，张甸医院住院号771586。因“高热恶寒，咳吐脓血痰一周”于1977年11月16日急诊入院。查体温38.9℃，白细胞$18.4\times10^9/L$，中性粒细胞84%，胸部摄片示右中肺脓肿。西医给予抗生素、激素等药物治疗。邀中医会诊，症见发热昼轻夜重，咳吐大量脓血，腥臭异常，右胸剧痛，气喘难以平卧，口渴少饮，食欲不思，溲赤便干，舌质红，苔黄腻，脉滑数。证属热毒内炽，血败肉腐，痈肿溃破，化为脓液。治以清热解毒、化瘀排脓，用千金苇汤合桔梗汤加减。药用鲜芦根30克，薏苡仁20克，冬瓜仁15克，桃仁10克，鱼腥草30克，连翘10克，金荞麦15克，熟大黄10克，桔梗10克，生甘草8克，败酱草15克。

服药3剂后，大便连续四五次，热臭难闻，并吐出大量脓血痰，腥臭不堪，体温下降至38℃。原方又服3剂，脓臭痰渐少，体温退至37.5℃。去大黄又服9剂，咳吐脓痰已除，体温正常，食之有味，精神慧爽。胸透复查：右中肺可见纤维条状阴影。病灶基本吸收，血象亦正常，病趋痊愈。

按：本例咳吐脓血，味臭异常，辨证为肺痈溃脓期，采用千金苇茎汤清化痰热，活血排脓，加桔梗、连翘、鱼腥草、金荞麦助其清肺解毒，化痰排脓；用大黄一为通腑泄热，一为化痰，使肺内脓液瘀热积秽借大肠而出，故病自愈。

3. 老年慢性支气管炎肺气肿的中医治疗三法

①宣肺平喘法　适用于慢性支气管炎肺气肿合并感染者。症见咳嗽气喘，咯吐白痰，遇寒则喘促加重，伴恶寒发热，舌苔白腻黄，脉浮滑。此乃风寒袭肺，肺失宣降，或兼痰热内蕴，清肃失司。治宜发散风寒，宣通肺气，除痰定喘。药用炙麻黄6克，杏仁10克，苏子10克，法半夏10克，前胡10克，牛蒡子10克，炙甘草5克，水煎服。若出现黄痰，加瓜蒌皮、贝母、黄芩各10克，清化痰热。

②健脾化痰法　适用于肺气肿患者咳喘缓解期。症见咳嗽，痰多、稀白，短气痞满，或呕恶纳少，肢体倦怠，舌苔白腻，脉濡滑。此乃肺病及脾，脾为生痰之源，脾虚湿痰伏肺，故治肺之后，即以健脾燥湿化痰为法，以清痰源。药用党参10克，苍白术各10克，茯苓10克，陈皮10克，半夏10克，百部10克，杏仁10克，款冬花10克，炙甘草6克，生姜3片，水煎服。若痰多气急加苏子10克降气化痰；若胸闷腹胀，纳少，加莱菔子、厚朴各10克以行气

消胀。

③温肾纳气法　适用于肺气肿患者动则气喘，气不接续。症见咳喘气短，动则更甚，形寒怕冷，手足欠温，腰膝酸软，舌淡苔白，脉沉细。此乃肺病日久及肾，肾为气之根，主纳气，肾气盛则能固摄，使气不上浮，喘无以生；肾虚则下元不固，气失摄纳，故动则气喘。治当固肾以纳气。药用肉桂 5 克，制附片 10 克（先煎），熟地黄 10 克，山萸肉 10 克，茯苓 10 克，补骨脂 10 克，沉香 2 克，五味子 5 克，水煎服。若见心悸、汗出，加龙骨 30 克（先煎），远志 10 克；若喘息气短重者，可加服参蛤散（人参、蛤蚧共研末），每次服 3 克，日服 2～3 次，以纳气归肾；若出现口唇发绀，加当归、丹参、红花各 10 克以活血散瘀。

（四）心系病证

1．通痹法治疗冠心病

冠心病是指冠状动脉粥样硬化性心脏病。由于冠状动脉发生硬化，血管壁逐渐增厚变硬，失去弹性，引起心肌缺血缺氧，有时甚至衍变为管腔闭塞不通。因而发生心绞痛或心肌梗死。本病属于中医的“真心痛”“厥心痛”“胸痹”等范围。

中医学很早就有类似记载，如《素问·脏气法时论》记载：“心病者，胸中痛，胁支满，肋下痛，膺背肩胛间痛。”《灵枢·厥病》云：“真心痛，手足清至节，心痛甚，旦发夕死，夕发旦死。”《素问·痹论》：“心痹者，脉不通。”这些记载与冠心病的症状基本相同。后汉张仲景的《金匮要略》、宋代《圣济总录》等对此病均有描述。王清任《医林改错》提出：“胸痛、心跳可由瘀血所致，治以血府逐瘀汤。”张锡纯治心脏病亦用活血化瘀法。由此可见，中医学对冠心病的治疗积累了丰富的经验。

（1）理气通痹

情志抑郁，心肝之气郁滞上焦，胸阳失展，血行不利，心络阻塞，发为心痛。临床常见心胸满闷，隐痛阵作，遇情怀不畅而诱发加剧，嗳气脘胀，舌苔薄腻，脉象细弦。治以理气通痹。药用木香、柴胡各 8 克，制香附、檀香、白芍、川芎、枳壳、郁金各 10 克，丹参 20 克，炙甘草 6 克。若心绞痛者加延胡索、五灵脂各10克。

（2）化痰通痹

“脾为生痰之源”，脾运失健，痰湿内生，上壅心胸，胸阳被阻，气血不畅，酿成本病。临床常表现为胸闷如窒胀痛，或痛引背部，气短喘促，咳嗽痰多，脘闷纳呆，舌苔白腻，脉弦滑。治以化痰通痹。药用全瓜蒌15克，薤白、半夏、檀香、橘皮、炒枳实各10克，丹参20克，厚朴、桂枝、炙甘草各6克。若咳嗽痰多加杏仁、贝母各10克；体虚脉弱者加太子参、炒白术各10克。

（3）祛瘀通痹

情志失调，气机郁结，血随气凝，以致心脉痹阻不通，发为心痛。《素问·脉要精微论》云：“脉者，血之府也……涩则心痛。”临床常见胸痛如刺，或呈绞痛，痛引肩背，胸闷气短，心慌，唇紫，舌质紫暗，脉细涩。治以活血祛瘀通痹。药用当归、桃仁、红花、赤芍、香附、郁金、川芎、枳壳各10克，丹参20克，柴胡8克。若心痛较剧，可加制乳香、制没药各10克，或合失笑散各10克，以增强祛瘀定痛的效果。

（4）温阳通痹

心阳不振，复受寒邪，阴寒内盛，阳气失展，寒凝气滞，痹阻胸阳，发为本证。《诸病源候论》说：“寒气客于五脏六腑，因虚而发，上冲胸间，则为胸痹。”临床常见胸膺闷胀剧痛，心悸，气短，面色㿠白，胸背畏寒，便溏肢冷，舌淡苔白，脉沉迟。治以温阳通痹。药用全瓜蒌15克，薤白、桂枝、干姜、当归、川芎各10克，木香8克。若阴寒甚者加制附片（先煎）、蜀椒各10克，痛剧加细辛1克，或另用苏合香丸宣痹止痛。

（5）益阴通痹

素体阴虚，或思虑劳心，耗伤阴血，或肾阴不济，心火偏亢，营阴受伤，心络失养，血行不利，心脉瘀阻而成。常见心区灼痛，胸闷气短，心悸怔忡，五心烦热，头昏失眠，口燥咽干，舌红少津，脉沉细数。治以益阴通痹。药用生地黄15克，玄参、天冬、麦冬、炒酸枣仁、当归、远志各10克，丹参20克，炙甘草8克。气虚者加太子参15克，心区痛甚者加田七10克，腰痛遗精加枸杞子、女贞子各10克。

2. 失眠从气论治

《内经》云：“百病皆生于气。”朱丹溪谓：“气血冲和，万病不生，一有怫郁，诸病生焉，故人身诸病，多生于郁。”如精神抑郁，情志失调，致使气机郁滞，郁久不愈，由气及血，变生多端，可引起多种病证，其中失眠便是。盖心主神明，肝主疏泄，两者关系密切。在生理上，心主神明的功能正常，可表现为精神焕发，思维敏捷，肝气舒展，不郁不亢。肝的功能正常，则气机条达，气血和平，情志舒畅，心藏神的功能亦随之无恙。反之，如若数谋不决，肝失疏泄，气机不宣，或暴怒伤肝等，皆可扰动神明，使神不能藏。临床除见郁闷不乐等情志抑郁外，可伴见心神不宁的失眠病变。宋·许叔微《普济本事方》论述不寐的病因所说：“平人肝不受邪，故卧则魂归于肝，神静而得寐，今肝有邪，魂不得归，是以卧则魂扬若离体也。”此说肝有邪，魂不守舍，影响心神不安而发生不寐，又脾主运化，藏意，主思，若肝郁乘脾，脾失健运，或思虑过度，气机不畅，以致气血化源不足，不能养心安神，亦致不寐。所以失眠因气而得，临床不乏所见。兹举失眠从气论治验案两例介绍如下。

（1）肝气郁滞失眠

陈某，女，34岁，1979年3月14日初诊。3个月前，曾因分娩一男婴死亡，情怀不舒，胸脘胀痛，进而夜不能寐，甚则通宵不眠。经服西药镇静剂，中药朱砂安神丸、柏子养心丸等，见效不显，食纳不下，嗳气频作，舌红苔白，脉弦。证属情志不遂，肝气郁结，心神不宁而失眠。治遵《内经》“疏其血气，令其条达”的原则，投以逍遥散加减，疏肝解郁，调畅充分。处方：柴胡8克，白芍10克，茯苓10克，当归10克，薄荷5克，制香附10克，木香6克，绿萼梅10克，青皮10克，陈皮10克，白术10克，山栀10克，夜交藤15克。服药3剂，胸脘宽舒，夜寐安宁，通宵不眠之象已消除。但眠之易醒，多梦善惊，守原方续进5剂，失眠告愈。

按：肝为刚脏，禀春木之性，性喜条达，该患者缘由情志不舒，遂使肝气郁结，肝脉布胸胁，经脉气滞而胀痛；肝藏血，主疏泄，肝气久滞，神明受扰，心神不宁。本例失眠乃因肝气郁结所致，故以逍遥散加减，发其郁遏之气，气机畅达，诸症均可减轻或消失。方中又加入夜交藤，以宁其心神。

（2）肝郁脾虚失眠

单某，男，40岁，1978年7月26日初诊。曾因弟兄吵架，遂致脘胁滞痛，腹胀便溏，夜不能眠，几乎通宵达旦，彻夜不眠，屡服镇静催眠药，收效甚微。时已一月余，倦怠疲乏，纳食无味，口干少饮，舌淡苔白，脉象弦缓。证属情志不舒，肝气乘脾，脾气虚弱，心神失养，而致失眠。治以疏肝健脾，宁心安神。处方：柴胡8克，白芍10克，枳实10克，甘草6克，佛手10克，木香6克，太子参10克，炒白术10克，茯苓10克，夜交藤15克。服药5剂，夜能入睡4小时之多，胸脘舒畅，大便成形，食纳增加。守原方继进5剂，药尽病除，未再复发。

按：本例罹患失眠月余，脘胁滞痛，腹胀便溏，进而失眠。分析此例，由郁怒伤肝，肝气郁结，脾气虚弱，心神失养所致。故选用四逆散、四君子汤加味，以疏肝理脾，条达肝气，使气机疏通，脾气得健，失眠自愈。

（五）肾系病证

1. 慢性肾炎蛋白尿的中医治疗

慢性肾炎，临床以水肿、蛋白尿、肾功能不全为主要表现，尤其是蛋白尿往往在水肿消退后，长期不易消失。因此，治疗蛋白尿，对防止低蛋白血症，增强机体抵抗力，预防肾炎的复发和恶化有一定意义。根据慢性肾炎蛋白尿的特征，结合临床体会，在治疗用药上可从脾、肾、湿、瘀4个方面调治。

（1）从湿治

急慢性肾炎水肿消退后，湿热未退而蛋白尿迁延不愈或反复出现。肾炎病位在肾，肾之封藏功能为湿邪所干，迫精外出而见蛋白尿。湿为阴邪，其性重浊黏腻，不易骤除，临床常见小便短赤或混浊，或尿时有烧灼涩痛感，舌苔黄腻，脉濡数等。法当从湿论治，以清利湿热为主，俾热去湿化，故见功效。但用此法，不可过利伤阴，亦不可过寒伤燥，以免湿热虽去，而气阴俱伤。选用黄柏、泽泻、猪苓、茯苓、苍术、滑石各10克，生薏苡仁、车前子各20克。若见血尿加生地黄20克，小蓟15克；咳喘气逆者加麻黄5克，杏仁10克。

（2）从脾治

肾炎患者尽管水肿消退，但经久不愈者，一般都有脾虚见证。脾为后天之本，主运化水谷，若脾气虚弱，运化无权，统摄无力，精微下注而成蛋白尿。伴见面黄少华，纳呆，肢倦，便溏，尿少，舌质淡胖，脉缓或濡细。法当从脾论治，以益气补脾，俾脾气旺盛，则蛋白易消。药用党参、白术、山药各15克，黄芪、金樱子、芡实、薏苡仁、莲子各20克，泽泻、茯苓各10克，白果

（去壳）15个，煅龙骨、牡蛎各30克（先煎）。若脘闷腹胀者，加厚朴8克；面肢浮肿者，加猪苓10克，车前子20克；四肢怕冷加干姜、桂枝各6克。

（3）从肾治

肾主藏精，为先天之本，五脏六腑之精统藏于肾。若肾气不足，固藏失职，精气外泄，即为蛋白尿。常出现面色灰暗，腰膝酸软，肢冷，夜尿频数，或尿后余沥，甚则阳痿滑精，舌淡苔白，脉细无力等症。法当从肾论治，以固其精，俾肾气不足，则尿蛋白易于转阴。药用菟丝子、补骨脂、覆盆子、枸杞子、仙灵脾、鹿角霜、五味子、巴戟肉各10克，金樱子、熟地黄各15克，另服金匮肾气丸。若血压高者，去鹿角霜、淫羊藿、巴戟肉，加生龙骨、生牡蛎各30克（先煎），菊花、钩藤各10克；肾阴虚者，可用六味地黄汤加减；小便短赤加车前子20克，木通6克，黄柏10克；轻度浮肿去熟地黄，加猪苓、茯苓皮各10克，车前子20克。

（4）从瘀治

中医学有“气血不行则病水”之说，可见肾炎与瘀血有一定关联。慢性肾炎迁延日久，当有“病久留瘀”之虞，瘀血阻于肾络，营血受阻，肾气不充则封藏失司，精微外泄，在慢性肾炎蛋白尿患者中，常出现面色黧黑，皮肤瘀斑，肾区压痛，舌质紫黯或有瘀点，脉涩等。此时，若经他法治疗难以取效时，不论有无典型的瘀血临床表现，均可从瘀论治。药用当归、川芎、赤芍、桃仁、红花、丹参、香附、益母草各10克。若见脾肾阳虚者，加用黄芪、党参、白术、菟丝子、淫羊藿、山药各10克。

2. 中医治疗老年下肢水肿

中医认为，老年人由于患慢性疾病较多，脏腑功能衰退，导致脾肾阳虚，水液输布功能失调，水湿潴留，而形成下肢水肿。

治疗此证，根据脾肾虚的病理特点，以健脾温肾、利湿消肿为法。药用太子参15克，山药15克，炒白术10克，猪苓15克，茯苓皮15克，薏苡仁20克，泽泻10克，桂枝10克，淫羊藿10克，杜仲10克，炙甘草8克。水煎服，每日1剂，早晚分服。加减法：若晨起面部浮肿，加防风10克，麻黄6克；胸闷腹胀加苍术10克，厚朴10克，木香8克；心慌气短加黄芪15克，远志10克；小便短少加车前子30克（布包）。

按：老年下肢水肿用健脾温肾法治疗，能起到一定的效果。方中用太子参、白术益气补脾，燥湿利水；山药益肾气，健脾胃；猪苓、茯苓皮利水渗湿；配泽泻增强利水消肿之功效。实验证明，泽泻有显著的利尿作用，能增加尿量、尿素与氯化物的排泄；对肾炎患者，其利尿作用更为显著。薏苡仁健脾渗湿；桂枝温经通阳利水；杜仲、淫羊藿温补肾阳；甘草和中。诸药合用，具有健脾温肾、利湿消肿的作用。

注：如水肿严重者，在医生指导下用中西医结合治疗。

二、杂病杂证

1. 谈谈中医药治疗急腹症

急腹症是以急性腹痛为主症的腹腔脏器疾病的总称。急腹症多属六腑病变，以肝、胆、脾、胃、大小肠、膀胱等症状常见，可涉及相表里的脏腑。六腑的生理特点是“以通为用”，其气化运行应当是泻而不藏，满而不实，动而不静，降而不升，反之则为病理现象。任何因素作用于六腑之一而产生病变，首先是其机能失常，症状表现为“不通则痛”。因此，不通是急腹症病机的普遍性，而腹痛则是其症状上的共同点，急腹症辨证论治必须以“以通为用”作为治疗原则。

（1）急腹症的病因病机

急腹症常由于饮食不节、寒温失调、精神因素或虫积等引起脏腑功能紊乱而发病。其病变脏器多在六腑，腑的功能是“泻而不藏”，以通降下行为顺，滞塞不通为逆。上述各种因素导致腑气通降失常，气机不利，血随气行，气滞则血瘀。气血瘀滞，阻塞不通，因而发生急剧腹痛，这是急腹症早期的主要病理变化。气血瘀滞或食积肠胃，郁久均能化热而出现热象，甚则形成火毒，而入营血，如湿热熏蒸，胆汁外溢，可以发生黄疸。若蛔虫上窜胆道，或盘结成团，亦能造成气机不利而致病。总之，本病的病因病机可概括为气滞、血瘀、热壅、湿阻、寒凝、食积、虫积 7 个方面。此七者，虽可单独存在，但多彼此相兼，有时可互相转化，辨证时必须抓住主要矛盾，才能了解疾病的本质。

（2）急腹症常用的治法

①通里攻下法　此法是为排除停积于体内的有形之物。此法根据中医对“不通则痛”（“不通”多指气滞、血瘀或有形之邪阻塞而致）、“通则不痛”病机的认识和“六腑以通为用”原则的运用，以及“痛随利减”（“利”指通便）的规律制定。通里攻下在急腹症中有着广泛应用的范围，适于各种里实证。在

阑尾炎、胰腺炎、胆囊炎、腹腔脓肿等可用寒下，配以清热解毒的方法，但攻下药剂量不宜过大，得利就可。

对急性机械性梗阻宜峻下，但需根据寒热不同分别采用温下或寒下。但攻下的剂量宜大，得快利而后止。在麻痹性肠梗阻配合理气、开郁、活血、化瘀等药，不宜猛攻。孕妇、久病、老年人便秘、腹胀者，多数是因气虚、血亏、津少的缘故，宜润下。如虫积致病，可在攻下药中配合驱虫药，能使治疗作用更好发挥。

②理气开郁法　此法是通过调节机能以解除病邪的治法，适用于正气不太虚而机能有一定紊乱的郁证，如舒肝、利胆、理气、开郁、和胃、化滞，在临床上也有着广泛应用的范围。

③清热解毒法　急腹症大多为热证，所以治疗应当用寒凉药以清除热邪，清热、凉血、解毒是常用的方法。但应注意，热重时应当通里以清热；毒热炽盛则加凉血药；兼表证者，加解表药以清热；在半表半里者，可配合和解少阳以清热。胆囊、胰腺炎疾患，配合燥湿以清热。

④活血化瘀法　血瘀是急腹症的常见病机，针对血瘀不同程度分别采用各种活血化瘀药。

除上述治法外，还有降逆止呕、温中散寒，制蛔止痛、驱虫杀虫，生津止渴、通淋利尿等也各有一定的适应范围。在急腹症后期，邪实正虚，攻下须防虚脱，如需使用，则应攻补兼施，有些运用健脾和胃、补气养血之剂。但这些治法或单独使用，或配合应用，须视病情而定。

（3）病案举例

例1：急性阑尾脓肿

蔡某，男，61岁，商店职工。于1978年7月4日急诊入医院，住院号781505。患者于五六日前，右侧下腹疼痛，呈持续性，伴有发热，无呕吐，曾在某医院诊断为阑尾脓肿，治疗3天未效，转来谢老医院。查体：体温38.3℃，腹平坦，右下腹部可扪及一约为拳头大之包块，边界较清楚，压痛明显。血常规：白细胞 3.09×10^9/L，中性粒细胞91%，淋巴细胞9%。诊断：急性阑尾脓肿。处理意见：不予手术，给予青霉素、安乃近、输液等。邀中医会诊。

刻下症：患者右侧少腹疼痛已七八天，扪有包块约鹅蛋大小，触之痛甚，腹部拒按，体温38.5℃左右，饮食不思，小便短赤，大便两日一次，舌苔腻黄，脉象弦数。辨证：此乃湿热蕴结大肠，肠中气血瘀阻，久则血瘀肉腐，而成脓肿。治以清热化湿，散瘀排脓，通里攻下。处方：金银花、连翘、生薏苡仁、芒硝、败酱草、冬瓜仁各15克，桃仁、制乳香、制没药各9克，天花粉、大黄各12克，每日煎服2剂。

二诊：药后大便未通，疼痛加重，右少腹肿块增大，体温39.1℃，右腿屈伸欠利。此乃脓液波起，热毒炽盛。宗原方加玄明粉15克（冲服），一天煎服2剂。

三诊：昨日服药2剂，大便泻下数次，便呈脓血样，疼痛减轻，唯身热未减。仍守原方减云乳香、没药，加黄芩9克，蒲公英15克，煎服2剂，大便每日泻二三次，身热稍轻，体温38℃，少腹疼痛好转，精神渐佳。后又按原方随症加减，共服中药22剂，住院19天，肿痛消除，体温正常，饮食日增，能下地迈步，于1978年7月22日痊愈出院。

按：阑尾脓肿一症，属中医肠痈范围。本例患者采用攻下排脓的方法，配合清热化湿、活血散瘀的药物组成方剂，治疗急性阑尾脓肿取得了较好的疗效，减少了手术的痛苦。方中用薏苡仁、败酱草、冬瓜仁为渗湿排脓、清热除痈要药；桃仁、乳香、没药活血散瘀，金银花、连翘、蒲公英清热解毒；大黄、芒硝攻下。本方服后，使肠内脓液积秽，得到排除，而病自愈。

例2：急性肠梗阻

唐某，男，42岁，工人，1980年8月14日急诊入院，住院号801237。前日上午9时许，腹部开始不适，至下午腹部剧痛，呈阵发性，痛时辗转不安，呕吐数次，为胃纳物及胃液，无矢气，经某院治疗未效，转来张甸医院。查体：体温37.5℃，血压134/90mmHg，精神萎靡，心肺（-），腹部轻度膨胀，无局限性压痛，可见肠型，肠鸣音活跃；某线腹部透视：膈下无游离气体，右下腹部小肠积气并有液平。诊断：不完全性肠梗阻。西医给予肥皂水灌肠3次，均未排气排便。邀中医会诊，症状如上所述，舌苔厚腻微黄，脉弦。辨证：此乃大肠气机阻滞，通降失司，上下不通。治以理气通腑。用大承气汤加味。处方：生大黄12克（后下），芒硝15克（冲服），炒枳实15克，厚朴15克，制半夏10克，木香10克。煎服1剂后，矢气连连，泻秽臭粪便数次，诸症顿消。观察两天，于8月16日出院。

例3：急性胆道蛔虫症

张某，女，10岁，学生，住院号79218。患者因右上腹阵发性疼痛3天，于1979年2月17日急诊入院。其父代诉：3天来，上腹部及脐周阵发性绞痛，痛如锥刺，痛时翻滚，辗转不安，身出冷汗，呻吟不已，每隔10分钟或半小时即发作一次，疼痛间歇期，安如常人，伴有呕吐。查体：体温37.6℃，巩膜无黄染，上腹部及脐周均有压痛，未扪及包块。血常规：白细胞$6.2\times10^9/L$。诊断：胆道蛔虫症。邀中医会诊，症见胃脘偏右及脐周剧痛，时痛时止，阵阵而作，犹如刀割，痛时屈膝抱腹，号痛不休，不痛则如常，呕吐数次，饮食不进，痛苦病容，尿黄，苔白稍腻，脉弦。此为湿热内郁，蛔虫上扰胆腑，气机失疏。治以安蛔止痛。用胆蛔定痛汤。处方：乌梅15克，川楝子、川花椒、使君子各10克，细辛1克，木香5克，黄连2克。煎服1剂，剧痛显减。共服药4剂，疼痛已除，于2月21日痊愈出院。

按：胆道蛔虫症是蛔虫窜入胆总管引起的一种外科急腹症。类似中医学文献中记载的“蚘厥”。其病机主要为脾胃湿壅，肝胆气滞，蛔虫扰动，气机闭逆。中医根据蛔虫的特性，选用酸、苦、辛的药物治疗，往往收到满意的效果。因蛔虫得酸则静，得苦则下，得辛则伏，故处方首用乌梅之酸，酸能制蛔；黄连之苦，苦能下蛔；细辛、花椒之辛，辛能驱蛔；加木香理气止痛。凡对蛔虫引起脘腹剧痛者，用本方颇有良效。

（4）急腹症用攻下法

中医治疗急腹症，根据“六腑以通为用”和“痛随利减”的理论指导，使用通里攻下法，本法已成为中医治疗急腹症的主要方法。实践证明，攻下法对急腹症的治疗效果肯定。

据资料报道：湖南医学院第一附院对120例腹腔急性炎症性疾病用“下法”治疗后，体温、脉搏、血常规、血压、尿淀粉酶均相继下降，腹痛减轻。上海第二医学院附属瑞金医院用大黄、芒硝、柴胡、黄芩、黄连、木香、延胡索、白芍，治疗92例急性胰腺炎，全部治愈，而且药费低廉，使用方便。抚顺市中医院用攻下药（大黄、芒硝、金钱草、木香、茵陈、郁金）治疗胆结石，排石效果较佳。上海第二医学院附属第三医院用泻法（巴豆、大黄）治疗千余例急性阑尾炎，发现凡大便通泻者，腹痛顿减，一般效果良好。湖南省人民医院以泻法治疗200例急性肠梗阻患者，其中163例成功，并免除手术，方用复方大承气汤（大黄、芒硝、枳实、川朴、桃仁、赤芍、莱菔子）寒下，或三物备急丸（巴豆、大黄、干姜）温下。通过泻下，不少患者反映，腹泻一次，痛减一分，如能畅泻，则剧痛大减。

2. 流行性腮腺炎的中医治疗

流行性腮腺炎是病毒引起的急性传染病，临床以耳下腮部漫肿疼痛、发热为主要特征，属中医学“痄腮”“时毒”等范围。本病一年四季都可发生，而以冬春两季为多见。学龄儿童发病率较高，12 岁以上的男孩容易并发睾丸肿痛等症，病情严重者在腮肿的同时，还可出现高热、头痛、呕吐、嗜睡、惊厥等下状，但预后一般良好。

发病原因：多由天时不正，寒湿失常，外感风湿毒邪，侵犯少阳经脉，郁而不散，壅结于腮部而成此患。如温毒化火，内陷心肝二经，则可出现其他并发症。

诊断依据：①有流行性腮腺炎患者接触史。②起病较急，病初有发热、畏寒、头痛、咽疼、食欲不振、全身不适等，1～2 天后腮腺部肿痛。③一侧或双侧发作，以耳垂为中心，界限不清，皮肤紧张光亮，触之柔韧，有压痛，张口不利，咀嚼疼痛，6～7 天后消退，并不化脓。④血常规：白细胞总数可正常或稍减低，淋巴细胞相对增多。

应急措施：①卧床休息，多喝开水。②如热毒较轻，无发热等全身症状，精神如常者，不必服药，局部可用热敷，帮助消肿。③对症治疗，高热头痛者可给予复方阿司匹林 1 片。④热毒严重或并发脑膜炎、睾丸炎等，可短期应用泼尼松，一般每天 20～40 毫克，分 4 次口服。

中医治疗：清热解毒。

中药：金银花 15 克，连翘 15 克，牛蒡子 10 克，板蓝根 10 克，薄荷 6 克，桔梗 10 克，僵蚕 10 克，蒲公英 10 克。随症加减。每日水煎服 1 剂，每剂煎 2 次。此为成人量，儿童酌减。

中成药：①如意金黄散或紫金锭研细末，用水或蜂蜜调如糊状，外敷患处。②板蓝根冲剂，每次 1 包，每日 3 次，开水冲服。或银翘解毒片，每次 4 片，每日服 3 次。

针灸：翳风、颊车、合谷、曲池，用泻法。睾丸肿痛者加三阴交、太冲、血海，用泻法。

单验方：①青黛适量，用醋调敷患处，或用鸡蛋清调敷。每日 3～4 次；②用大黄、黄连、黄柏各等分研末，用猪胆汁水调敷患处。③用墨汁涂敷患处，每日涂 3 次，功能消肿。④鲜马齿苋或鲜野菊花叶一把，捣烂，用醋调敷患处。⑤蒲公英、绿豆、金银花各100克，水煎服，日服3次。

3. 坐骨神经痛的中医药治疗

坐骨神经痛为多种原因引起的临床上较常见的一种顽固性疾病，多发于一侧，往往迁延不愈，甚感痛苦，其发病率高，容易反复发作，在人体各种神经痛中占首位。临床以腰臀部沿大腿后侧及小腿外侧呈线状拘挛疼痛，甚者如锥刺刀割，遇寒加剧，入夜尤甚，行走受限等为特点。本病属中医学的“腰腿痛”“痹证”范畴。

发病原因：本病的发生，多由寒湿之邪客于经络，气血阻滞不畅，或因挫伤，血凝气滞，致使经络痹阻，气血不通；或因肝肾不足，气血亏损，筋脉失养；或因腰椎间盘突出压迫神经所致。

诊断依据：临床上，出现以下症状或体征，即可诊断为坐骨神经痛：沿坐骨神分布区疼痛，一般为持续性或发作性烧灼痛，夜间疼痛加剧；沿坐骨神经走向有多处压痛，部分患者有肌肉萎缩；小腿外侧麻木，腰部活动有不同程度受限，甚者步态失常，直腿抬高试验阳性，足跟反射减弱或消失；小腿外侧和足背外侧皮肤感觉异常。

应急措施：对坐骨神经痛，一般的应急治疗措施为卧床休息，服用止痛镇静药、激素类及维生素B族类药物，同时采用理疗、局部封闭等法。

中医治疗：根据本病的临床特点，中医治疗多采用活血通络，祛寒止痛之法。

中药：当归15克，川芎15克，肉桂6克，白芍20克，威灵仙15克，川怀牛膝各10克，独活10克，续断15克，桑寄生15克，炙甘草10克。用法：每日煎服1剂，每剂煎2次，重者每日煎2剂。加减法：风胜者加海风藤15克、防风、秦艽各10克；寒盛者加制川乌3克，细辛2克，湿盛者加薏苡仁20克；痛剧屈伸不利者加木瓜10克，炙蜈蚣2条；骨质增生所致者加服骨质增生丸；外伤引起者加桃仁、红花、乳香、没药各10克；久病气虚者加党参、黄芪各15克；麻木加天麻15克；肝肾不足加枸杞子、山萸肉各10克，生熟地黄各20克。

中成药：大活络丹，每次1丸，日服3次；或用木瓜丸，每次6克，日服3次。

针灸：取穴腰俞、环跳、风市、委中、承扶、承山、阳陵泉、昆仑，留针

20 分钟。

4. 老年性前列腺肥大的中医辨治

前列腺肥大，又称前列腺增生，多发生于 50 ~ 70 岁之间的老年人，临床主要以尿频、小便量多、小便不畅，甚则小便不通为特点。本病属中医学“癃闭”范畴。其病因多由年老肾阳不足，中气虚弱，湿热壅结，浊瘀阻塞等所致。现代医学认为，本病的发病机理与老年人睾丸功能衰退及性激素代谢紊乱有关。谢老根据本病的发病因素及临床特点，中医通常按湿热、气虚、血瘀、肾亏等进行辨治。

（1）湿热

湿热蕴结不解，下注膀胱，或肾热移于膀胱，膀胱积热，导致气化不利，而为癃闭。如《巢氏病源》说：“小便不通，膀胱与肾俱有热故也。”其症开始有尿频、尿急、尿痛、尿黄，尿道灼热，旋即小便不通，小腹胀满特甚，或出现血尿，低热，舌红苔黄腻，脉多兼数。治以清热利湿，通利小便。药用木通 6 克，生地黄、车前子各 20 克，萹蓄、石韦各 15 克，瞿麦、黄柏、昆布、甘草各 10 克，水煎服。若兼血尿者，加小蓟、白茅根各 15 克；舌红、口干加麦冬、知母各 10 克；有结石者，加金钱草、海金沙各 30 克；恶寒发热加柴胡 8 克，黄芩 10 克。

（2）气虚

《灵枢・口问》云：“中气不足，溲便为之变。”李东垣也指出：“脾病能使九窍不通。”人之水液排泄赖肺气之肃降，脾气之止升。若老年脾气虚弱，清气不能上升，浊阴难以下降，水路因而闭塞，发为癃闭。症见小腹坠胀，时欲小便，欲解不得，滴沥不畅，膀胱膨满，肛门坠胀，似欲大便，舌淡苔白，脉细弱。治宜益气通闭。药用党参、黄芪各 15 克，白术、猪苓、茯苓、葛根、当归、乌药、山慈姑、桂枝、昆布各 10 克，升麻 6 克，车前子 30 克，水煎服。另用成药补中益气丸服之。

（3）血瘀

中医认为，“久病必瘀”。癃闭日久，肾气受损，气血阴阳失调，瘀血败精，结而成块，阻塞尿路，而成癃闭。即张景岳所说：“或以败精，或以槁血，阻塞水道而不通也。”症见小便滴沥不畅，或尿细如线，甚则阻塞不通，少腹胀痛难忍，舌质稍紫或有瘀点，脉细涩。治当行瘀散结，通利水道。药用当归、川牛膝、炮山甲、山慈姑、桃仁、滑石（包煎）各10克，桂枝、生大黄、甘草各6克，琥珀粉3克，车前子30克（包煎），水煎服。另用成药大黄䗪虫丸服之。若尿路结石加金钱草、海金沙（包煎）各30克。

（4）肾亏

高年久病，肾阳亏虚，命火衰微，气不化水，所谓“无阳则阴无以生”，致膀胱气化无权，而溺不得出。症见小便不通或点滴不爽，排出无力，腰酸腿软，精神不振，畏寒肢冷，舌淡苔白，脉多沉细。治宜温补肾阳，化气利尿，药用制附片（先煎）、山萸肉、淫羊藿、茯苓、川牛膝各10克，肉桂6克，山药15克，车前子30克（包煎），水煎服。另服金匮肾气丸。若下焦积热，津液耗损，导致肾阴不足，所谓“无阴则阳无以化”，宜用滋阴利尿法。药用生地黄20克，山萸肉、山药、怀牛膝、猪苓、泽泻、茯苓、牡丹皮、知母、黄柏各10克，车前子30克（包煎），琥珀粉3克，水煎服。另服中成药知柏地黄丸。

本病除上述辨证治疗外，可配合针灸治疗，取中极、三阴交、阴陵泉等穴，反复捻转提插，强刺激。体虚者可灸气海、关元、足三里等穴。若针药未效者，小便潴留不通，急迫难忍者可用导尿法，以缓解暂时之急，必要时可考虑手术治疗。

5. 睾丸疼痛的中医药治疗

睾丸疼痛是临床常见的一种病证，以睾丸、阴囊肿胀疼痛为主要表现。本病属中医学“阴疼”“疝痛”范畴，多由邪气乘肾，厥阴肝木失调，或湿热蕴结下焦，以及外伤等因素构成。谢老根据睾丸痛的发病机理及其症状特点，在临床上分6个证型进行治疗。

（1）湿热下注

症见睾丸红肿痛痒，外观晶亮透明，触之如水囊，伴小腹下坠，口苦，溲赤，舌苔黄腻，脉濡数等。病机：肝脉络阴器，肝经湿热郁闭气机，水停三焦，下注阴囊。治宜清利湿热，消肿止痛。药用龙胆草、山栀、泽泻、木通、当归、黄芩、金银花、橘红、延胡索各10克，柴胡、甘草各6克，车前子20克（包煎），水煎服。若已成痈溃烂，必须配合外治处理。

（2）肝气郁结

症见睾丸胀痛，少腹不舒，常因愤怒、号哭而引发，苔薄，脉弦。病机：

情志不畅，肝失疏泄，气机逆乱，流窜于下，而致睾丸胀痛。治宜疏肝理气，通络止痛。药用柴胡 8 克，白芍、乌药、木香、茴香、青皮、槟榔、川楝子、丝瓜络、川芎各 10 克，水煎服。

（3）寒凝肝木

症见睾丸冷痛，阴囊收缩，遇寒痛甚，得热痛减，舌淡苔白，脉沉弦或迟。病机：肝脉循少腹，下络阴器，寒邪入侵厥阴之脉，使肝络失和，气滞不行，络脉痹阻，而致睾丸疼痛。治宜温经散寒，暖肝止痛。药用乌药、小茴香、当归、厚朴、青皮、川楝子、橘核、高良姜各 10 克，肉桂 5 克，沉香 3 克，水煎服。如寒邪较甚加吴茱萸 3 克。

（4）肾阴不足

症见睾丸疼痛，少腹拘急，腰膝酸软，形寒肢冷，阳痿滑精，舌淡胖，脉沉弱等。病机：素体肾阳不足，不能温养下焦，阴寒内盛而致睾丸疼痛，痛引少腹。治宜温补肾阳。药用制附片（先煎）、山萸肉、杜仲、菟丝子、白芍、淫羊藿、当归、枸杞子各 10 克，肉桂 6 克，大熟地黄 20 克，水煎服。

（5）气虚下陷

症见睾丸坠痛，反复发作，遇劳即发，或少腹胀痛有下坠感，舌淡边有齿印，脉弱无力。病机：素体虚弱，阳气不足，复因操劳过度，劳则气耗，气虚下陷，少腹下坠，睾丸疼痛。治宜益气止痛。药用党参、黄芪、升麻、柴胡、枳实、白术、陈皮各 10 克，水煎服。若虚中挟滞者，加橘核、茴香、川楝子各 10 克。

（6）外伤瘀结

症见睾丸疼痛拒按，呼吸、咳嗽则疼痛加剧，舌色有紫气，脉细涩。病机：此缘外因所伤，致使肝络受损，气血瘀阻下焦，郁滞于睾丸为患。治宜活血化瘀，通络止痛。药用当归、川芎、桃仁、红花、乳香、没药、乌药、延胡索、赤芍、牛膝各 10 克，甘草 6 克，水煎服。

6. 中医治疗子宫内膜异位症

子宫内膜异位症，是妇科常见病、多发病。临床表现以痛经、肛门坠胀、月经量多、经期延长、癥瘕、不孕症等最为常见。现代医学认为本病的成因是由于异位内膜在女性激素的周期作用下增生 – 分泌 – 脱落出血所致，异位内膜出血而血无出路，积聚在某一部位，刺激局部组织，形成子宫内膜异位症。异位膜所出之血，即中医所谓的“离经之血”，其积聚成瘀，成为致病因素，因而中医认为“瘀”是产生子宫内膜异位症的关键，故活血化瘀是治疗的基本法则。

子宫内膜异位症属中医学“痛经”“癥瘕”的范畴。《金匮要略·妇人杂病》早有“经水不利，少腹满痛”的记载。《医学入门》也云：“血滞瘀积于中，与日生新血相结搏则为疼痛。”清·王清任著《医林改错》，言少腹逐瘀汤云：“此方治少腹积块疼痛，或有积块不疼痛，或疼痛而无积块或少腹胀满。”其所论述与今子宫内膜异位症症状颇相近似。中医认为，其病因病机多由情志抑郁，肝失条达，气机不利，冲任失调致胞宫瘀阻；或因经期、人流、产后调摄失宜，盆腔手术损伤等因素，导致血不归经，离经之血阻滞胞脉；或因肝郁脾虚，或脾肾素亏，清浊升降失司，痰浊水湿占据血室，痰瘀互结于冲任胞脉。气滞、血瘀、痰积3种病理产物为患，首先导致血行受阻，不通则痛；瘀血停阻于经脉，新血不守则月经不调；病程日久，癥瘕渐成；冲任不畅，不能摄精成孕。其中，瘀血是其核心病机。病变之初，多实证，兼热象；病程较长，多虚证，兼寒象。基于气滞血瘀，瘀久夹痰，痰瘀互凝，聚而成癥。

（1）辨证治疗

中医对子宫内膜异位症的治疗以活血化瘀为基本原则，常辨证分型如下：

①气滞血瘀　中医认为气为血帅，血为气母，气行则血行，气滞则血瘀，气血阻滞致使冲、任、督、带气血不能通畅，不通则痛。本证常见脘腹痞胀且痛，痛连胁、肋、乳房，以下腹痛为主，痛甚于胀，常伴有面色黧黑或舌有瘀斑，脉弦或涩。治以理气活血止痛，用血府逐瘀汤、四逆散、桃红四物汤加减。药用柴胡、枳壳、白芍、甘草、当归、川芎、赤芍、桃仁、红花、桔梗、牛膝。腹痛剧烈，加用失笑散，瘀血成块加三棱、莪术，瘀热便秘加大黄、芒硝；瘀久入络加全蝎、地鳖虫。血府逐瘀汤是治疗气滞血瘀的主方，方中四逆散疏肝理气，行气止痛；桃红四物汤活血化瘀，有行瘀之功；再加桔梗，载药上行，牛膝活血破瘀，共起理气活血止痛作用。

②寒凝瘀阻　阴寒之邪客于胞宫、胞脉，搏结于内与血结，阻滞脉络，冲任之气不利，不通则痛。患者症见少腹冷痛，遇热则减，治以温经散寒、活血祛瘀止痛，常用少腹逐瘀汤加减。方用当归、川芎、干姜、肉桂温经散寒，失笑散、延胡索祛瘀止痛，小茴香温经理气，没药定痛。腹痛剧烈可适加白芍，

形寒肢冷加附子，伴恶心呕吐加吴茱萸。若症见冲任虚寒，瘀血阻滞，可以金匮温经汤养血活血止痛。

③气虚瘀阻　素体虚弱，气血不足，气虚则血行无力，血行不畅，瘀血停滞使新血不生，气血更弱。此类患者多病程长，腹痛多喜按，常伴有头晕目眩，神疲乏力，少腹坠胀，舌质淡胖，边有齿印，或青紫胖大，六脉细软无力。治疗当益气行气，活血化瘀，攻补兼施。常选用黄芪建中汤、当归建中汤、附子理中汤之类加入活血化瘀之品，也可用补中益气汤加活血祛瘀之品。

④热郁瘀阻　瘀血积久，郁而化热，邪热阻塞脉道，热与瘀互为因果，故此类患者多腹痛剧烈而伴有经期发热、口渴、便秘、烦躁。临床可选用小柴胡汤合桂枝汤和解泄热、祛瘀消积。若腹痛而兼肠胃实热便秘为主者，可用桃仁承气汤破血祛瘀、软坚消积。

（2）分期论治

①经前及经期治疗　以行气活血、化瘀止痛为主。现代医学认识到，本病由于子宫内膜异位于子宫腔外而引起，亦即中医之“离经之血”，其瘀血阻于病变部位，无法自行排出，故中医治疗必须采用促进瘀血从内吸收消散的方法，以达到标本兼治的目的。此期治疗从经前5～7天开始。基本方为：香附10克，枳壳10克，延胡索12克，当归12克，赤芍10克，川芎6克，牛膝10克，蒲黄10克（包煎），五灵脂10克（包煎），血竭6克，制没药6克，三七粉3克（吞服），姜黄10克。此方以古方血竭散为主方，加减而成。兼血崩有块者，加花蕊石20克，煅牡蛎30克（先煎），三七粉可加至6克；兼气虚经漏者，加黄芪20克，升麻10克。腹痛重者，加肉桂6克，乌药10克，九香虫10克。

②非经期治疗　月经干净后，继以活血祛瘀散结，配以行气利湿化痰治疗，旨在促进内膜异位症的病理产物进一步消散吸收。基本方为：桂枝10克，茯苓15克，桃仁10克，赤芍10克，牡丹皮10克，木香10克，莪术10克，水蛭粉6克（冲服），地鳖虫10克，鳖甲、炮穿山甲各12克（先煎），海藻15克，牛膝10克，胆南星10克，芥子10克，甘草6克。合并卵巢囊肿者，加威灵仙10克，皂角刺20克，黄药子10克，鸡内金10克。

（3）注意事项

①本病由气、血、痰3种病理产物合而为病，虽临床表现多端，但治疗重点必须集中在消癥散结上，此为治本之策。治疗以1个月为1个疗程，常须治

疗两个疗程以上，方可见到病灶缩小。而针对痛经等标症的治疗，在短时间内就有明显疗效。有生育要求的患者，一旦出现怀孕征兆，必须立即停药。

②本病痛经往往与经期延长、月经量多同时出现，其病机皆为瘀血，故治疗的关键是行经时使气畅血行，不可因月经量多而擅用滋阴养血之品，以碍血行。更不能用寒凉收涩止血之品，以免留瘀致经血淋漓不尽、癥瘕留步不愈。

③水蛭对子宫内膜异位症有一定的疗效。单用水蛭治疗此病亦有较好疗效。水蛭最擅攻逐瘀血，既能促使癥瘕内瘀血溶解吸收，又能通调水道消除痰结。但由于水蛭粉对胃肠道有不良刺激，宜装入胶囊服用为妥。用量控制在10克以内为宜。

附病例

王某，女，36岁，职工。2003年5月24日初诊。主诉：痛经进行性加重5年，经期延长半年。5年来痛经呈进行性加重，近半年经期下腹疼痛及肛门坠胀难忍，甚则伴大汗、恶心呕吐，常需口服止痛片；经量中，有血块，块下痛减；经期由原来的5天延长至10天以上。经净后仍有腰骶酸胀，白带量多，色白质稠。舌淡红，苔白腻，脉弦细。妇科查体：子宫后位，略大，后壁可扪及数个大小不等的痛性结节。B超：子宫7.6厘米×4.5厘米×5.8厘米，肌壁间回声粗糙。西医诊断：子宫内膜异位症。中医辨证属痰瘀互结。经前以基本方加肉桂6克，乌药10克，花蕊石20克，三七粉6克（冲服）。经后以非经期基本方活血祛瘀、化痰散结。共治疗7个月，症状消失。妇科查体及B超未见异常，达到临床治愈。

7. 参膏发煎治愈妇女阴吹两例

阴吹，为妇女病中罕见的疾患，其主要症状是妇女阴道中出气有声，簌簌作响，如矢气状。本病临床治例甚少，谢老曾遇两例，仿用《金匮要略》参膏发煎之意加味治疗，获效甚显。兹介绍如下，以供参考。

病例1：李某，女，24岁，社员。初诊：1978年8月8日。自诉：近十天来，阴道中时而簌簌有声，声如后阴之转矢气状，坐立、行走皆有声，或连续不断，自觉苦闷，不易告人，伴有头昏，肢倦，胃脘发胀，小腹有下坠感。诊脉细迟，舌苔白。脉证合参，证属胃实肠虚，气不后行，逼走前阴。治以补气润便，以止阴吹。用参膏发煎，分两天四餐服之。两天后复诊。主诉：服药后，便泻两次，阴道响声减少，响声亦轻微。5天后来告，阴道之声已消除。1

年后随访，阴吹未发。

病例2：李某，女，34岁，社员。初诊：1976年8月10日。自诉：3个月来，阴道有响声如矢气状，阵阵不断，自觉羞愧难言。现声音渐大，全身乏力，故前来就诊。面黄，苔白，脉象沉细。治用参膏发煎服之，服药1/3，阴道响声即消除。后因生养，复发1次，较轻。嘱其再服参膏发煎而告愈，现随访未发。

按：阴吹，又称“正喧”。见于《金匮·妇人杂病脉证并治》中，“胃气下泄，阴吹而正喧，此谷气之实也，参发煎导之。”指出阴吹，即前阴出声如矢气状，连声不断，谓之“正喧”。本病为临床罕见之症，其治疗资料记载亦少见。

根据《金匮要略》论述，中医有关“阴吹”的发病原因多因气虚陷下，大便无力运行所引起；或因血虚肠中津液缺乏，大便秘结所致；或因水饮停积中焦，以致阳明浊气逼走前阴，气不后行，而成“阴吹”之症。

本病根据中医学辨证施治的原则和两例患者的症状分析，辨此案属虚，乃肠中津液不足，气不后行，逼走前阴，故投以参膏发煎，益气润便，收到满意的效果。方中参、枣益气补虚，油膏润之，使肠中津液充足流行，使浊气仍归旧路走。

【附】参膏发煎方组成：太子参15克，头发60克，猪板油150克，大枣30克。

制法：先把青年男（或女）头发用碱水洗净，将猪板油放入锅内煎熬去渣，人参、枣、头发与猪油入锅内，文火熬至头发溶化，再捞出药渣和枣核，盛放碗内，成膏服用。

用法：用油膏做饼吃，或放存于其他食物内溶化服之，分两天4次服完。

8. 中医治疗儿童多动症

儿童多动症，又称轻微脑功能障碍，是学龄儿童时期的常见病、多发病，男性多于女性。临床以行为异常，性格暴躁，多动妄为，学习困难，注意力分散，难以静坐等主要表现。

本病发生的原因，中医认为主要由于肝气偏旺，阴阳失调，心肾不足，神志失充所致。中医治疗应以平肝抑木，镇心安神，壮脑益肾，调和阴阳为法。

中药：珍珠母10克（先煎），牡蛎10克（先煎），磁石10克（先煎），生龙齿6克（先煎），郁金6克，远志8克，白芍8克，石菖蒲8克，茯神8克，生地黄8克，酸枣仁8克，枸杞子8克。水煎服，每日1剂，每剂分2次煎服。若见脾气虚弱者加白术、茯苓各8克；脘腹痞胀加厚朴、陈皮各6克；手足心热者加青蒿、知母各6克。本方对体弱或7岁以下儿童剂量应酌减。

中成药：安神补脑液，每日2支，每次服1支。温开水和服。

注：服药期间，忌食辛辣刺激性食物，如烟、酒、辣、葱蒜等。本病除药物治疗外，还应配合心理治疗。家长、社会、学校应密切与医生配合，不能歧视患儿，更不可严厉训责。在治疗中，症状稍有好转，即应对患儿给予表扬鼓励，以利康复。

9. 流行性乙型脑炎的中医治疗十法

流行性乙型脑炎，是夏秋季节由病毒引起的一种中枢神经系统急性传染病，是危害儿童生命最严重的疾病之一。临床以高热、昏迷、惊厥等为主要特征。本病根据发病季节和证候特点，类似中医学温病学说中的“暑湿”“伏暑”“暑风”“暑厥”“暑痫”等一类病证。《温病条辨》说：“夏至以后，立秋以前，天气炎热，人患暑温”“长夏受暑，过夏而发者，名曰伏暑”。其发病时间与乙型脑炎的流行季节是相接近的。

乙脑的发病原因为暑热时邪所致。中医认为：人体正气内虚，夏令暑热病毒乘虚侵袭。夏季暑气当令，气候炎热，人若正气素亏，或因劳倦太过，耗伤津气，则暑热之邪便可乘虚侵入而发病。《内经》说：“气虚身热，得之伤暑。”李东垣说：“暑热者夏之令也。人或劳倦或饥饿，元气匮乏，不足以御天令亢热，于是受伤而为病。”说明本病的发生原因，内因是正气不足，外因为暑热之邪。

乙脑的发病特点：暑热疫疠，其性暴烈，发病急骤，伤人最快，传变迅速，病情严重，极易耗气伤津，以及化燥、化火、生风、生痰等特点。本病一经发病，即见气分热证，或卫气同病，甚至气营两燔。正如叶天士所说：“夏暑发自阳明。”由于暑性猛烈，发展迅速，又易逆传心包。病程中易出现高热、神昏、痉厥等暑热燔炽、闭窍动风的危重证候。

乙脑的治疗方法：根据本病发展过程，按照卫气营血的病机浅深及其各个阶段的具体证情进行施证施治。谢老根据临证治验结合文献参考，将乙脑的治法初步归纳为辛凉、清气、透营、凉血、豁痰、息风、回阳、养阴、益气、通络10种法则。

①辛凉透邪法　本法具有宣郁散邪、清解表热的作用。适用于乙脑初起邪在卫分的表证。乙脑初起，邪袭于表，卫气被郁。症见发热，头痛，项强，无汗或有汗不透，口微渴，尿黄，或见呕吐，咳嗽，舌边尖红，苔薄白，脉浮数等。治疗：按《伤暑全书》“温病首用辛凉”及叶天士“在卫汗之可也”的治则，用辛凉透邪的银翘散或桑菊饮加减，宣泄表邪，使卫分邪热外出。常用药物如金银花、连翘、荆芥、桔梗、薄荷、菊花、甘草、鲜芦根等。若口渴加西瓜翠衣、鲜丝瓜皮；咳嗽加杏仁；呕吐加藿香、竹茹。本方以解表为主，用以达到祛邪离体的目的，以防过汗伤阴之变。

②清气泄热法　本法具有清热存津、除烦止渴的作用。适用于乙脑邪热在里而未入营动血之气分证。卫分之邪不解，化热入里，里热炽盛。临床表现高热，头痛，呕吐，汗出，烦渴，面赤气粗，舌苔黄燥，脉数有力等。此为暑热伤气、燔灼阳明之候。治按《内经》“热者寒之”的原则，选用寒凉药物以清泄里热，用辛凉重剂之白虎汤，加入大青叶、鲜竹叶、连翘、荷叶、黄芩等品，直清气分之热。即叶天士所说的“到气才可清气”。如遇湿多而热不重者，则石膏、知母滋润大寒之品，又不宜应用。可选三仁汤之类，甘淡渗湿，清热宣化为宜。若胃肠热结，大便不通，腹满拒按，苔黄燥裂，或潮热谵语，脉沉实有力者，给予大承气汤加减，急下存阴。若出现气营两燔之证，可用白虎汤合清营汤加减，清热凉营解毒。

③清心透营法　本法具有清营泄热、滋养营阴的作用。适用于乙脑邪入营分。气分邪热炽盛，内传心营，以致心营耗损。症见身热夜甚，心烦不寐，口干不甚渴，时有谵语，或见斑疹隐隐，舌质红绛无苔，脉象细数。治疗：根据《内经》“热淫于内，治以咸寒，佐以苦甘”。方用清营汤加减，清心透营。冀营分邪热转出气分而解，即叶天士提出的“入营犹可透热转气”。常用药物如犀角、牡丹皮、生石膏、黄连、生地黄、连翘、石斛、玄参、大青叶等。若大便秘结，加大黄通便泄热；抽搐加地龙、全蝎；若见高热烦躁，头痛如劈，甚则衄血，表里解热等，宜用清热解毒的清瘟败毒饮，直折三焦之火。若热邪内陷心包，身热灼手，痰壅气粗，四肢厥逆，神昏谵语，或昏愦不语，舌质红绛，脉细数者，可用清宫汤送服安宫牛黄丸，以清心开窍。

④凉血解毒法　本法具有清火解毒、凉血散血的作用。适用于乙脑邪热深入血分，血热炽盛的危重证候。暑热伤人，其性最烈，热盛而化火，火极而为

毒。朱丹溪说："暑乃夏天炎热也，热盛之气着人也。"暑热火毒极盛，燔灼血分，血热炽盛，迫血妄行，扰乱心神，病势重险。其症见高热心烦，躁扰昏狂，或见吐血、衄血、尿血、便血，或妇女非时经血，或斑疹透露，舌质紫绛，脉细数。按叶天士"入血就恐耗血动血，直须凉血散血"的治法，用犀角地黄汤合清瘟败毒饮加减或神犀丹等，凉血解毒。常用药物如犀角、生地黄、牡丹皮、赤芍、金银花、连翘、板蓝根、玄参、紫草等。若热盛神昏者，可配合安宫牛黄丸、紫雪丹等，以清热开窍。如见动风抽搐，可加羚羊角、钩藤以凉肝息风。

⑤豁痰开窍法　本法具有豁除痰热、芳香透络、开闭通窍的作用。适用于乙脑痰热蒙蔽心包，神志昏迷的证候。邪热不退，痰涎壅塞，蒙蔽心窍，心主失其清灵之常，三焦受阻。临床出现神志昏迷，时有谵语，烦躁不安，舌红苔黄腻等。戴之礼说："暑证摔倒，不省人事，有因火者，有因痰者。"治以清解心包热毒，开泄痰浊闭阻。急用安宫牛黄丸或至宝丹，温水化开鼻饲。若痰涎壅盛者，用猴枣散清化痰热，以免痰壅气道，产生气逆而厥之变。煎剂可选用菖蒲郁金汤加减，常用药物如石菖蒲、郁金、姜竹沥、胆南星、天竺黄、川贝母、莲子心、连翘心等。吴鞠通谓："此芳香化秽浊而利诸窍，咸寒保肾水而安心体，苦寒通火腑而泻心用。"牛黄丸、至宝丹、紫雪丹之类，清热解毒，凉血镇痉，豁痰开窍，使闭固之邪热温毒深在厥阴之分者，一齐从内透出，神苏以后，继以清宫汤加减，以清心包之邪热。

⑥凉肝息风法　本法具有清热凉肝、息风定惊的作用。适用于乙脑肝风内动、惊厥抽搐的证候。暑为火热之邪，暑热亢盛，引动肝风而导致痉厥之变。其证灼热抽搐，角弓反张，牙关紧闭，神迷不清，甚则痉厥，脉象弦数或滑数。古人有："夏令受热，昏迷口噤，肢动，此为暑风。"吴鞠通又说："小儿暑温身热，猝然痉厥，名曰暑痫。"此与暑风名称不同，实际是同一病候。治疗上根据古人"热甚生风，热解则风自息"的原理，采用清热息风的羚角钩藤汤加减。常用药物如羚羊片、桑叶、菊花、双钩藤、石决明、鲜生地黄、茯神、川贝母、生白芍等，配合局方至宝方服之，如阳明气热亢盛者可加石膏、知母辛寒清气；腑实燥结者可加大黄、芒硝通腑泄热；心营热盛者可加犀角、玄参清营泄热；热重毒盛者可加板蓝根、大青叶清热解毒；抽搐频繁难以控制者可加全蝎、地龙，以助定痉之效。若见阴虚风动，手足蠕动者，可用大定风珠加减，育阴潜阳息风。临床视具体证情，灵活加减。

⑦回阳救脱法　本法具有回阳温里、益气固脱的作用。适用于乙脑热毒内陷的危重症。乙脑初期，由于暑邪热毒内陷心包，临床除昏迷抽动以外，出现手足逆冷，面色苍白，呼吸短促，汗出脉微等阳气衰微的险候。治疗：非用大温大补之品，不足以挽回阳气，恢复神明，急用参附汤或独参汤以挽回垂绝之危。方中以附子大辛大热，为回阳之要药；人参大补元气；若加入辛温之干姜，则回阳之力更大。如汗多加龙骨、牡蛎；如气阴欲脱者急予生脉散加减，益气敛阴救脱。

⑧养阴清热法　本法具有生津养液、滋阴清热的作用。适用于乙脑后期津液大伤。乙脑经过积极治疗，病势已退，逐渐恢复正常，但因热毒久积，致使津液大伤。临床常见低热，午后稍高，手足心热，面色潮红，口干咽燥，舌红少苔，两脉细数。治宜养阴清热保津。吴鞠通谓“热病未有不耗阴者”，主张“撤热以保津液”。张凤逵在《伤暑全书》中说：“温病首用辛凉，继用甘寒，终用甘酸敛津。”临床常以竹叶石膏汤、青蒿鳖甲汤、益胃汤等加减。药用生地黄、玄参、麦冬、石斛、芦根、知母、白芍、阿胶、青蒿、生石膏、玉竹、沙参、淡竹叶等。若痰热未净，烦躁不宁者，去生地黄、阿胶，加石菖蒲、胆南星、远志等。

⑨活血通络法　本法具有活血祛瘀、化痰通络的作用。适用于乙脑病后失语、痴呆等症。乙脑后期，由于病邪久留，脏腑、经络功能受伤，气血亏损，痰瘀阻滞经脉，脉络痹阻，清窍失灵。临床常出现一些轻重不同的后遗症。如精神呆滞不语，张口咀嚼艰难，吞咽不利，或肢体瘫痪，不能迈步，视力障碍，舌淡或紫，脉沉细或涩等。治宜活血祛瘀，化痰通络。方用桃红四物汤合涤痰加减。常用药物，如当归、川芎、赤芍、地黄、红花、橘红、茯苓、胆南星、枳实、甘草等。若气虚者加党参、黄芪；便秘加大黄；下肢痿软，手不能握或瘫痪者，选加忍冬藤、桑寄生、桂枝、络石藤、秦艽、鸡血藤、路路通等，活血通络；四肢强直拘挛者，选加白芍、钩藤、牛膝、丝瓜络之类，以养阴通络；痴呆失语者，选加远志、石菖蒲、天竺黄、郁金、竹沥等品，通络开窍。在后遗症期，可配合针灸、推拿等法综合治疗。

⑩益气固本法　本法具有健脾益胃、调补肝肾的作用。适用于乙脑瘥后邪热已退，体力衰弱的证候。乙脑患者，经过清泄、透营、凉血、豁痰、息风等法治疗后，暑邪病毒逐渐消除，但脏腑气血等功能衰弱。病者常表现神情疲困，倦怠无力，食思不振，面色㿠白，懒于言语，甚则虚热自汗，舌质不华，

脉象软弱等现象。由于病后多虚，治以益气健脾，调补肝肾治本为主。盖肝为藏血之脏，脾为后天之本，肾为先天之本，肝脾肾功能健盛，则体弱易复。临床常用四君子汤、香砂六君子汤，益气健脾养胃；用补肝汤、肾气丸之类，调补肝肾之虚，随证加减，以善其后。如余热不清，可在益气固本的基础上，适当选加石膏，知母、沙参、麦冬、石斛之类，以清余热。

以上介绍了流行性乙型脑炎的10种治疗法则，其治法是根据中医温病学的卫气营血传变规律进行辨证立法施治。由于暑邪热毒猛烈，起病急，传变快，易于化火、动风、生痰，多数患者初起卫分阶段极为短暂，迅速进入气分，或开始即见气分病或卫气同病。如病邪较轻，可从气分而解获愈；病重者则暑邪继续深入，进而内陷营血，也有的可"逆传心包"，迅速发展为神昏、惊厥、痰鸣等入营症状。当出现神昏惊厥时，除用豁痰开窍等方药外，必须及时配合现代医学进行抢救。

暑邪热毒，极易化燥伤阴。在治疗过程中，必须注意保其津液。古人言："存得一分津液，便有一分生机。"阴液的存亡对乙脑的预后有其重要意义。又暑多挟湿，在临床上又有热偏重和湿偏重之分。如湿重者加入化湿、渗湿之品；热重者加入清泄之品。因此，在治疗时，应辨别湿热偏重程度，以便辨证用药。

对于恢复期及后遗症阶段，则为虚实夹杂，虚多而实少。治疗当以养阴清热、活血通络等法为主。最后以益气健脾，调补肝肾，以善其后。

10. 乙型脑炎三大症的中医治疗

流行性乙型脑炎（简称乙脑），是由乙脑病毒引起的急性传染病。临床以高热、昏迷、抽风为其主要特征，通常称为乙脑三大症。根据乙脑发病季节及临床表现，该病属于中医学"暑温""暑风""暑痉"等病范畴。本病发病急骤，变化神速，往往不能循其"经"而立其"法"，难于掌握其病性的速变，通常药未服而病已变。如不及时适当处理，往往因高热、抽风或昏迷而导致死亡，治疗本病需中西医结合治疗。现将乙脑三大症的中医治疗简述如下。

（1）高热

高热是乙型脑炎病程中的一个主要症状，也是首先出现的症状，因乙脑属于温热病的范畴，所以高热为必有之症，初起热在卫表，症见发热、头痛、项强、口微渴或见呕吐、脉浮数等症。治用辛凉透邪的银翘散或桑菊饮加减，宣泄表邪，使卫分邪热外出。若表邪不解，化热入里，里热炽盛，临床出现高热，头痛，呕吐，汗出，烦渴，面赤气粗，苔黄，脉数等症。此为暑热伤气，燔灼阳明之候，治疗按《内经》“热者寒之”的原则，清泄里热。方用银翘散和白虎汤加减。药用金银花、连翘、生石膏、知母、大青叶、鲜竹叶、荷叶、黄芩等，直清气分之热。

加减：如湿重于热者，石膏、知母滋润大寒之品又不宜应用，可选用加减正气散或三仁汤之类化裁，药用藿香、香薷、佩兰、郁金、黄连、豆蔻仁、薏苡仁、滑石、通草、荷梗等甘淡渗湿，清热宣化；热甚便秘，加大黄、芒硝急下存阴；若见吐血、衄血、便血，或斑疹透露，用犀角地黄汤合清瘟败毒散加减，药用水牛角、生地黄、牡丹皮、赤芍、金银花、连翘、板蓝根、玄参、紫草或神犀丹等，凉血解毒；若热甚神昏者，可配合安宫牛黄丸、紫雪丹等，清热开窍。

（2）昏迷

昏迷是乙型脑炎的一种濒危症状，往往先出现高热，继而昏迷；也有先出现高热、抽风，旋即陷入昏迷者。昏迷的病因病机不外乎热与痰。邪热不退，痰热壅塞，蒙蔽心窍，心主失其清灵之常，三焦受阻，临床出现神志昏迷，时有谵语，烦躁不安，舌红苔黄腻等。治以清解心包热毒，开泄痰浊闭阻。急用安宫牛黄丸或至宝丹，温水化开鼻饲。煎剂可用菖蒲郁金汤加减。药用石菖蒲、郁金、姜竹沥、制胆南星、天竺黄、川贝母、莲子心、连翘心，以豁痰开窍，使邪热温毒深在厥阴之分者从内透出。

加减：若痰涎壅盛者，用猴枣散清化痰热，以免痰壅气道产生气逆而厥之变。此时可用吸痰器，以保呼吸道通畅。如出现神昏谵妄，闭目舌强，呼吸短促，汗出肢冷，脉微细等内闭外脱之象，用参附龙牡汤加减（人参、附子、龙骨、牡蛎、甘草）以回阳固脱。

附：猴枣散（《全国中药成药处方集》）：猴枣 12 克，羚羊粉、青礞石、沉香、硼砂各 3 克，天竺黄 9 克，川贝母 6 克，麝香 1 克。共研细为末，每日服 0.5 克。治中风痰厥，喘促昏仆，语言謇涩，癫狂惊风，以及小儿急惊，壮热神昏，四肢抽搐等。

（3）抽风

抽风也是乙型脑炎常见的症状，病情较为重笃，古代称为痉病，后世称为惊风，也有暑痉、暑风等病名。该症由于高热不退，暑邪亢盛，热极生风，以致肝风内动而导致痉厥之变。其症壮热如焚，神志不清，手足抽搐，牙关紧闭，角弓反张，甚则痉厥，舌绛而干，脉弦数或滑数。古人有：“夏令受热，昏迷口噤，肢动，此为暑风。”治疗根据古人“热甚生风，热解则风自息”的原理，采用凉肝息风、清热止痉的羚角钩藤汤加减（羚羊片或羚羊角粉、桑叶、菊花、钩藤、石决明、鲜生地黄、茯神、川贝母、生白芍等），配合局方至宝丹服之。

加减：如阳明之热亢盛者，加石膏、知母辛寒清热；腑实燥结者，加大黄、芒硝通腑泄热；抽搐频繁难以控制者，加全蝎、地龙，以助定痉之效；若见阴虚风动，手足蠕动者，可用大定风珠加减，育阴潜阳息风。临床视具体证情，灵活加减。

以上所述高热、昏迷、抽风是乙型脑炎病情严重的反映，这三大症出现的程度轻重不同，临床上必须以突出者进行辨证施治；但是三大症有其相互联系，如果同时出现，或相继转变者，必须分清主次缓急，或双方兼顾，病情才能迎刃而解。此外，由于乙型脑炎病情危急，刻不容缓，必要时应配合吸痰、鼻饲、输液、输氧、温水擦浴等辅助治疗和护理，以及针灸治疗等，进一步提高疗效。

11. 浅谈六郁证治

《丹溪心法·六郁》云：“气血冲和，万病不生，一有怫郁，诸病生焉。故人身诸病，多生于郁。”说明情志波动，失其常度，导致气机郁滞而发病。如日久不愈，由气及血，或气郁化火，则变生多端。所以朱丹溪进一步提出气、血、痰、火、湿、食“六郁之说”。同时还指出六者之间，先有气滞，而后湿、痰、火、血、食等随之而郁，从而为病。谢老禀前贤之说，根据六郁的不同症状进行辨治。

（1）气郁

气为一身之主，精神乐观，心情舒畅，气血流通畅达，何病之有？若情志不遂，精神抑郁，致肝气疏泄不及，发为气郁之病。临床除表现心情郁闷，意志消沉外，常有胸胁苦满，胁肋胀痛，脘闷纳呆，嗳气泛恶，大便不畅，女子月经不调，舌苔薄腻，脉弦等。治当疏肝理气、解郁畅中之法。方用柴胡疏肝散加减，以顺其条达之性，开其郁遏之气，即《内经》所谓“木郁达之”。药用柴胡、白芍、香附、郁金、枳壳、佛手、川楝子、白术、生姜、大枣等。如肝气犯胃，噫嗳频作，可加旋覆花、代赭石、法半夏、苏梗和胃降逆；妇女月事不行，酌加桃仁、红花、当归活血行经；腹胀腹泻者加苍术、茯苓健脾除湿。

（2）血郁

气为血帅，血随气行，气病则血不得以独行。气病及血，致血行郁滞，或因跌扑损伤，伤及脉络，瘀阻不通，而成血郁之证。临床常见头痛或胸胁疼痛，痛有定处，遇情志不遂则重，或胁下有癥块，女子月事不行，大便色黑，舌质紫暗，脉弦涩等。治宜活血通络，理气解郁。方用血府逐瘀汤或血郁汤之类。药用柴胡、香附、郁金、川芎、牡丹皮、延胡索、乳香、没药、桃仁、红花、路路通等。若血行瘀滞而略显寒象者，可用通瘀煎，加强理气通络的作用。

（3）痰郁

肝郁乘脾，脾不健运，湿浊内生，凝聚成痰，痰气交阻于胸膈之上，而成痰郁之证。临床常见精神抑郁，胸部闷塞，胁肋胀痛，咽中似有核状物阻塞，不得吞吐，舌苔白腻，脉弦滑等症。治宜理气解郁，化痰散结。方用半夏厚朴汤或痰郁汤之类。药用半夏、苏梗、陈皮、绿萼梅、厚朴花、茯苓、代代花、前胡、生姜、大枣等。若兼痰热者，加贝母、黄芩清化痰热；咽喉红痛加射干、青黛清热利咽；胁胀加柴胡、川楝子疏肝理气。

（4）火郁

肝为将军之官，性喜升发。若情志不遂，急躁易怒，肝气郁结，郁久化火，所谓“气有余便是火”。火性炎上，循肝经上行，发为火郁之证。临床常见胸闷胁胀，嘈杂吞酸，或头晕胀痛，面红目赤，口苦耳鸣，大便干结，舌红苔黄，脉弦数等。治宜清肝泻火，和胃解郁。方用丹栀逍遥散合左金丸或火郁汤之类。药用牡丹皮、山栀、黄芩、白芍、川楝、柴胡、龙胆草、黄连、生地黄等。若头痛、目赤加菊花、钩藤、刺蒺藜清热平肝；便秘加大黄泄热通腑。

（5）湿郁

脾主运化，喜燥恶湿，输送水湿。若肝病及脾，脾不能运化水湿，湿郁于中，清阳不升，浊阴不降，发为湿郁之证。临床表现脘腹胀满，嗳气口腻，头重身困，不思饮食，大便溏薄，苔白微腻，脉濡缓。湿性黏滞，则肢节酸痛，遇阴寒则发，治当理脾解郁，除湿化浊，使湿无留着之处，病自愈矣。方用湿郁汤或二妙散合独寄生汤之类。药用苍白术、黄柏、羌独活、茯苓、川芎、秦艽、陈皮、薏苡仁、威灵仙、络石藤等。若湿郁化热，苔黄、尿赤加木通、泽泻、灯心草以利湿热。

（6）食郁

胃为水谷之海，主受纳，腐熟水谷，宜通而不宜滞。若饮食不节，宿食停滞，脾胃受损，纳运失常，致使胃气郁滞，结聚而不能发越，而成食郁之证。亦有因饱食动怒而发。临床常见胃脘胀满，纳呆胃痛，嗳腐吞酸，恶心呕吐，大便不爽，舌苔厚腻，脉滑等。治以消食导滞，和中解郁。方用保和丸加减，越鞠丸亦可采用。药用木香、焦楂曲、连翘、鸡内金、炒槟榔、青陈皮、半夏、茯苓、苍术、莱菔子、大黄等。

12. 五脏郁证辨治

郁证，是指因积滞蕴结而不得发越所致的病证，五脏六腑皆令人郁，诸病皆起于郁，前贤张景岳说："凡诸郁滞，如气、血、痰、食、风、湿、寒、热，或表或里，或脏或腑，一有滞逆，皆为之郁。"现将五脏郁证辨治如下。

（1）心郁

心为君主之官，藏神。人的精神意识和思维活动虽分属于五脏，但总统于心。心气充足，则气机流畅，思维敏捷，精力充沛。若所愿不遂，心神抑郁，忧愁悲哀，则损伤正气，血行受阻而发为心郁。临床表现：心情郁闷，胸膺疼痛，心悸气短，神疲乏力，舌淡苔白，脉虚细等。治法：舒心宽胸，理气解郁。常用舒心解郁汤之类。檀香 10 克，砂仁 3 克（后下），桔梗 10 克，瓜蒌皮 10 克，太子参 10 克。兼有瘀血证者，加丹参 15 克，川芎 10 克，以活血散瘀。

（2）肝郁

肝为刚脏，为将军之官，主疏泄，喜条达。精神乐观，心情舒畅，则疏泄功能正常，气血流通畅达。若精神抑郁，情志失调，致肝气郁结不伸，发为气郁之证。临床表现：胸胁苦满，或胁肋胀痛，脘闷纳呆，嗳气泛恶，苔白，脉弦等。治法：疏肝解郁。常以逍遥散或柴胡疏肝散之类。药用柴胡 8 克，青陈皮各 10 克，木香 8 克，白芍 10 克，川楝子 10 克，郁金 10 克，茯苓 10 克，炒白术10克，炙甘草6克。如气郁化火，加牡丹皮、栀子各10克，以清泻肝火。

（3）脾郁

脾主运，为仓廪之官，其气主升。脾气健运，则升降有常。如忧郁思虑，精神紧张，或长期伏案作业，以致脾气郁结，或肝气郁结，横逆乘脾，而成脾郁之证。临床表现：脘腹痞满，不思饮食，或脘腹胀痛，舌苔白贰，脉象弦缓。治法：醒脾开郁，常以六郁汤之类。苍术、枳壳、半夏各10克，神曲、麦芽各15克，白蔻仁4克。如偏湿郁者，加藿香、佩兰各10克，以化湿浊；偏痰郁者，加陈皮、芥子各10克，理气化瘀。

（4）肺郁

肺主气，为相傅之官，主宣发肃降，开窍于鼻。气道通畅，呼吸均匀。肺气宜通不宜郁，宜降不宜升。若外邪犯肺，则宣肃失职，肺气郁闭，气机失常，发为肺郁之证。临床常表现：咳嗽气顺，呼吸不利，胸痛鼻塞，或恶寒发热，舌苔薄白，脉浮等。治法：疏风散寒，宣肺解郁。常以杏苏散之类。杏仁10克，苏叶10克，前胡10克，半夏10克，炒枳壳10克，橘皮10克，甘草6克。若属肺热郁者，用清气化痰汤加减，药用杏仁、半夏、陈皮、黄芩、枳壳、制胆南星各10克。

（5）肾郁

肾藏精，主骨，为作强之官，肾精充足，不但精神抖擞，敏捷多智，而且筋骨强劲，动作有力，生殖发育健旺；若肾虚精亏髓少，或寒湿、湿热、瘀血阻肾，致肾气郁滞，经气运行不畅，而成肾郁之证。临床表现：腰背酸楚，骨软无力，头昏健忘，水肿腹胀，飧泄，或少腹拘急，小便异常，舌淡苔白，脉细等。治法：温肾解郁。常用金匮肾气汤之类。制附片10克（先煎），桂枝10克，熟地黄20克，山药15克，山萸肉10克，淫羊藿10克，杜仲10克，牡丹皮10克，茯苓10克，泽泻10克。若属湿热郁肾者，用八正散加减。清热利湿，化气解郁。兼血瘀者，加丹参15克，川芎10克，牛膝10克，桃仁10克，活血化瘀。

13. 浅谈中医治血法

血液溢出经脉之外，称为出血。出血的部位不一，有从上部溢出的，如鼻衄、齿衄、吐血等；有从下部溢出的，如尿血、便血、崩漏，以及溢于肌肤之间的肌衄等；有淤结于体内的，如积瘀、血证等。出血的原因甚多，不外邪热所迫，饮食所伤，情志所扰，或劳倦内伤等。因心主血，肝藏血，脾统血，肺主气，故出血之病，多责之于心、肝、脾、肺。其实者多由于火，火盛迫血而妄行；虚者多由于气虚，气虚则血失统摄，都能使血循经，导致出血。治疗出血，根据其出血的原因、病位、病性的不同进行辨治。谢老将出血证初步归纳为 8 种治法，简述如下。

①清热止血法　用于气火上逆之出血证。血行脉中而喜宁谧，其性属阴而本静。如火热炽盛，充斥三焦，血为热迫，溢于脉外，随火上逆，而病呕血、咯血、衄血等实热证候。症见血色鲜红，面赤口渴，大便干燥，舌红苔黄，脉数有力。治以清热泻火止血。用黄连解毒汤、十灰散之类。黄连、黄芩、黄柏、栀子、牡丹皮、白茅根、侧柏叶。若火热较甚，加生大黄通便泄热，导火下行，所谓“釜底抽薪”之法。如肝火犯胃的吐血加龙胆草、生地黄、木通以泻肝火。在用清热止血药的同时，可适当加些降气药，如杏仁、前胡、降香、沉香、苏子、厚朴之类 ，以减轻气逆之势。

②凉血止血法　用于血热妄行的出血证。血热的形成，多由温热病邪，内犯营血，亦可由饮食、情志等原因引起热甚动血，出现吐衄、便血、尿血、斑疹等。其血色鲜红，身热烦躁，溲赤便秘，咽干，舌绛，脉数等。治疗：以凉血之法以治本，止血以治标。选用犀角地黄汤、清营汤、四生丸（汤）之类。犀角、生地黄、牡丹皮、玄参、大青叶、紫草、茜草、白茅根、黄连、连翘、生侧柏叶、生荷叶。若血气俱热，可合白虎汤。

③益气止血法　用于气虚而引起的出血证。脾为后天之本，气血生化之源，主统血。若脾气虚弱，中气不足，统摄无权，血不循经归脾，以致吐血、尿血、便血、崩漏、肌肤发斑等。其血色暗淡，质地稀薄，面色㿠白，身倦懒言，食少便溏，舌淡苔白，脉虚软无力，或见头晕、心悸、自汗、气短、肢冷等。治当益气扶脾，稍佐养血止血，使血得统摄，归经而止。选用补中益气汤、归脾汤之类。党参、黄芪、白术、炙甘草、当归、阿胶、熟地黄、茯神、山药、酸枣仁、大枣，或用人参养荣汤。若便血加灶心土、赤石脂；尿血加鹿角霜；如出血量多，气虚欲脱者，用高丽参 30 克煎服；如神昏肢冷，脉微欲绝，用六味回阳饮（人参、附子、炮姜、甘草、熟地黄、当归炭）。

④养阴止血法　用于阴虚火旺、迫血妄行的出血证。肺阴亏虚，或肝肾阴血不足，虚火内动，灼伤血络，以致吐血、咯血、咯血、齿衄、尿血等。其血

色鲜红，或淡红，手足烦热，口燥咽干，午后或潮热盗汗，舌红少苔，脉细数等。治当养阴为主，佐以清热止血，使阴液充足，肝肺肾阴得养，虚火自降，出血乃止。用百合固金汤、大补阴丸之类加减。生熟地黄、百合、麦冬、玄参、当归、黄柏、知母、龟板、阿胶、白芍、侧柏叶。若咯血较甚，酌加白茅根、仙鹤草、旱莲草；衄血加牛膝炭；吐血加乌贼骨、鲜石斛、藕汁；尿血加小蓟；便血加槐花、地榆。

⑤温阳止血法　用于脾阳不固的出血证。久病脾肾阳虚，不能温通血脉，血失统摄，以致气凝血滞，发生出血，血从上溢为吐衄，血从下出为便血、崩漏等；其血色暗淡，四肢不温，面色萎黄，纳减便溏，腰膝酸软，舌淡白，脉沉迟无力等。治当温阳祛寒而摄血。给予黄土汤加减，药用白术、甘草、阿胶、黄芩、地黄、附子、灶心土、仙鹤草、地榆炭、炮姜。如吐血过多，呼吸短促，自汗肢冷，脉微细者，配人参，加重附子量，以回阳固脱。虚寒重者去黄芩。

⑥补血止血法　用于血虚不足而致的出血证。血证日久不愈，或反复发作，以致血液不足，引起出血。如妊娠出血，崩漏不止，或产后子宫出血，以及齿衄、皮下出血等。症见面色萎黄，头晕目花，心跳失眠，皮肤甲错，舌淡苔白，脉细涩无力。治当补养营血。选用四物汤加味。药用当归、白芍、熟地黄、川芎、阿胶、何首乌、桑椹子。血为气母，血虚容易引起气虚，前人谓：“有形之血不能自生，生于无形之气。”故补血剂中常配党参、黄芪之类，以益气生血。如血虚有寒加炮姜、血余炭；血虚有热去当归、川芎，加黄芩炭、牡丹皮，熟地黄易生地黄。

⑦祛瘀止血法　用于瘀血内阻的出血证。血贵流通而恶瘀滞，瘀则阻滞经络，使血不归经，渗于脉外，以致血出不止，甚则瘀结成块，形成血证，如吐血、咯血、月经淋漓不断、产后恶露不止、崩漏反复发作等。常见血色紫黑，胸胁少腹刺痛，或触诊有结块，舌质暗红，或有瘀点，脉涩等。治宜活血祛瘀，瘀血得祛，新血得以循经而自止。方用逐瘀汤、桃红四物汤、蒲黄散之类加减。药用桃仁、红花、蒲黄、五灵脂、丹参、当归、赤芍、制乳没、香附、延胡索。祛瘀药易损气血，不能长期使用，瘀祛后必须补虚。

⑧收涩止血法　用于出血证急于敛固者。凡因气火上逆，或血热妄行，阴虚热迫，气虚不摄等而引起的大出血，以此急救为法。选用十灰散、花蕊石散加减。药用侧柏炭、陈棕炭、藕节、仙鹤草、白及、花蕊石、血余炭、赤石

脂、龙骨、牡蛎、海螵蛸等，塞流止血。本法仅作临时止血用，血止后当审证求因治疗，不宜久服。若失血过多，有正气虚脱之势，则加黄芪、人参、山萸肉、五味子等益气固脱。不可止血过急而致留瘀，必要时尚须酌加祛瘀之品，以防血止留瘀。

14. 肥胖症的中医治疗

肥胖症是指体内脂肪堆积过多，超过标准体重者称肥胖症。如无明显病因可寻者，称单纯性肥胖症。有确切原因可查者，称继发性肥胖。肥胖不仅能引起冠心病、高血压、糖尿病、高脂血症等疾病，而且伴随肥胖常见心悸、气短、困倦多睡及不同程序的疲乏无力、体力下降等症状。近年来，随着生活水平的提高，肥胖患者逐渐增多，要求减肥者也越来越多，本病已成为常见多发病之一。

发病原因：可能与遗传、神经精神因素、内分泌因素、饮食过多而活动量过少等因素有关。中医认为，过食肥甘，醇酒厚味，致使湿热渐积，脾运失常，精微不布，脂膏内淤，气血壅塞而成。

治疗措施：轻度肥胖者，仅需限制脂肪和糖类的摄入，使总热量低于消耗量，多参加体力劳动和运动锻炼，不需服药。中度以上肥胖者，可予以适当治疗。

中医治疗：以益气健脾、利湿祛痰为主。

中药基本方：黄芪 15 克，炒苍白术各 10 克，陈皮 10 克，半夏 10 克，厚朴 10 克，茯苓 10 克，泽泻 10 克，制首乌 15 克，生山楂 20 克，番泻叶 10 克，荷叶 10 克，薏苡仁 20 克。每日煎服 1 剂，每剂煎 2 次，20 天为 1 个疗程，连服 3 个疗程，治疗前后测体重、腹围。

中成药：减肥茶每次 1 包，日服 3 次。防风通圣丸，每服 3 克，日服 2 次。

针灸：内关、丰隆、足三里、天枢、曲池、公孙、三阴交。用泻法，留针 20 分钟。

单验方：①用番泻叶、泽泻 5 各 10 克，山楂 15 克，水煎服。②木香、陈皮各 6 克，泽泻、车前子各 10 克，水煎服。③生大黄 2 克，泡入茶水中饮用，以使大便保持稀软为度。④黄芪 15 克，防已、泽泻各 10 克，山楂 20 克，丹参 15 克，水煎服。⑤减肥轻身方，用黑白丑、草决明、泽泻、山楂、白术、制首乌各 10 克，水煎服。

15. “疰夏”的中医治疗

疰夏是春夏之交常见的一种季节性疾病。本病多发于梅雨季节，每年夏天反复发作，入夏以后开始出现头昏低热，全身倦怠，食欲不振，呵欠连连，心烦自汗，尿多便溏，口渴或不渴，渐至精神萎靡。其病程一般可缠绵 1 ~2 个月之久，至秋凉之后逐渐转愈，预后大都良好。

发病原因多由禀赋薄弱，元气不足，脾胃机能衰退，加之入夏以后暑气当令，湿热浸淫，痰涎阻滞，机体不能适应所致。根据不同的发病机理和临床表现，对本病的治疗应予以辨证施治。

①湿困脾胃　症见胸闷泛恶，全身倦怠乏力，面色萎黄，食欲不振，身热不扬，大便不调，小便黄，舌淡苔白腻或黄腻，脉濡等。治宜芳香化浊，除湿运脾。方药可用藿香、佩兰、法半夏、杏仁、陈皮、赤茯苓、厚朴、炒苍术、佛手各 10 克，白蔻仁 4 克，炙甘草 6 克，水煎服。若见低热可加青蒿 15 克，白薇、荷叶各 10 克；便溏加太子参 15 克，炒扁豆 10 克；食欲不振加炒麦芽、焦神曲各 15 克；出现浮肿加猪苓、茯苓皮各 10 克，薏苡仁 20 克。

②脾胃气虚　症见精神萎靡不振，昏昏欲睡，倦怠乏力，少气懒言，面色无华，形体瘦弱，口淡无味，食少便溏，舌淡苔薄白，脉濡缓。治宜运中健脾，益气补虚。可选用太子参、炒白术、茯苓、陈皮、法半夏、山药、莲子各 10 克，砂仁 3 克（后下），黄芪、焦神曲各 15 克，炙甘草 8 克，大枣 20 枚，水煎服。若见胸闷、腹胀、舌苔厚腻者，去参、芪、枣，加枳壳、焦山楂各 10 克，厚朴 8 克；恶心呕吐加藿香 10 克，生姜 3 片；若兼暑热湿盛，加藿香、青蒿、荷梗各 10 克，香薷 6 克。

以上药方用量适于成人服用，儿童宜酌减。

16. 夏季暑病的中医治疗

暑病是夏季常见的急性热性病，夏月暑气当令，气候炎热，若人体正气不足，在烈日下劳动或远行，暑邪袭人，猝然发病，始则头昏头痛，疲倦少汗，恶心呕吐，继则高热神昏，烦躁，或见四肢逆冷，抽搐动风等危重症状。根据暑病特点，临床有伤暑、冒暑、中暑、暑风、暑厥等不同名称。分述辨治如下。

（1）伤暑

天气炎热，人们常因怕热贪凉而患上感冒，即中医所说的“伤暑”，其表现除了一般的感冒症状外，还有心烦、口渴、汗出、胸闷、恶心等现象。

本病的发生多因人体正气不足，暑热或暑湿秽浊之邪乘虚侵袭而为病。中医认为，伤暑有“阴暑”“阳暑”之分，阴暑即伤暑，阳暑即中暑；阴暑症状较轻，类似夏季感冒；阳暑病情较重。明代张景岳谓：“暑月受寒，故名阴暑，即外感伤寒也。暑月受热，故名阳暑。”现根据暑邪入侵的深浅不同、病情轻重不同，分阴暑、阳暑进行分证辨治。

①阴暑　静而得之为阴暑，即伤暑也。当暑之时，人们畏暑贪凉，不避寒气，或于深堂大厦，或于风地树荫下，睡眠时电扇强吹，或空调下，或水亭中，或夜晚在阳台、巷头、路边乘凉过久，以致寒邪袭于肌表，热闭于内，阳气不得发越而致病。其症发热头痛，恶寒无汗，身形拘急，肢节疼痛，胸闷不畅，不思饮食，舌苔白腻，脉濡数。治疗以解表清暑的方法，药用：藿香10克，厚朴10克，佩兰10克，炒扁豆10克，滑石10克（包），金银花10克，连翘10克，鲜生姜3片，水煎服。每日1剂，每剂煎2次，早晚分服。若恶心呕吐，加竹茹、制半夏、陈皮各10克，和胃止呕；无汗加香薷10克，薄荷6克，解表发汗；大便溏泻，加神曲15克，炒苍术10克，健脾止泻。

②阳暑　动而得之为阳暑，即中暑也。暑日当空，长途远行，或于田野烈日下劳动，或高温环境工作，时间较长，感受暑邪热毒。突然出现头晕胸闷，高热汗出，体若燔炭，面红目赤，烦躁不安，大渴大汗，喘促气粗，舌红苔黄少津，脉洪数等。治疗，以清热解暑的方法。药用：生石膏50克（先煎），知母10克，鲜芦根30克，竹叶心10克，生地黄30克，荷叶1张，西瓜皮1块，生甘草8克，水煎服。每日煎服2剂。如热极生风，四肢抽搐者，加钩藤（后下）、地龙、菊花各10克，息风止痉；必要时，加用羚羊角粉冲服。神志昏迷者，用牛黄清心丸或紫雪丹、安宫牛黄丸等，醒脑开窍；如热盛伤津，出现舌红、口干、多汗，用沙参、麦冬、五味子、太子参各10克，益气养阴，如出现面唇青紫、肢冷脉微者，可用参附汤救逆固脱。病情严重者，需中西医结合治疗。

凡遇到中暑患者，首先采取降温解暑的紧急处理，立即把患者移送到通风阴凉之处，解开衣襟，让患者安静休息，然后给予清凉饮料，如西瓜汁、糖盐水、绿豆汤等。继则以针灸、药物配合使用，严重的送医院救治。

（2）冒暑

得之贪凉饮冷，表气被郁，症见恶寒无汗、头痛等卫分症状，脉浮数而紧，舌苔多腻。治疗当疏发表寒，宣透暑热。选用香薷饮加味。药用香薷 10 克，厚朴 6 克，鲜扁豆花 15 克，生甘草 6 克。若见呕吐加藿香 10 克；食滞加神曲 15 克；口渴热甚，无汗心烦，腹泻等，用黄连香薷饮。

（3）中暑

由于暑热酷烈，中人最易伤气，初起即见壮热、烦渴、汗出，舌质红，苔多白腻，脉洪大等。方用白虎汤，生石膏 40 克（先煎），知母 10 克，甘草 6 克，粳米 40 克。轻症可用清络饮加减。药用鲜扁豆花 15 克，鲜荷叶边 20 克，鲜金银花 20 克，丝瓜皮 20 克，鲜竹叶心 20 克，益元散 15 克（布包）。若汗多气虚，脉洪大而芤，懒言，欲睡，用白虎加人参汤治之。若大汗欲脱，喘促气虚，用生脉散、人参或西洋参、麦冬、五味子各 10 克。

（4）暑厥

病属中暑急证，发病骤急。叶香岩说："夏令受热，昏迷若惊，此为暑厥。"此症多突然昏倒，人事不知，面垢肢冷，汗出淋漓，乃暑邪闭塞孔窍所致。急宜芳香开窍，先灌服行军散、玉枢丹，或安宫牛黄丸、紫雪丹、苏合香丸等；再结合针刺十宣、人中、委中、曲池等穴出血，待神清醒后，可用生脉散或麦冬汤加减。药用生石膏 30 克（先煎），知母、白芍、茯苓、栀子、麦冬、太子参、五味子、陈皮各 10 克，甘草 6 克；如脉虚无力且沉细，四肢厥冷，肌肤冷，不渴，急用理中汤调治。

（5）暑风

由于暑热灼金，金不制木，或因暑热伤阴，阴虚动风，手足厥阴俱病，猝然昏倒，四肢抽搐，神识不清，甚则角弓反张，牙关紧闭，脉弦或洪大、滑数。治宜清热开窍，平肝息风。药用羚角片 3 克，生石膏 30 克（先煎），连翘、石决明、生地黄、菊花、桑叶、钩藤、郁金、竹叶各 10 克，同时服用安宫牛黄丸、紫雪丹等。如痰浊闭塞，喉有痰声，加石菖蒲、川贝母、胆南星、天竺黄、远志之类。

（6）暑瘵

雷少逸认为暑瘵的原因是："盛夏之月，相火用事，火烁肺金，复燃阳络，络血上溢所致。"因暑热灼肺，迫血妄行，故见吐血、衄血，同时兼有头目不清，烦热口渴，咳喘等现象，治宜清暑热、凉血清肺。药用荷叶、贝母、杏仁、麦冬、栀子、牡丹皮、黄芩、藕节各 10 克，西瓜翠衣 1 角，丝瓜皮、鲜生地黄各30克，金银花、连翘、白茅根各15克。如虚劳患者遇暑劫阴，咳嗽吐血，用知柏八味丸加阿胶、贝母、麦冬、石斛等。

17. 麻木的治疗经验

麻木，是指肌肤、肢体发麻，甚或全然不知痛痒的一类疾患。其主症多与现代医学中的神经系统疾病相关；其他组织器官（如舌、耳等）感觉异常或障碍，甚则导致肢体痿软，活动障碍为主要表现。《杂病源流犀烛》载：“麻木，风虚病亦兼寒湿痰血病也。麻，非痒非痛，肌肉之内，如千万小虫乱行，或遍身淫淫如虫行有声之状，按之不止，搔之愈甚，有如麻之状。木，不痒不痛，自己肌肉如人肌肉，按之不知，掐之不觉，有如木之厚。”麻与木虽有症状轻重之异，然总属经络气血失和为病。

本病发生的原因，多由气血亏虚，筋脉失其所养，或风、寒、湿、热、痰、瘀诸邪，阻滞经络，血行受阻所致。

（1）中医治疗

麻木以气血的病变为主，多属虚证或虚中夹实，故其治疗应以调补气血，助卫和营，祛邪通络为法，并宜审证论治，灵活配伍，相机而施。

①气血亏虚　《素问·逆调论》云：“荣气虚，则不仁，卫气虚则不用，荣卫俱虚则不仁且不用。”荣卫气血亏虚，是麻木的主因，甚则萎废不用。临床以此型最为常见。凡气血不足者，务必分清气虚、血虚之主次。

偏气虚者，多由脾胃气虚，清阳失运，肥肉、筋脉失养。症见手足发麻，犹如虫行，临床以麻为主，木为次。伴头昏身倦，面色㿠白，短气乏力，懒于行动，舌淡苔薄白，脉微弱等。治宜健脾益气，佐以养血通络。药用党参、黄芪各20克，白术、茯苓、桂枝、天麻、当归各10克，鸡血藤、桑寄生各15克，炙甘草6克，大枣10枚，水煎服。

偏血虚多，多由心肝血虚，筋脉失养。症见手足麻木，以木为主，麻为次。兼有心悸，目眩，面色无华，唇舌色淡，妇女月经量少，脉细弱等。治以养血和营，通络。药用当归、川芎、白芍、桂枝、阿胶、党参各10克，熟地黄20克，黄芪、鸡血藤、桑枝、丹参各15克，水煎服。若气血两虚，可用八珍汤加黄芪、鸡血藤、桑枝等益气通络之品。

②痰浊阻络　《张氏医通》载：“麻则属痰属虚，木则全属湿痰死血，一块不知痛痒，若木然似也。”《杂病源流犀烛》又谓：“夫痰本不能作麻，为风

所吹，如波浪沸腾而起，阴阳失运行之柄，安得不麻。”临床常兼风湿之邪，形成风痰或痰湿阻络之证。症见四肢、舌本或躯体局部肌肉麻木，不知痛痒，兼有胸痞呕恶，腹胀，纳差，肢体困倦，咳吐痰涎，舌苔白腻，脉滑等。治宜豁痰通络。药用法半夏、茯苓、炒苍白术、白僵蚕、陈皮、瓜蒌皮子、地龙、制胆南星、芥子各 10 克，甘草 6 克，水煎服。

③湿热浸淫　《张氏医通》云：“湿热下流，两脚麻木，或如火燎。”临床常见四肢末端麻木，状如蚁行，或下肢麻木，甚至手麻不能握物，足痿不能履地，或患处灼热、胀楚、疼痛，兼有口苦，尿赤，舌苔黄腻，脉濡数等。病由湿热之邪浸淫经络，气血不畅所致。治宜清利湿热，舒筋活络。药用苍术、黄柏、怀牛膝、木瓜、地龙、秦艽、防己各 10 克，忍冬藤、丝瓜络各 15 克，薏苡仁 30 克，水煎服。若兼风寒者，加羌活、独活、威灵仙、桂枝，以祛风、散寒、通络。另配合大活络丹或小活络丹服之。

④瘀血阻滞　此型多由外伤或久病不愈，瘀血阻滞经络，气血不通所致。如《实用中医内科学》谓：“麻木日久，木重于麻者，多属瘀血，使营卫之气，不得宣行。”临床常见全身或四肢或局部麻木，皮肤肌肉僵硬，不知痛痒，甚或瘫痪，肌肉萎缩，骨节变形，舌质紫暗，脉细涩等。治宜活血化瘀通络。药用桃仁、红花、赤芍、丹参、当归、川芎、桂枝、路路通、制香附、生熟地黄各 10 克，络石藤、黄芪各 15 克，水煎服。若久病正虚，又宜参合扶正补虚之品，其效始彰。

⑤肝肾阴虚　素体肝肾不足，阴液亏虚，筋脉失养。症见四肢麻木酸痛，活动障碍，伴头晕，目眩，耳鸣，腰膝酸软，舌红苔薄白，脉弦细等。治宜滋养肝肾，佐以通络。药用当归、赤白芍、生熟地黄、女贞子、桑椹子、天麻、丹参、地龙、怀牛膝、山药各 10 克，桑寄生、鸡血藤各 15 克。

（2）针灸治疗

针灸对麻木有较好的疗效，但须根据辨证论治的原则，运用虚实补泻手法，并随麻木的部位，循经选穴。

常用穴位、上肢：取合谷、外关、太渊、曲池、尺泽、肩髃、肩井等。下肢：取风市、阳陵泉、足三里、三阴交、悬钟、昆仑、太冲等，每次上下肢各取 3、4 个穴位，交替使用。

18. 浅谈“火证”的辨证施治

火是六淫病邪之一，为热之甚，是在疾病过程中所产生的。在中医学中，火的范围较广，如脏腑方面，有心火、肝火、肺火、胃火、肾火、大小肠及膀胱之火等；六淫方面，有风火、湿火、燥火、痰火、郁火、毒火等。因此，中医极其重视对“火”的认识。火在临床上有虚火、实火之分。实火，多因直接感受火热之邪或他邪化火而成；虚火，乃脏腑病理变化反映于临床的一种症状，气血失调，精血亏耗而生，或由实火转虚。

（1）病理变化

不外乎内伤、外感两个方面。凡感六淫之邪而为火证者，可因直接感受火邪所致，也可由他邪演化而生。由于感受火热之邪而出现火热之证者，乃由火热直接灼伤津液营血，内损脏腑所致。因感他邪而为火证者，须经过一般的化热病程，才能化火。如风邪易从阳化而为风火。寒邪必须由寒化热，热极而后生火，故有“热为火之渐，火为热之极”的说法。湿之化火，必须与热相结，或湿蕴化热，湿热之极而成痰火。内伤也可以化火，如劳伤过度，情志过激，淫欲妄动，均可影响脏腑正常生理功能，使气血失调，或久病失养，精气亏耗，均可导致内火的发生，而出现火证，所以有“五气皆能化火”与“五志皆能化火”之说。这类火既能耗损本脏的阴液而致病，也可通过外邪引动而发病。

（2）特点

火为阳邪，系热之极，其性炎上，故火引起的症状与热相似，但比热更甚，其症状以上部为多，如面红目赤、咽喉红肿、舌红苔黄等。如火热扰神，可出现狂躁、谵妄等神志状态，故《素问·至真要大论》说：“诸躁狂越，皆属于火。”另外，火热易伤津液，常有咽干、唇焦、渴而引饮、虚烦失眠、便秘、溲赤、舌质红绛、舌干少津等津液亏少的症状；又火热易入血分，迫血妄行，还可出现血证病变。总之，火邪致病，起病急，变化快，病势较重。正如刘河间所说“火之为病，其害甚大，其变甚速，其势甚张，其死甚暴”，说明火之急也。

（3）辨证施治

火有各种热的病证，辨火之证首先辨别虚火和实火。实火多先系火旺而后水亏，来势急。虚火多系先水亏而后火旺，来势缓。其治法，虚火者宜滋降，实火者宜清泻。现就脏腑临床常见的火证（实火），分述辨治如下。本文所谈之火证，以脏腑实火证治为主，其中仅肾脏之火为虚火。此外，关于胃阴、肺阴、心阴、肝阴等虚火及风火、湿火、痰火等皆未论述。

①心火　心为君主之官，藏神，开窍于舌。心和则舌知五味。若心神抑郁，郁而化火，火性上炎，内扰心神，便出现心烦失眠，口舌生疮，或糜烂肿痛，甚则谵语神昏，哭笑无常，大便秘结，舌尖红苔黄，脉数等。治法：清心泻火。常用加味泻心汤之类。药用大黄、黄连、黄芩、生地黄、竹叶心、灯心草等。此方为大苦大寒之药，具有清热泻火解毒的作用，凡吐衄迫血妄行、目赤红肿、口舌生疮之毒、三焦积热所致者，皆可采用此方加减。

病例：袁某，男，3岁，于1978年11月23日来诊。儿母代述：口舌生疮糜烂已日久，口颊、舌边、上颚等处均有白色溃烂的小疮，口角流涎，吮乳时啼哭不休，眼红眵多，间或发热，小便少，舌尖红。此系婴儿热毒素盛，内蕴心脾。舌乃心之苗，脾脉络于舌。感病之后，热毒循经上行，熏灼口舌，故出现上述症状。治疗：先用黄连、甘草各等分，煎汤拭口，再以珠黄散涂搽患处，以清热解毒，去腐生肌。内服泻心汤合清热泻脾散加减，以泄心脾积热。处方：黄连1克，黄芩3克，大黄5克（后入），生地黄10克，竹叶20片，玄参5克，生栀子3克，灯芯2尺，煎服。服药5剂，口疮基本消除。

②肝胆火　肝为刚脏，为将军之官，性喜升发，与胆互为表里。肝气郁结，久而化火，所谓“气有余便是火”。火性冲上，临床常见头晕胀痛，面红，目赤，口苦，耳聋，急躁易怒，甚则吐血，衄血，舌边红赤，苔黄，脉弦数等。治法：根据《内经》“实者泻之”的治疗原则，采用清泻肝胆的方法，用苦寒直折的龙胆泻肝汤加减。药用龙胆草、栀子、牡丹皮、黄芩、木通、车前子、生地黄、柴胡、生甘草。便秘者，加入生大黄。若有出血现象，可加知母、白茅根凉血散血。

病例：单某，女，30岁，姜堰市张甸公社人。初诊日期：1978年7月17日。患者性情素急，经常胁肋胀痛，近两日突然头痛发烘，两目赤痛，口苦口干，食纳减少，小便黄赤，舌苔黄腻，脉弦有力。病由情志急怒，怒则伤肝，肝气化火，火性上炎，上扰清窍，故见头痛、目赤等症。治拟清泻肝胆之火。处方：龙胆草6克，生地黄15克，生栀子5克，黄芩5克，柴胡5克，牡丹皮10克，菊花10克，夏枯草10克，川楝子10克。3剂煎服。复诊7月20日，自诉服药3剂，胁痛、目赤已除，头痛发热减轻，食纳增加。宗原方再进2剂，服后诸症消失。

③脾火　脾为仓廪之官，开窍于口，口唇为脾之外候，脾和则口能知五谷矣。若脾有伏火，则口唇为病。症见口燥唇干，口臭，口疮，烦渴易饥，舌苔黄腻，脉濡数等。治法：以“火郁发之”之意，用清脾泻火的泻黄散之类。药用生石膏、栀子、藿香、防风、甘草、荷叶等。如口臭兼有血热者，可加入生地黄、赤芍。

病例：孙某，女，53岁，服装厂工人。初诊日期：1979年2月12日。自诉10天以来，口中发臭，晨起臭味尤甚，不可近人，口干唇燥，烦渴欲饮，伴有头痛，舌苔黄腻，脉象濡数。证属脾热内伏，日久而口生臭味。治疗：泻脾经伏火。处方：防风5克，生甘草5克，生石膏30克（先煎），藿香10克，佩兰10克，生栀子5克，黄芩6克，黄连1.5克。共服药6剂，而口臭消除，余症亦相继消失。

④肺火　肺主气，为相傅之官，主宣发肃降，开窍于鼻，邪热蕴肺，则宣肃失职。临床常出现呼吸不利，口鼻干燥，咳吐黄痰，或吐脓血，烦渴欲饮，尿黄，便燥，或鼻衄，咯血，舌质红，苔黄，脉滑数等症状。治法：泻肺清火，平喘止咳。方用泻白散加减。药用桑白皮、地骨皮、生甘草、生栀子等。肺热重者，加知母、黄芩；咳吐脓血臭痰者，加鱼腥草、连翘、白茅根等。

病例：朱某，男，61岁，农民。初诊日期：1978年8月1日。患者有支气管炎病史，平素间或发作，近因感冒突然咳喘较甚，吐黄痰，痰中夹有少量血丝，胸部胀痛，身热不恶寒，测体温38.2℃，口干欲饮，食欲不思，小便黄赤，大便干燥，舌红，苔黄腻，脉滑数。证由外感风邪、内蕴痰热所致。邪入肺经，闭阴肺络，清肃失令。治拟泻肺清热，平喘止咳。处方：桑白皮10克，地骨皮10克，杏仁10克，黄芩5克，生栀子5克，炙款冬花10克，浙贝母5克，瓜蒌仁10克，共服药5剂，而热清喘止，咳嗽亦除。

⑤胃火　胃为五脏六腑之海。胃有积热，日久化火，循经上炎，津液受灼，升降失和，故见胃脘灼痛，烦渴引饮，齿龈肿痛，或溃烂出血，呕吐嘈杂，舌红，苔黄燥，脉数等。治法：清泻胃火。方用清胃散之类。药用黄连、生地黄、牡丹皮、当归、升麻、生石膏、知母等。苔见出血者，加白茅根；便秘者，加大黄以导热下行，则取效更捷。

病例：孙某，男，48岁，内蒙古人，因公出差住姜堰市张甸旅社。初诊日期：1978年11月13日。主诉：三四天前因右侧上齿作痛，牙龈红肿，下颌部亦肿痛，进食咀嚼不利，口渴而有臭气，大便秘结，尿赤，舌苔干黄，脉滑稍数。此系胃腑蕴热，循经上蒸牙龈，以致牙龈肿痛，口干而有臭气；阳明燥结，则大便秘。治拟清胃泻火。处方：黄连2克，生地黄15克，牡丹皮10克，升麻3克，生甘草5克，生石膏30克（先煎），赤芍6克，当归10克，黄芩5克，大黄10克（后入）。3剂煎服。复诊11月17日。主诉：服药后，便泻3次，牙龈肿痛基本已消。治宗原方减去大黄，再服2剂，牙痛痊愈。

⑥大肠火　大肠为传导之官。湿热蕴结大肠，或肺火移于大肠，以致大肠传导失常，而出现大肠诸症。临床常见大便秘结不通，或便泻，腹部胀满而痛，拒按，或暴泻黄赤腐臭，肛门灼热，小便短赤，舌苔黄腻，脉滑数等。治法：通腑泄热。用大承气汤之类，药用大黄、芒硝、枳实、厚朴。如暴泻黄赤腐臭，则用芩连之类，以清热利湿。

病例：薛某，女，成年，姜堰市张甸公社人。初诊日期：1978年11月25日。主诉：大便燥结不通，腹部胀满而痛，拒按，病已数日，经灌肠3次，大便仍未通畅，饮食减少，口干，尿赤，舌苔厚黄，两脉弦滑。患者素嗜厚味，湿热内蕴大肠，以致便燥不通。治拟泄热通腑。处方：炒枳实10克，厚朴6克，大黄10克（后入），玄明粉10克（冲服），木香6克，黄芩5克。2剂煎服。复诊12月1日，主诉：服第1剂药后，大便已通，呈羊屎状。服第2剂药后，大便正常，腹满胀痛已除，食纳增加，唯舌苔尚未退净，原方去黄芩，加甘草5克，再服2剂，大便恢复如常，舌苔亦退净。

⑦小肠火　小肠为受盛之官，与心相表里。若心火亢盛，可移热于小肠，以致小肠实热，症见心胸烦热，小便短赤，甚则尿道灼痛，或尿血，或口舌生疮，舌质红，苔黄，脉滑数等。治法：清泻小肠之火，常予导赤散。药用生地黄、木通、生甘草、淡竹叶等。如心烦、口舌生疮，加黄连清心降火；血淋涩痛加小蓟、瞿麦等清热凉血，祛瘀通淋。

病例：顾某，女，42岁，农民，住姜堰市张甸公社前彭大队。初诊时间：1978年8月6日。主诉：小便发黄，尿时涩痛不爽，大便干燥，兼有心烦、舌痛，口渴欲饮，舌尖红，苔黄，脉数。乃心热下移小肠，湿热不解，而致小便发黄、尿痛等。治拟清心火、利小便之法。处方：生地黄15克，木通5克，川黄连2.5克，生甘草6克，竹叶20片，飞滑石10克（布包），大黄6克（后入），车前草2棵。2剂。复诊8月8日，服药后，小便已利，尿痛减轻，大便不燥，渴饮减少，舌痛亦好转。治宗原方去大黄，连服6剂，诸症消失而愈。

⑧膀胱火　膀胱为州都之官，津液藏焉，气化则能出矣。湿热蕴结膀胱，则气化失常，而使小便不畅，尿频、尿急、溺时涩痛，或小便淋沥混浊，或见血尿、砂石，甚则癃闭不通，小腹急满，舌苔黄腻，脉数等。治法：清热泻火，利湿通淋。常用八正散加减。药用木通、车前子、栀子、灯心草、黄柏、萹蓄、飞滑石、大黄、甘草梢。若见石淋，加金钱草；血淋加大小蓟、生地黄、当归等。

病例：封某，女，24岁，农民。初诊时间：1978年7月9日。主诉：昨日起尿频，尿急，尿痛，尿时有灼热感，尿出不畅，小腹胀痛，伴有头昏，口干，舌苔腻微黄，脉数。此乃湿热蕴结下焦，以致膀胱气化不利，证属热淋。治拟清热利湿通淋。处方：木通5克，飞滑石10克（布包），瞿麦10克，萹蓄10克，甘草梢6克，茯苓10克，泽泻6克，车前子10克，黄柏10克，2剂煎服。复诊7月13日，服药后，尿频、尿痛均好转，小腹胀满已除，仍守原意进之。又服药2剂而愈。

⑨肾火（阴虚火旺）　肾为作强之官，主藏精。阴精亏虚，虚火内生，相火妄动，临床常出现五心烦热，口咽发干，遗精盗汗，颧红，唇赤，腰膝酸软，头晕，耳鸣，舌质红，脉细数等。治法：滋阴降火。常用知柏地黄丸之类。本方用于阴虚火旺所致的腰酸遗精、头晕、盗汗、手足心热等症，颇为有效。若于滋阴药中加入肉桂一味，为导龙归海、引火归元之法，更见精当。

病例：黄某，男，31岁，教师。初诊时间：1979年9月18日。3年前曾患遗精之疾，经治疗已愈，现感失眠多梦，头晕，耳鸣，手心热，夜间盗汗，口干，腰酸腿软，食纳欠佳，舌红，苔少，脉细稍数。此系肾阴不足，不能滋养脑髓，故头晕、耳鸣；腰为肾之府，肾阴亏虚，则腰膝酸软；阴虚火旺，则口干、手心灼热等。治拟滋养肾阴。处方：知母10克，黄柏10克，生熟地黄各15克，泽泻10克，茯神10克，牡丹皮10克，淮山药10克，煅龙骨20克（先煎），炙远志10克。共服药9剂，诸症均减。

19. 谈“变法”的运用

中医治病讲究“辨证论治”和“理法方药”。在治法上，前人早有“汗、吐、下、和、温、清、消、补”八法的建立。这八法是临床常用的常规治法，也称为常法。在这八法以外，还有一些不同于常法的治则，叫作“变法”。变法的适应证一般都是较为复杂的疑难杂症。以下是谢老“变法”的运用。

(1) 提壶揭盖

所谓“提壶揭盖”，是用吐法治疗小便不通，亦属开上通下的一种方法。小便不通，有因气机闭塞，升降不行而致。朱丹溪首创此法加以治疗，他说：“吾以吐通小便，譬如滴水之器，上窍闭则下窍无以自通，必上窍开而下窍之出焉。”这种治法，后世医家形象地比喻为“提壶揭盖”法。

曾治一男，周某，59 岁，患前列腺增生症，小便不通，前医屡用利湿通淋之法不效，小腹发胀，小便量少不通，改用五苓散加车前子、桔梗，服 5 剂后，小便畅通，腹胀亦消。按：桔梗味苦、辛，性微温，入肺经，功能宣肺散邪，载药上行，所以一向有舟楫药之称，而肺为气之主，又为水之上源，司“通调水道，下输膀胱”之职，若肺气不利，每易形成源堵流塞，以致上窍闭而下窍塞。桔梗开肺气以浚其源，上窍通则下窍利，譬如茶壶，揭其盖则壶嘴自通。故前人也有称此法为“提壶揭盖”。

谢老在临床凡遇小便不通畅、腹胀者，运用此法，每多奏效。

(2) 引火归原

所谓“引火归原”，就是将火引归原位，不使其浮越于上。这里所引的火，临床称之为“浮阳”“浮火”。如伤寒少阴病，阴寒内盛，逼阳外越之证（即内寒外热，下寒上热），至于归原的原，主要指肾，因肾为元阴元阳之根本。肾虚浮阳的见症：①面色浮红，面热如醉，伴头晕耳鸣，或口舌糜烂，但舌质淡白（张景岳称为无根虚火之证）；②咽喉痹痛而淡紫不赤（张景岳称为格阳喉痹“火不归原”）；③喘促烦躁，或吐血衄血，同时见下焦虚损，腰膝酸软，两足发冷，脉微弱或浮数无力。以上见症，反映肾之阴阳两虚，而元阳衰惫，运用引火归原的方法治疗，重用肉桂或附子，填补真阳，引浮火以归原，配熟地黄、山药、山萸肉、五味子、女贞子等补肾补阴，从阴引阳，使阴平阳秘，虚阳不再飞越，方如都气丸加桂、都气丸加附、镇阴煎等。

【附】镇阴煎（《景岳全书》）：熟地黄、牛膝、甘草、泽泻、肉桂、附子。治阴虚于下、格阳于上而致的大吐、大衄、六脉细脱、手足厥冷、危在顷刻而血不止者，如治格阳喉痹上热者，当以此汤冷服。

关于引火归原的用药方法很多。

①《摘玄方》治虚火上行，自感背内发热，如火灸者，用附子末，津调，涂涌泉穴，能引火下行，则背热自除。

②久患口疮，属于虚火患者，用生附子为末，醋面调贴足心，男左女右，日再换之。

③《普济方》治鼻渊脑泄，流下脓血或清涕，反复不愈者，用生附子为末，葱涎和如泥，敷涌泉穴，亦效。

④咽喉口舌生疮，凡属虚火上浮者，李时珍云：用吴茱萸为末，醋调贴两足心，移夜便愈。考吴茱萸："其性虽热，而能引热下行，盖亦从治之义。"

⑤张景岳经验："口疮而六脉虚弱，或久用寒凉不效者，必系无根虚火，宜用理阴煎、理中汤之类反治之。"

以上这些外用药和内服药，都是引火归原的方法，凡此种种说明虚火之证能反映在各个方面，而引火归原的用药和方法，亦是多种多样的。

曾治1例46岁男性患者，口腔溃疡反复发作已数月，舌尖破溃疼痛，伴耳鸣头晕，面赤如火烘，下肢欠温，舌红而胖，服过消炎药及维生素等，中药用过导赤散、泻心汤、黄连解毒汤等未效，近日又增腰酸腿软。细辨此证，非属实火，乃为浮火、戴阳之证，于是宗引火归原法，用桂附地黄汤加少许黄柏。服药5剂，口疮日渐好转。此后方药稍有增损，共服药16剂告愈。按：临床诊病，注意辨证。本例面赤如妆，口舌溃破，下肢不温，舌虽红而胖，其本质上为实寒之象。故改用八味肾气丸为代表方，取六味地黄填补真阴，取桂、附引火归原，归于水中而不再上行。

（3）釜底抽薪

"釜底抽薪"属于寒下法的一种方法，是用寒性而有泻下作用的药物通泄大便，从而泄出体内实热的治法。此法不但能清除肠内的宿食燥屎，还能荡涤实邪热毒从大便而出，所以说"釜底抽薪"是用于上中二焦邪热炽盛，如伤寒、温病过程中，高热持续不退，烦躁口渴，大便秘结，舌赤苔黄，脉实有力，即阳明实热证。其热之盛，犹如釜中沸腾之势，通过泻下方法去其邪热，如釜底抽薪，则其热自退。常用药物如大黄、芒硝等配伍甘草，通腑泄热，使邪去而病愈。

又如上中二焦邪热炽盛，不得宣泄，心胸烦热，口干舌焦，目赤脓肿，头疼咽痛，便秘溲赤，用大黄、芒硝，配黄芩、山栀、竹叶等，使下焦得通，则上中二焦之热，亦随之清泄。

曾治一男性蒋某，25岁，患鼻出血十余天，近三日出血次数增多，每次出血量20～30毫升左右，用药棉堵鼻则血从口中溢出，血色深红，服过止血药等治疗。出血前先有鼻痒、头胀，继则心烦口渴，面红目赤，胁胀，纳减，尿黄，便秘，舌红苔黄，脉弦数。查体温37.8℃。证属肝火亢盛，扰心动血，血热妄行而衄。用泻心汤加味，釜底抽薪法。大黄1克，黄连5克，黄芩10克，牡丹皮10克，栀子10克，生地黄20克，白茅根20克，连服5剂，鼻衄未再犯。按：此例乃心肝火亢，血随火升，上溢鼻窍而致衄。《金匮要略》云："心气不足，吐血衄血，泻心汤主之。"泻心即泻火，泻火血自止。方中黄连泻心火，黄芩泻上焦火，大黄引火下行。配山栀、生地黄、白茅根平血逆，凉血止血。

（4）逆流挽舟

"逆流挽舟"，是指用升散药物，治疗下痢的一种方法。

何谓"逆流"？清·喻嘉言云："痢疾一证，至夏秋热暑湿三气交蒸互结之热，而成下痢，必从外而出之，即从汗先解其外，后调其内。失于表者，外邪但从里出，不死不休，故虽百日之远，仍用逆流挽舟之法，引其邪而出之于外，则死证可活，危证可安。"

这段原文指出，痢疾是感受暑湿热邪引起的，在发病过程中，有表与里的传变关系。外邪由表入里为逆，由里出表为顺。同时，也指出了"失于表者"之"死证""危证"等的"逆流"情况，"久痢邪入阴分，久痢阳气下陷"等，诸凡证情不顺者，一概喻之为"逆流"。

如何"挽舟"？喻氏用人参败毒散治疗痢疾见上述"逆流"之症。如何起到"挽舟"的作用呢？从人参败毒散的方名可以推之，"挽舟"的关键，在于扶正败毒。本方原是一首常用的益气解表方剂，具有散风祛湿、扶正败毒的功效。喻氏用它治疗痢疾逆证，作为逆流挽舟法，也是取其扶正败毒的作用。喻氏认为痢疾初起有表证者用本方，如病邪从表而陷里，仍以本方疏解表邪，表气疏通，里滞亦除，其痢自愈。邪从外入者，仍从外出，使邪由里而出表，此即称为"逆流挽舟"之法。

【附】人参败毒散：柴胡、前胡、川芎、羌活、独活、茯苓、桔梗、人参、甘草、枳壳。方解：羌独活、柴胡、前胡等升阳达表；配伍枳壳、桔梗升降气机；加人参以扶正达邪，大有逆挽之功。

谢老在临床，凡遇痢疾挟热者加金银花；气滞甚者加木香，亦每获效。曾治一男，32 岁，因饮食不洁，又感寒凉，突然脐腹疼痛，便下脓血，恶寒发热，肢体酸痛，脘闷纳减，舌苔白腻，脉弦。治以辛散解表，行气止泻。宗逆流挽舟法。药用败毒散去人参、桔梗，加金银花、半夏、炒槟榔，服药 3 剂，表解而愈。

（5）增水行舟

“增水行舟”是指用养阴润燥的药物治疗便秘的一种方法。大便秘结的病因较多，由因气、因热、因虚等所致者较多见，阳明温病热伤津液而引起的便秘亦不少见，所以《温病条辨》首创增液汤以润燥通便“增水行舟”。譬如舟楫，河水干涸，无水舟停，欲得舟行，必须水涨，增水方可行舟。吴鞠通指出：“津液不足，无水舟停者，间服增液。”用增水行舟法，药量要大，小量难以收效，重用玄参、麦冬、生地黄。三药均属质润之品，具有滋液清热、润肠通便作用。

增液汤，妙在寓泻于补，以补药之体，作泻药之用，既可攻实，又可防虚。如患者发热不高，口干唇燥，脉象虚数，舌红苔干或黑苔等症，用此法为宜。如出现黄腻苔或浊腻苔，则不属增水行舟法。

吴鞠通：论阳明下证有三法，热结液干之实证，则用大承气汤；偏于热结而液不干者，则用调胃承气汤；偏于液干多而热结少者，则用增液汤。

20. 浅谈老年病的补肾法

随着人类寿命的延长，老年人逐渐增多，人至 60 岁进入老年期，在古代医籍中也记载，人至半百五脏始衰，如《素问·上古天真论》曰：女子七七任脉虚，天癸竭。丈夫五八肾气衰，六八阳气衰竭于上，七八肝气衰，精少，肾脏衰，八八则齿发去。在人的衰老进程中，一般认为肝肾先衰，而肾衰又为关键，肾为“先天之本，生命之根”，是一身真阳、真阴之所在，肾的强壮盛衰与人体生长衰老关系十分密切。因此，肾在人体中的地位、作用为各脏器之首，老年人形体日衰，肾气亏虚，疾病也日益突出，临床常见的如慢性支气管炎、肺气肿咳喘、尿频、尿失禁、高血压眩晕、肾下垂、慢性肠炎等，其病机都与肾有关，肾脏衰则五脏之气皆衰，所以治疗老年病要注重补肾。现就运用补肾法治疗几种老年病简介如下。

（1）补肾纳气

适用于老年慢性支气管炎咳喘。《素问·玉机真脏论》说：“秋脉不及则令人喘，呼吸少气而咳。”《证治准绳》又谓：“其元耗损，喘生于肾气之上奔。”老年人多肾虚气弱，肺为气之主，司呼吸，肾为气之根，主纳气。若肺肾气虚，出纳失常，肾气不纳，肺气上逆，而咸咳喘不能卧者。症见气虚喘促，呼多吸少，动则喘甚，或痰鸣喘汗，咳而遗尿，并见上部烦热，下部厥冷，舌偏淡，脉沉细等。临床多见于慢性支气管炎、肺气肿、支气管喘息等病证。治疗用补肾纳气法，佐以平喘，肺肾两治。方用参蛤散、都气丸、黑锡丹加减。药用党参、蛤蚧、补骨脂、熟地黄、五味子、肉桂、沉香、附子、紫石英、紫河车等。

方义：都气丸，即六味地黄丸加五味子，纳气平喘。

黑锡丹：黑锡、硫黄、沉香、茴香、阳起石、胡芦巴、补骨脂、肉豆蔻、金铃子、附子、肉桂。功能温肾阳、散阴寒、定虚喘。

（2）滋肾养肝

适用于老年高血压眩晕证。肾为“先天之本”，真阴真阳皆始于此，肾水不足，肝失濡养，木属肝，肝肾同居下焦，一藏血，一藏精。若肾阴亏虚，精气不足，影响肝阴亦虚，阴不制阳，以致肝阳上亢。其症见头晕目眩，腰酸耳鸣，烦躁易怒，口干，便秘，舌红少苔，脉细弦等。临床多见于高血压、更年期综合征。治疗滋肾养肝，滋其不足之阴，制其亢盛之阳，此即所谓“壮水之主，以制阳光”。选用六味地黄汤、杞菊地黄丸等，使肾阴得充，则诸症自解。

方义：熟地黄滋养肾阴，添精补髓；山萸肉固精敛气，收敛虚火，使肝不妄行疏泄，肾精才能固藏；茯苓淡渗利湿；泽泻通调水道；山药补脾固精，使脾气健运，肾精的来源才不缺乏；牡丹皮清泻虚火。

（3）温肾暖脾

适用于老年五更泻。年老之人由于肾阳虚衰，命门之火，不能上温脾土，以致脾阳亦虚，运化力弱，此为肾病及脾，火不暖上。其症见腹鸣晨泻，畏寒肢冷，食不消化，舌淡苔白，脉沉细等。张景岳说：“阳气未复，阴气极盛，命门火衰，胃关不固而生泄泻。”临床常见于慢性胃肠炎、慢性菌痢、肠结核等。治疗温补命门，兼温脾阳。方选四神丸、附子理中丸加减。

方义：补骨脂补命门之火，以温养脾阳；吴茱萸温中散寒；肉豆蔻温肾暖脾，温肠止泻；五味子酸敛固涩；生姜温胃散寒；大枣补脾养胃。

（4）温肾固涩

适用于老年尿频、遗尿、失禁。肾为“先天之本”，元阴元阳之根。年老肾阳衰弱，下元不固，命门火衰，府气虚冷，不能温化水液。《诸病源候论》说："此由膀胱虚冷，不能约于故也。"其症见小便频数，夜间尤甚，或遗尿，失禁，不能自行控制，甚至劳动或行走时，尿液亦能流出，尿后余沥，腰膝酸软，两足无力，形寒背冷，舌淡苔薄，脉细无力等。临床多见于尿失禁、慢性肾炎、糖尿病等。治疗温补肾阳，固涩下元。方用菟丝子丸、缩泉丸或金匮肾气丸等。

方义：缩泉丸（《妇人良方》）：山药、益智仁温补脾肾，固涩小便；乌药温肾暖脬，帮助益智仁固精气，涩小便。

菟丝子丸（《济生方》）：菟丝子、肉苁蓉、附子、鹿茸温补肾阳；牡蛎、五味子、桑螵蛸、益智仁、鸡内金、山药固涩缩尿；乌药调气暖脬。

（5）温肾益气

适用于老年肾下垂腰痛。腰为肾之府，年老体虚致肾脏精血亏损，不能濡养经脉而发生腰痛。此即《素问·脉要精微论》所说："腰者，肾之府，转摇不能，肾将惫矣。"《医林绳墨·腰痛》载："痛之不已，乏力而腰酸者，肾虚也。"又说："劳役奔驰，内伤元气，动摇不能转侧，气虚也。"中医认为，腰痛悠悠戚戚，屡发不已，少腹及肛门胀坠，脉微弱者属肾虚气陷。所以老年腰痛多属肾虚，尤其年老体弱者易患此病。治疗宜温肾补元，益气举陷。方用青娥丸、举元煎或补中益气汤加减。

上述几种老年性疾病，运用补肾法治疗，其效颇佳。老年人由于脏腑功能衰退，加之慢性疾病长期缠身，导致肾阴、肾阳多虚。补肾法能使人类健康长寿，对抵御衰老和预防多种老年性疾病的发生，起到一定的作用。但补肾法也不是治疗所有老年病的唯一疗法，其他方法也要有其研究，所以补肾法要在辨证论治的基础上进行运用。

21. 补血养肝治"转筋"

转筋俗称小腿肚抽筋，现代医学称为"腓肠肌痉挛"。其病机一为肝血不足，筋脉失养。肝主筋，藏血以荣筋，夜卧则血归于肝而藏，荣筋之血，尤显不足，故于夜间发生筋脉抽搐疼痛；二为下肢受寒，经气不利，使肢体（常见于小腿）肌肉挛急、剧痛、僵硬、屈伸不利等。如《诸病源候论》云："转筋者，由荣卫气虚，风冷气搏于筋故也。"《素问》又载："外冒于寒而腠理闭密，阳气郁怫，热内作，热燥于筋，则转筋也。"其发生多于睡中，或伸欠而作。治疗以补血养肝为法，采用《太平惠民和剂局方》中的四物汤加味。本方善于补血养肝，对转筋有一定的疗效。方中当归、川芎、熟地黄、白芍补血养肝；怀牛膝补肝肾，强筋骨，疏通血脉，引药下行，直达病所；桑寄生、续断补肝益肾，养血补血；白芍、木瓜酸甘化阴入肝经，舒筋活络，长于治小腿转筋；独活、桂枝祛风胜湿，温经祛寒，治手足挛痛；甘草配白芍，名为芍药甘草汤，功能缓急止痛，主治腿脚挛急，有镇静、镇痛、松弛平滑肌等作用。诸药合用，共奏补血养肝、舒筋活络、镇痉止痛之效，使阴血充，筋脉健，则转筋自愈。谢老治疗此症，常以补肝养血、舒通筋脉、温经祛寒的方法治之，药用当归15克，熟地黄20克，白芍20克，川芎10克，木瓜15克，怀牛膝10克，桑寄生15克，续断10克，独活10克，桂枝10克，炙甘草15克，每日水煎服1剂，每剂煎2次，早晚分服。

加减法：若见体虚者加党参、黄芪各15克，大枣12枚，以益气补虚；小腿发麻或抽搐甚者，加天麻10克，全蝎6克，炙蜈蚣2条，以息风止痉；内热口干舌红者，加知母、麦冬各10克，以养阴清热。

病例：赵某，女，49岁，患有肝炎病史两年余。查乙肝两对半：小三阳。B超检查：肝脾不肿大。平素身体较差，两个月前出现右小腿夜间突然抽筋，每隔数日即发一次，一般在伸腿或翻身时抽筋剧痛，严重时痛不可忍，按摩后方能缓解，次晨起床，迈步欠灵，屈伸不利，服过止痛片，抽筋未减，天冷受冷则发作。食纳正常，二便调，舌苔白，脉细弦。此乃久病体虚，肝血不足，筋脉失养，加之寒凝血瘀，而成此患。治以补血养肝，温经祛寒，通络止痛。处方：当归10克，熟地黄20克，白芍15克，川芎10克，木瓜10克，怀牛膝10克，桂枝10克，鸡血藤15克，党参10克，路路通10克，红枣12枚。服药8剂后，腿抽次数减少，剧痛减轻。又按原方继服13剂，前后共服药21剂，转筋未发。

李某，女，51岁，居民。1986年11月12日初诊。主诉：两小腿抽筋疼痛十余夜，每至半夜两小腿抽搐，剧痛难忍，不能入睡，用双手按揉痛处，稍有缓解，十多天来，隔夜即发，昼日行走不舒，舌淡苍白，诊脉沉细而涩。证属血脉空虚，肝血不足，筋脉失养，而致转筋，治以养血舒筋。处方：当归、白芍各20克，熟地黄30克，川芎、路路通、川牛膝各10克，木瓜15克。服药8剂，再未转筋，随访3个月未发。

按：转筋，多由气血不足，筋脉失养，阴寒之邪侵袭所致。肝主筋，肝藏

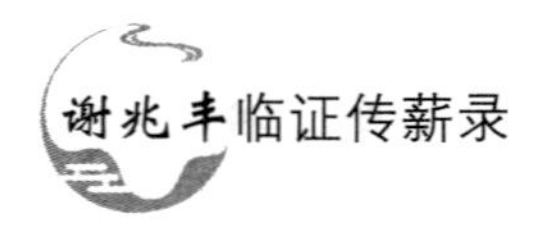

血以荣筋，夜卧则血归于肝而藏，荣筋之血尤显不足，故于夜间发生，治用四物汤补血荣筋，加牛膝补肝肾，强筋骨，引药下行，直达病所；白芍，木瓜酸甘化阴入肝经，舒筋活络，二药长于治小腿转筋，更佐路路通舒筋通络。诸药合用，共奏补血养肝、舒筋活络之效。

22. 中风证治十法

谢老总结临证治验，结合文献参考，将中风病的证治初步归纳为十法，兹分述如下。

（1）清心开窍法

本法适用于风中脏腑窍闭神昏的证候。风中脏腑，起病骤然，多由情志不遂，忧郁恼怒所致。《素问·举痛论》谓“怒则气上”，气有余便是火，火动风生，挟痰浊上蒙清窍。症见：猝然昏倒，不省人事，口噤牙闭，两手握固，身热面赤，痰壅气粗，舌苔黄腻，脉弦滑而数等。此为“阳闭”，即《内经》所谓：“阳气者，大怒则形气绝，而血郁于上，使人薄厥。”治疗：先用开闭通窍（凉开法）、豁痰清神的安宫牛黄丸或至宝丹之类，温水化开鼻饲以救其急，再用竹沥水 30 克，兑入生姜汁少许灌之。热甚者，可用紫雪丹，继用羚羊角汤加减，以清火息风，育阴潜阳。药用：羚羊角、菊花、夏枯草、生地黄、牡丹皮、石决明、龟板等。方中可加牛膝引血下行，加石菖蒲、郁金开窍闭。痰多加天竺黄、川贝母、陈胆南星、竹沥等，以助开窍化痰之力。若闭证昏迷，静而不烦，面白唇紫，痰涎壅盛，四肢不温，苔白滑腻，脉沉滑者，此为“阴闭”。治疗，先用苏合香丸温通开窍，再用导痰汤加味，息风导痰。

（2）回阳固脱法

本法适用于中风危重脱证。中风后，正气大亏，阳气暴脱，其症除突然昏仆、不省人事外，常见四肢逆冷，手撒鼻鼾，面色苍白，二便失禁，呼吸短促，脉象微弱或沉伏等。此乃元气衰微已极，有阴阳离决之势。若兼肢冷、汗出、痰壅、面赤、脉浮大无根或脉细欲绝，此为阴竭于下，孤阳上越，势有暴脱之危。治疗：用大温大补之品，挽回阳气，恢复神明。急用参附汤或独参汤煎汤鼻饲。人参用量应倍于附子。汗多加龙骨、牡蛎；若阴血大亏，虚阳浮越，足冷面赤，用地黄饮子。药用地黄、麦冬、五味子、山萸肉、石斛、制附子、巴戟天、肉苁蓉、石菖蒲、远志、茯苓、官桂等。

（3）搜风通腑法

本法适用于风中胃腑，二便不通的证候。中风有中脏、中腑之别，若风中胃腑，以致胃火炽盛，灼津为痰，痰随火升，堵其窍道，出现昏不识人，手足不遂，舌謇语涩，脘腹痞满硬痛，二便阻隔不通，苔黄厚腻，脉沉实有力等。治用三化汤加减，以搜风通腑，使大便得通，邪热下泄。药用枳实、厚朴、大黄、瓜蒌、羌活等。若痰火热盛者，要及时用通腑泄热之法，使大便畅通，则痰热较易消除，神志亦易清醒。

（4）平肝潜阳法

本法适用于中风早期，肝阳上亢，头痛眩晕，血压偏高者。肝为风木之脏，相火内寄，体阴而用阳，其性刚，主升主动。风阳升动，气血逆乱，则易发中风。本病在发病前，常有眩晕，耳鸣目糊，突然发生口眼㖞斜，半身不遂，或猝然昏倒，不省人事，舌红苔黄，脉弦数等。此系风阳内动，上扰清空所致。治用平肝潜阳法，以天麻钩藤饮加减。如痰热重者，加川贝母、竹沥、天竺黄以清化痰热；头痛甚者，加大石决明、菊花药量，清息风阳；失眠多梦者，加龙齿、茯神以镇静安神。

（5）养血祛风法

本法适用于中风半身不遂。中风一病，常遗有半身不遂、口眼㖞斜等症。或风邪初中经络，未入脏腑。多因正气不足，络脉空虚，腠理不密，风邪乘虚而入，引动湿痰，由络入经，气血痹阻。治疗：从《内经》“血行风自灭”之意，用大秦艽汤加减，养血和营，祛风通络。如痰湿重者，可去地黄，加半夏、橘红、胆南星等，以燥湿化痰。若见肢体麻木，酸软无力，神疲气短，面色萎黄，舌淡紫或有瘀斑，苔白，脉细弱等气虚者，宜用益气养血、祛瘀通络法，用补阳还五汤加减。若兼四肢发凉者，用黄芪桂枝五物汤，益气通阳，调和营卫。如半身不遂，经久不愈，肌肉痿废者，宜用八珍汤气血双补，兼补肝肾。可配合针灸、按摩等疗法以利恢复。

（6）涤痰宣窍法

本法适用于中风舌强不语或语言謇涩等证候。此为风痰阻于舌窍，舌乃心之苗，心脾肝肾四经所系，邪中其经则痰涎闭其脉道，故舌不能转运言语也。《杂病源流犀烛》谓：“肾脉之气不能循喉咙，挟舌本，故不能言；脾土不足，痰涎壅盛而謇涩，故亦不能言也。”本证有虚证、实证之不同，实证属风痰上阻廉泉，虚证属肾虚精气不能上承。治疗：实证宜祛风涤痰，宣通窍络。初用涤痰汤，半夏、制胆南星、橘红、石菖蒲、茯苓、竹茹、枳实、甘草等。久而不愈者，用解语丹加减，羌活、白附子、石菖蒲、郁金、木香、远志、胆南星、天麻、甘草等。虚证宜滋阴壮水，益肾利窍。选用地黄饮子加减或用六味地黄丸进之。

(7) 祛风缓急法

本法适用于中风口眼㖞斜。此证多为外风中络所致。风邪中于太阳、阳明经脉。阳明之脉挟口环唇，足太阳之脉起于目内眦，若阳明内蓄痰浊，太阳外中于风，风痰阻于头面经脉，则经遂不利，筋肉失养，而为口眼㖞斜、口角流涎、目清流泪等症。治疗用牵正散加味，祛风化痰，缓急通络。药用白附子、僵蚕、全蝎、白芷、防风、白蒺藜、川芎、天麻、橘红、路路通等。若口眼瞤动者，加钩藤、石决明、白芍等，以平肝息风。

(8) 益气和营法

本法适用于肢体麻木的证候。中风日久不愈或中风初起，常出现肢体麻木，肌肤不仁，痛痒不知或项背拘急等证。多为气虚风痰入络，营卫不和，气血凝滞所致。《素问·逆调论》谓："营虚则不仁，卫虚则不用。"《景岳全书》又谓："非风麻木不仁等证，因其血气不至，所以不知痛痒，盖气虚则麻，血虚则木，麻木不已，则偏枯痿废，渐至日增。"李东垣、朱丹溪都主张"气虚不行，湿痰内阻。"治宜益气和营、化痰通络之法，选用神效黄芪汤、桂枝汤、指迷茯苓丸等加减。若上肢麻木加桑枝，下肢麻木加牛膝。亦可用活络丹、天麻丸等搜风活络。

(9) 活血祛瘀法

本法适用于中风肩臂肢节疼痛者。中风在恢复期或初中经络，由于腠理疏松，风寒湿邪乘虚而入，致营卫气血痹阻经络，久而成瘀，患者常表现为项背拘急，肩臂腰腿疼痛，肢体关节酸楚，臂举不遂，脉浮弦等痹痛之状。治疗用身痛逐瘀汤合程氏蠲痹汤加减，祛瘀活络，蠲痹止痛。药用羌独活、川芎、秦艽、当归、白芍、制乳没、牛膝、地龙、红花、制香附、威灵仙、甘草、桃仁、路路通等。如瘀血重者，宜重用红花、川芎，加丹参以加强祛瘀作用。

(10) 利湿通络法

本法适用于中风恢复期手足浮肿的证候。中风病后，脾阳不振，运化失司，水湿留聚四肢，酿湿生痰，湿痰留滞肌腠经络之间，致络脉不通，瘀血阻滞。临床除麻木、疼痛外，手足部常出现浮肿症状，但以手背及足跗、脚趾等处浮肿为多见。治宜化痰通络，利湿消肿。方用四妙合二陈汤加减，苍术、薏苡仁、牛膝、鸡血藤、茯苓皮、半夏、甘草、红花、豨莶草、桑枝、络石藤等，或用防己茯苓汤送服活络丸。

以上介绍了中风病证的10种治疗法则，其治法是根据中脏腑和中经络的不同而进行辨证立法施治，由于中风病往往在其病因病理及症状上常互相并见，互相联系，因此在治疗时不可单纯以一法为主，必须根据具体证情，辨证施治，方能获得预期疗效。

23. 甲状腺功能亢进的中医治疗

甲状腺功能亢进（简称甲亢）是一种内分泌疾病，是由甲状腺素分泌过多而致。临床以甲状腺肿大、食欲亢进、性情易激动、消瘦乏力、心悸、手颤、不同程度突眼等为特征。本病属于中医学“瘿病”的范围，并兼有消渴证候，中医文献早有“积年瘿病，骨消肉尽，惊惕不安”的记载，故本病又与心悸不寐等证相联系。

（1）发病原因

多与长期饮食失调，脾胃不健，或肝气偏盛有关，常在郁怒忧思等精神刺激的情况下而诱发。肝气郁结，气滞不能运行津液，津液乃凝聚成痰，气滞日久，则又导致血瘀，气、痰、瘀三者壅结于颈前，以致逐渐肿大成“瘿”。若痰气郁结进一步化火，火性上炎，则出现心肝火旺的症状，如病程较久，日渐伤阴，则可形成火郁伤阴的证候。

（2）诊断要点

甲状腺功能亢进影响全身各系统，症状繁多。在诊断上，必须抓住其临床症状和体征的特点。甲亢的特点是：①怕热、易出汗、消谷易饥，常有心跳、乏力。②性情易激动，兴奋不安，失眠，性格改变，舌及手伸出时有颤抖。③甲状腺肿大。④多数患者有双侧眼球突出。

（3）中医辨证治疗

根据本病的临床表现，其病位和心、肝、脾、胃、肾有关，表现有肝气郁滞、痰气交结、肝火旺盛、阴虚阳亢等证候，各证型在临床往往交织在一起，故辨证时应注意其虚、实、寒、热。

①肝气郁滞　症见颈前下部肿大，质软不痛，颈部觉胀，胸闷喜太息，伴胸胁窜痛。症状的波动常与情志因素有关，舌苔薄白，脉细弦。治以理气舒郁。药用柴胡、木香各8克，制香附、郁金、青陈皮、厚朴花、炒枳壳、绿萼梅、昆布、海藻各10克。水煎服。加减法：若咽颈部不适，加桔梗、木蝴蝶各10克；胸胁痛甚者，加川楝子、延胡索各10克。

②肝火旺盛　症见颈部肿块质软，或有结节，眼球突出，眩晕，手颤，情急易怒，面红烦热，多食易饥，形体消瘦，舌质微红，苔薄黄，脉弦或弦数。治以清泻肝火。药用牡丹皮、山栀、黄芩、夏枯草、海藻、黄药子、白蒺藜各10克，生牡蛎30克（先煎），生地黄20克。水煎服。加减法：目赤畏光加菊花、枸杞子各10克；手抖显著加石决明20克（先煎），钩藤10克（后下）；心悸失眠加酸枣仁10克；肝火较甚者加龙胆草6克；大便干燥加生大黄10克；胃热多食加天花粉、玉竹、知母各10克。

③痰气交结　症见甲状腺局部呈弥漫性或结节状肿大，颈部变粗，皮色不变，伴胸闷，气短，干咳，吞咽不利，或有恶心呕吐，饮食减少，舌苔白腻，或黄腻，脉弦滑。治以理气散结，化痰软坚。药用制半夏、青陈皮、制香附、海浮石、浙贝母、茯苓、郁金、海藻、昆布各10克，生牡蛎30克（先煎）。加减法：若痰瘀互结，触有结节者，加桃仁、红花、炮穿山甲、丹参各10克；情志郁怒加柴胡6克，青皮10克；口苦加夏枯草10克。

④阴虚阳亢　除甲状腺肿大外，有眩晕、突眼、手指及舌伸出时震颤，男子有遗精，女子有月经不调，或心悸不宁，心烦少寐，舌红少津，脉弦细而数。治以柔肝滋肾，育阴潜阳。药用生地黄、石决明、珍珠母各20克，白芍、何首乌各15克，女贞子、枸杞子、菊花、钩藤各10克，水煎服。加减法：若气阴两虚，加太子参、麦冬、五味子各10克；盗汗加用当归六黄汤；气虚自汗，重用党参、黄芪各20克。

24. 三叉神经痛的中医治疗

三叉神经痛，是指在三叉神经分布区域内出现阵发性剧烈疼痛。40岁以上的中年人发病率较高，女性较多见。临床以面颊、上颌、下颌或舌部疼痛最明显，尤以上唇外侧、鼻翼、颊部、口角、舌等处最敏感，稍加碰触即可发作，说话、进食、洗脸甚至微风拂面亦可诱发。每次发作历时数秒钟至一二分钟，骤发骤止。本病属于中医“面痛”“头痛”范畴。

发病的原因：中医认为多因风、寒、热邪侵袭阳明经脉，以致气血凝滞，经脉痹阻，不通而痛。

诊断依据：①起病骤然，呈典型的阵发性剧痛，每日发作数次乃至数十次不等。②疼痛部位限于三叉神经分布区域内。③疼痛性质多为电击样、烧灼样剧痛。

应急措施：①针刺阿是穴，强刺激，不留针。②必要时可给予卡马西平100毫克，每日口服2次。

中医治疗：祛风散寒，通络止痛。

中药：川芎15克，防风10克，细辛2克，菊花10克，天麻15克，钩藤10克（后下），白芍15克，地龙10克，炙甘草10克。用法：每日煎服1剂，每剂煎2次。重者每日煎2剂。加减法：头晕耳鸣加龙胆草6克，石决明20克（先煎）；口渴加石膏30克（先煎），黄芩10克；脘闷痰多加半夏、苍白术各10克；有瘀血者加红花、郁金、丹参各10克；头面抽痛加全蝎6克，蜈蚣3条。

中成药：川芎茶调散，每次冲服3克，每日服3次。

针灸：阳白、太阳穴、下关、颊车、合谷、翳风、内庭，用泻法。有痰加丰隆；肝火加太冲。

单验方：①全蝎、地龙、甘草各等分为末，每服3克，每日3次。②白芍15克，甘草10克，水煎服。③天麻、夏枯草、白芷、钩藤各10克，水煎服。

服药禁忌：①避风寒热邪。②保持心情舒畅。③忌食辛辣刺激性食物，免于动火助邪。④如病情严重，各种治疗方法均无效时，可转外科行三叉神经切断术。

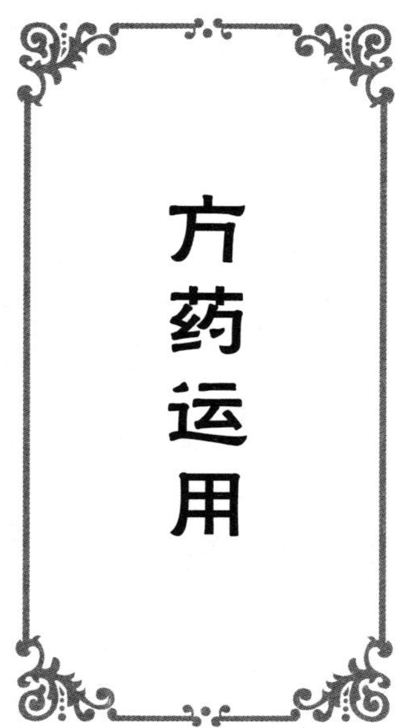

方药运用

一、中药心得

1. 郁金在急症中的应用

郁金，味辛苦，性寒，入心、肝、胆三经。功能行气解郁，凉血清心，祛瘀止痛，利胆消黄。临床常用于胸胁胀痛，妇女经闭痛经，湿温浊邪蒙蔽清窍，神志不清，以及惊痫、癫狂、吐血、衄血、黄疸等证。本品辛散苦降，为临床常用的一种行气开郁、凉血破瘀的血中之气药。此药功效奇异，运用广泛，不仅用于气滞瘀痛诸疾，且有开窍醒神、通关复苏的特效，只要配伍精当，皆可获效。临床上常以此药伍石菖蒲、竹沥、半夏、橘红、胆南星等，用治乙型脑炎、中风、癫痫等，用量 5～15 克，但本品不宜与丁香同用，《十九畏歌》云“丁香莫与郁金见”。另对阴虚火炎、血虚无瘀滞者及孕妇等忌用。现将郁金在急症中的应用，简介如下。

（1）用于流行性乙型脑炎高热神昏

郁金味辛性寒，功能凉血热，开心窍。为治疗热病神昏的要药，凡因邪热引起的神识昏糊等证候皆可配伍用之。如《本草备要》谓：“郁金辛苦气寒，纯阳之品，其性轻扬，上行入心及包络，兼入肺经，凉心热。”又《温病全书》菖蒲郁金汤，以及《温病条辨》安宫牛黄丸、三香汤等方剂，均配伍郁金用之。谢老在临床亦常以郁金配胆南星、石菖蒲、竹沥、天竺黄、川贝母、莲子心等，用治乙型脑炎邪热不退、神昏谵语、烦躁不安等症，随症加减，多能得心应手。

案例：邹某，男，7 岁，发热抽搐 1 天，体温 39.2℃。神经系统检查：病理反射存在。脊髓穿刺，脑脊液无色稍混，潘氏反应（+），葡萄糖 40～50mg/dL，细胞数 510 个，中性粒细胞 85%，淋巴细胞 15%，诊断：流行性乙型脑炎。于 1978 年 8 月 10 日急诊入院，住院号 781343。邀中医会诊，症见高热抽搐，面赤气粗，神识昏迷，项强，烦躁，尿短赤，舌红苔黄，脉数。证属暑热内闭，热陷心包，肝风内动。治以清热息风，镇痉开窍。处方：大青叶 20

克，郁金10克，石菖蒲10克，石决明10克（先煎），金银花12克，钩藤10克，全蝎2克，菊花10克，2剂水煎服。另用紫雪散、羚羊粉各1支，分两次冲服（鼻饲），服药后，体温下降至38.4℃，余症如前。守原方2剂，石菖蒲、郁金各增加至15克，另用抗热牛黄散（原名安宫牛黄丸）1支，分两次冲服，服后小便两次，体温降至正常，神志清醒，抽搐已平，唯精神不振，咽干口燥，舌红苔少津，脉稍微无力，乃暑邪将尽，余热未清，改用养阴清热生津益胃法调理善后。

（2）用于癫痫抽搐

郁金有化痰定痫之效。凡由痰热闭阻心窍的神志痴呆、喜怒无常，以及抽搐吐涎，癫痫惊狂者，用之清心解郁，化痰止抽。《本草纲目》谓："郁金治失心风癫，痰血络聚心窍，同明矾丸。"《摄生众妙方》郁金丹，以及《医方考》白金丸等方剂，皆以郁金配伍。谢老在前人配方的基础上，加入法半夏、竹沥、胆南星、僵蚕、全蝎等，其效更著。如发作频繁，加钩藤、羚羊角、石决明等；神昏不醒，加用至宝丹或牛黄清心丸。

案例：缪某，女，24岁，未婚，1983年9月6日就诊。患癫痫病一年余，初起数月一发，近两月发作频繁，日发数次，发时昏倒仆地，不省人事，面色苍白，牙关紧闭，口吐涎沫，手足抽搐，目睛上视，口中有怪叫声，数分钟后，渐渐苏醒，醒后精神萎靡，胸闷不舒，头昏无力，食欲不振，记忆力减退，西药服过苯巴比妥、苯妥英钠等，未能控制，舌淡苔白，脉象弦滑。测血压120/78mmHg，证属肝风内动，痰气互结，清窍阻塞，心神被蒙。治以化痰宣窍，息风定痫。处方：石菖蒲10克，郁金12克，生白矾1克，全蝎2克，法半夏、化橘红、茯神、远志、制南星、双钩藤各10克，大黄8克（后入）。服药5剂，发作次数减少，隔3、4天发一次。原方又服5剂，痫病控制未发，食欲增加，精神转好。继服原方10剂，隔日服1剂，病告痊愈。随访半年未发。

（3）用于胆石症绞痛

郁金辛散苦降，入肝、胆二经，乃血中气药，能横行利窍，使血流气行，常用于急、慢性胆囊结石发作期，有显著的镇痛作用。《本草纲目》谓："郁金治血气心腹痛。"现代药理研究证实，郁金中含有挥发油，能溶解胆固醇，促进胆汁分泌和胆囊收缩。谢老治疗胆囊炎、胆石症发作期，屡用郁金配伍，皆能奏效。

案例：郁某，女，51岁，初诊1983年9月5日。患者右上腹间歇性疼痛4个多月，疼痛向右肩背放射，服消炎利胆片未效，近1个月来疼痛日益加重，经泰州某医院B超检查，胆囊内有大小不等强光团，约绿豆大小伴声影，提示胆囊炎、胆结石，建议手术治疗。患者不愿手术，来我院门诊求服中药。症见右胁下胆囊区胀痛，痛引肩背，阵发性剧痛，痛时坐卧不安，头汗淋漓，口苦欲呕，嗳气少食，溲赤便燥，舌苔腻黄，脉弦。证属肝胆湿热，气机郁滞不通。治拟利胆排石，通里攻下。处方：郁金15克，金钱草30克，海金沙30克（布包），鸡内金、炒枳实、生大黄（后入）、玄明粉（冲服）、延胡索各10克，木香、柴胡各8克。服药5剂，大便泻下二十余次，泻物稀薄秽浊，如坏猪肝色，胆囊部剧痛显减，欲进饮食。又守原方服20剂，疼痛已解，大便泻下多数，并排出结石20余粒，形如小黄豆大，患者诸症俱除。嘱其B超复查，结石已不明显，囊壁欠光。后以此方去大黄、玄明粉，又服药十余剂，后以“胆石冲剂”（自拟方）、逍遥丸巩固，随访两年未发。

（4）用于中风昏迷

郁金味苦入心，有涤痰开窍的作用。凡由肝阳化风、痰浊壅阻清窍引起的中风昏迷、舌强不语者，谢老每用郁金配合导痰汤或涤痰汤等，其开窍之力更著。如酌加远志、天竺黄，有相得益彰之效。在古今医案里，治疗中风痰厥不语，均配伍郁金同治。谢老在临床亦常用之，颇收奇功。

案例：丁某，男，54岁，住院号761351。患中风昏迷不语，于1976年7月19日急诊入院，血压210/125mmHg，体温39.7℃。西医给予抢救，邀中医会诊，症见昏迷不知，喉间痰鸣，高热面赤，呼吸气粗，舌苔腻黄，脉滑数。证属中风中脏之阳闭。此乃肝阳暴张，阳亢风动，气血上逆，痰火壅盛，清窍闭塞，给予涤痰开窍。处方：郁金12克，石菖蒲、法半夏、天竺黄、贝母、双钩藤、黄芩、炒枳实、化橘红各10克，2剂水煎鼻饲，另用至宝丹1粒化开和服。服后次日神志渐醒，各症好转，血压降至正常，出现左侧肢体偏瘫，口眼㖞斜，语言謇涩，头痛，便干，体温37.8℃，改用平肝、涤痰、通络之法。处方：天麻10克，石决明20克（先煎），郁金12克，菊花、法半夏、怀牛膝、路路通、黄芩、玄明粉（冲）各10克。服2剂，腑气已通，身热已退。后以通经活络的方药，服药37剂，肢体已能活动，搀扶能下地迈步，出院回家疗养，随访已能缓步行走。

（5）用于气厥不语

郁金入厥阴肝经，乃血中气药，能升降诸气，临床不仅有行气、开郁、止痛之功，且有急救苏厥的作用。《本草备用》谓："郁金行气，散肝郁。"谢老在临床凡遇情志内伤、暴怒气厥之证，常用五磨饮子加郁金，每收桴鼓之效。

案例：杨某，女，38岁，1978年6月3日就诊。10天前因夫妻俩吵架突然昏厥，不省人事，经当地医生针灸苏醒。此后一遇情志不畅，即昏倒不省人事，四肢厥冷。血压98/75mmHg，发病前觉心胸闷乱，气闭欲绝，旋即倒地，约半小时方醒，醒后胸胁胀满，纳谷不香，时而悲哭，手足发麻，溲赤便调，舌红苔薄黄，脉细弦。病由仇怒伤肝，肝气郁结，气机逆乱，上壅心胸，蒙蔽神识，而致气厥昏倒。治宜疏肝解郁，行气开窍。处方：郁金、石菖蒲、乌药、枳实、制香附、青陈皮、白芍各10克，木香6克，沉香3克，柴胡6克。服药9剂，病未再发，后以逍遥丸调理巩固之。

2. 石膏在高热急症中的应用

石膏为一种含水硫酸钙的矿石，研细生用。其味辛甘、性大寒，入肺、胃二经，有强烈的清热泻火作用，善清气分实热，用于急性热病，壮热烦渴，发斑发疹，心烦神昏，脉洪大等。此药功效奇异，其退热之功，胜过犀角、羚羊等名贵药品，只要配伍精当，皆可获效。

（1）用于乙型脑炎

石膏味辛，性大寒，功能清热泻火。凡乙脑高热、头痛项强等症，用之疗效显著。谢老常以生石膏60克（先煎），金银花、连翘、大青叶、野菊花各15克，水煎服。若大便秘结加大黄、芒硝各10克；神志昏迷加石菖蒲、郁金各10克，成药可用紫雪丹、至宝丹等。

（2）用于温毒发斑

石膏大寒，入手太阴、足阳明二经，对热毒入于营血而引起的高热发斑者，用之有气血两清、解毒化斑之效。生石膏50克（先煎），广犀角、紫草、牡丹皮、玄参、金银花、生地黄各10克，板蓝根15克，每日煎服2剂，每剂煎2次。

（3）用于肺炎或麻疹并发肺炎

石膏有较强的清肺热作用，对肺热引起的高热咳嗽、气急鼻煽之证，用之有桴鼓之效。生石膏50克（先煎），杏仁10克，麻黄5克，甘草6克，葶苈子10克，水煎服。咯血加白茅根15克，山栀10克；热毒过盛加大青叶、蒲公英各10克；咳痰加川贝母10克。

（4）用于流感

石膏能除头痛身热、三焦大热、皮肤热等。谢老常以本品配伍，治疗流感高热、头痛等证疗效颇著。用生石膏40克（先煎），知母10克，大青叶15克，连翘15克，葛根10克，甘草5克，水煎服。鼻衄加白茅根15克，牡丹皮10克；咽痛加桔梗10克。

（5）用于中暑

中暑，是盛夏暴发的一种急性热病之一。谢老凡遇暑热之症，首用石膏配伍，每能建功。生石膏60克（先煎），知母10克，生甘草10克，鲜竹叶20克，鲜芦根30克，西瓜翠衣1块，水煎服。若汗多气虚加太子参15克，玉竹10克；抽风加钩藤、地龙各10克；如暑热伤正，气阴耗伤，可用生脉散加减。

（6）用于急性风湿关节炎

用石膏治疗急性风湿热关节红肿疼痛，疗效较为理想。谢老常用生石膏40克（先煎），配秦艽10克，防己10克，薏苡仁30克，苍术10克，黄柏10克，地龙10克，水煎服。

3. 藿香临床运用

藿香为唇形科一年生草本植物广藿香和藿香的全草。广藿香主产于广东、台湾，藿香国内各地均产，又名土藿香。初秋连根拔起，扎成把，晒干切断，生用或鲜用。藿香味辛，性微温，入脾、胃、肺经，功能芳香化湿，和中止呕，解暑辟秽，发散表邪。适用于胸脘痞闷、呕吐泄泻、心腹绞痛、感冒受寒及口鼻诸症。

（1）治时感

藿香辛散温通，善治风寒暑湿诸症，对治疗时行感冒有较好疗效，临床常配伍苏叶、白芷、厚朴、生姜等，如藿香正气散。

（2）疗湿阻

《本草正义》云“藿香能祛除阴霾湿邪，而助脾胃正气，为湿困脾阳、倦怠无力、饮食不甘、舌苔垢浊者最捷之药”，故凡湿邪引起的病证，均可加用藿香治之，如《医原》藿朴夏苓汤、《温热经纬》甘露消毒丹等，以藿香为主，配半夏、厚朴、滑石、茵陈、黄芩、赤苓等药。

（3）止吐泻

藿香辛香微温，入足太阴、阳明经气分，功能和中化湿，对暑湿热邪所致的肠胃疾患，均可用之。《本草图经》曰“治脾胃吐逆，为最要之药”，《本草求真》谓“止者，须用投服”。临床可配伍木香、砂仁、半夏、茯苓、厚朴、滑石、甘草等，治呕吐腹泻、心腹绞痛、胸膈痞满等症。

（4）除口臭

藿香芳香化浊，善行胃气，《得配本草》谓“去恶气，除口臭”，《汤液本草》记载“藿香温中快气，上焦壅热、饮酒口臭煎汤漱”。谢老习以藿香为君，配合防风、山栀、生石膏、牡丹皮等。若遇脾湿郁热而致口甘者，则重用佩兰配藿香治之。

（5）通鼻渊

藿香辛香，又有通利鼻窍作用，对风寒、风热入脑的鼻炎、鼻窦炎有明显的疗效。《医宗金鉴》奇授藿香丸，即以藿香配猪胆汁治疗鼻渊，临床亦可配用辛夷、细辛、藁本、川芎、白芷等药。

4. 苍术的临床妙用

苍术，又名赤术，为菊科草本植物，药用根部。其味辛苦，性温无毒，入足太阴、阳明经。功能燥湿健脾，祛风除湿。它临床应用范围较广，不仅用于内科脾胃、郁证诸病，还可用于湿疮等疾患。只要配伍得当，则效若桴鼓。

（1）治感冒

苍术能祛风除湿，解表发汗，如《用药法象》谓“苍术能除湿发汗”。谢老在临床常以苍术配羌活、防风、菊花、甘草等，治疗外感风寒夹湿的头痛、身疼、恶寒无汗等证，有相得益彰的效果，尤以无汗者更宜之。此方四季均可应用，既无麻桂发汗易多之虑，又无银翘伤胃之弊。现代药理研究证实，苍术有抗菌、抗病毒之效。《医方集解》中的神术散，即苍术伍防风、甘草治“内伤冷饮外感风寒之邪而无汗者”。可见苍术治无汗感冒，古亦习用。

（2）除痹证

苍术有散湿除痹、通利关节之效。凡对风寒湿邪留滞皮肉筋脉的痹通，无论疼痛性质属寒属热，均可用之。如《本经》谓“苍术治风寒湿痹、死肌”。痹证多由正气不足，感受风寒湿热之邪，痹阻肌肉骨节经络之间，气血运行失畅而出现痹痛。谢老常以苍术配伍，治疗风寒湿三气杂至的痹证，根据三气的孰多孰少，加减化裁而施，效果令人满意。苍术配附子、桂枝、甘草治寒湿痹痛；配石膏、秦艽、薏苡仁治热痹关节红肿；配羌独活、防风、威灵仙治风寒湿痹；时逸人在《中国药物学》谓苍术挥发油“影响中枢神经，呈麻痹作用”。可见苍术止痛效果是肯定的。

（3）止胃痛

苍术入太阴、阳明经，长于健脾调胃，能治疗各种胃痛。《名医别录》谓“苍术除心下急痛，暖胃消谷嗜食”。《用药法象》又谓“苍术健胃安脾”。胃为“水谷之海”，主受纳腐熟水谷，宜通而不宜滞。若饮食不节，忧思恼怒，或素体阳虚，脾不健运，而使胃气郁滞，失于和降，则胃痛乃作。谢老常用苍术配木香、陈皮、半夏、砂仁、苏梗等治疗胃痛，有较好的效果。如阴虚胃痛加沙参、麦冬、石斛，胃热胃痛加牡丹皮、山栀、黄连；血瘀胃痛加丹参、赤芍、延胡索等。

（4）主泄泻

苍术燥湿，芳香辟秽，具有除湿止泻之功，为暑夏长用之妙品。如《中药学》谓“苍术止暑月水泻”。《本草备要》又谓“苍术止吐泻”。暑夏湿盛，“湿盛则濡泻”。夏感湿邪，乱于肠胃，出现发热、呕吐、腹痛、泄泻等症。用苍术配藿香、紫苏、半夏、六一散、鲜扁豆花等，治疗暑泻，能应手取效。如见里急后重、便下脓血者，用苍术配木香、黄连、赤白芍、马齿苋等，临床应用，其效颇佳。热重中白头翁、黄芩；食滞者加槟榔、焦三仙；有表证者加葛根。

（5）疗腰痛

苍术辛温而燥，能疗腰部冷痛。腰痛病位在肾，多由肾虚或寒湿之邪入侵肾府，经脉受阻，气血运行不畅，发为腰痛。谢老根据腰痛的性质，常以苍术配干姜、茯苓、甘草等药，如《金匮要略》肾着汤，治疗湿邪伤肾的腰部冷痛、身重如坐水中、活动转侧不利等症，用之每能应手取效。考肾着汤组成，并无治肾之药，而是温脾祛湿之品。腰为肾之府，痛在腰部，称为肾病，实非肾病，乃湿邪伤肾，用此方治疗何腰痛重坠，疗效极为满意。谢老认为，得效之机在于苍术，辨证要点在于“身重”和“腰重”两个“重”字。

(6) 解气郁

苍术入太阴、阳明二经，气味辛香，功能强胃健脾，发水谷之气，能径入诸经，疏泄阳明之湿，通行湿滞，解诸郁。常用于胸膈痞闷、脘腹胀痛、嗳腐吞酸、恶心呕吐等症。《丹溪心法》谓：“苍术总解诸郁，随证加入诸药。”《本草图解》又云：“苍术宽中，其功胜于白术。”如《丹溪心法》越鞠丸，配伍苍术，治疗气、血、痰、火、湿、食所致的六郁。谢老在此方的基础上加入绿萼梅、佛手花，其效更著。如胀甚加厚朴；痞满加枳实；呕痰加半夏、生姜。

(7) 祛风湿

苍术辛苦温燥，芳香气烈，既能内化湿浊，又能外祛风湿，为常用治湿的要药。丹溪谓：“苍术治湿，上中下皆有可用。”《丹溪心法》二妙丸、《医学正传》三妙丸、《成方便读》四妙丸，均以苍术配伍，治疗湿邪下注所引起的诸病。谢老常用苍术配苦参、生地黄、防风、木通、牛蒡子、蝉衣等，治疗皮肤风疹块，用之颇有特效。如用苍术配黄柏、槟榔、花椒、枯矾各等分为末，菜油调敷患处，功能清热除湿，止痒杀菌。治疗皮肤湿疮、坐板疮、阴囊湿疮，一切黄水疮，破流黄水者，瘙痒无度，屡用屡验，其效非凡。

5. 对石菖蒲的配伍运用经验

石菖蒲为天南星科多年生草本植物石菖蒲的根茎。其味辛性温，入心、肝、脾经，功能芳香化湿，开窍宁神，豁痰解毒。主治热病神昏，癫痫痰厥，耳鸣健忘，胸脘胀闷，呕吐腹泻，风寒湿痹等症。此药攻效奇异，运用广泛，不仅用于定痉宁神，且有通关复苏的特效。在临床上凡痰浊蒙蔽心包，风动抽掣，或癫痫惊风，诸药无效者，增用本品，多奏殊功。因其功能芳香化湿，明耳目，通九窍，故于湿浊为患之耳鸣、耳聋等症，均适用之。若与远志、茯苓、龙齿等同用，对健忘、失眠、痴呆等症颇有良效。配牛黄、竹沥，用治神识不清者，效若桴鼓。在李时珍《本草纲目》中谓：石菖蒲善治“中恶卒死”。谢老临床曾以此品配伍郁金、竹沥、半夏、橘红、胆南星等，用治中风昏迷、乙脑神昏、小儿惊风及其他脑病昏迷不醒等症，经临床观察，有其一定的效用。本品由于辛温，故对阴虚血热者，均不宜服用。用量：干品为 3 ~ 10

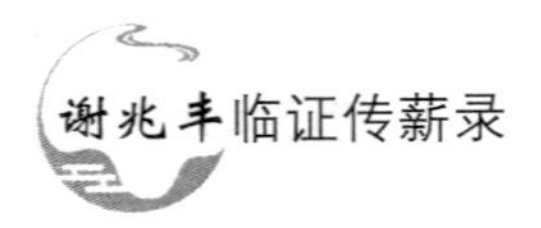

克，鲜品10～15克。煎法：石菖蒲属芳香药，含挥发油，系其有效成分，故入煎剂宜后，注意不宜久煎，以免降低疗效。现将石菖蒲临床配伍应用一得，介绍如下。

（1）开气厥

石菖蒲入心肝二经，有开气郁、畅心神、苏昏厥的作用。《重庆堂随笔》载："石菖蒲舒心气，畅心神，怡心情，益心志，妙药也。"石菖蒲临床不仅有豁痰之功，且有开气郁、畅心神和苏昏厥的作用。谢老在临床凡遇情志内伤、气怒成厥之证，常用石菖蒲配疏肝理气解郁药，服后可收佳效。如治张某，女，44岁，因和邻居吵架，突发昏厥不省人事，四肢僵冷，口噤不吐沫，测血压78/68mmHg，苔白，脉弦。此由愤怒伤肝，气机逆乱，上壅心胸，蔽塞神明。治以疏肝解郁，行气宣窍。药用：石菖蒲15克，乌药10克，沉香3克，檀香6克，木香8克，槟榔、制香附、青皮各10克，服后病愈，后以逍遥丸调理巩固。

（2）平癫痫

石菖蒲芳香化湿，有宣窍豁痰定痫之效。《本草纲目》谓："石菖蒲治惊痫。"凡对痰热郁结的神志痴呆、抽搐吐涎、癫痫惊狂者，用之清心解郁，化痰止搐。谢老常用石菖蒲配郁金、生明矾等，水煎服。临床实践证明，对癫痫抽搐确有著效，如发作频繁，加羚羊角、石决明；惊加钩藤、龙齿。曾治孔某，女，27岁。半年前因受意外惊吓而致昏厥，手足抽掣，历时10分钟始苏，嗣后每隔数日即发作一次，发时昏仆不省人事，口吐白沫，甚则小便失禁，醒后如常人，舌苔薄腻，脉弦滑。病由惊恐伤及肝肾，脏气不平，而致风动火升，痰火上扰神明，痫疾以作。治以化痰、息风、定痫。药用石菖蒲10克，生明矾1克，胆南星10克，全蝎3克，竹沥10克，半夏10克，郁金10克。服药18剂，痫病未发，遂停药观察，半年未复发。

（3）治中风失语

石菖蒲有涤痰、开窍、醒神之功效。《本经》载："石菖蒲开心孔，通九窍，出声音。"凡肝阳化风、痰浊壅阻清窍而引起的中风昏迷、舌强不语者，谢老每用导痰汤加入石菖蒲，其开窍之力尤著。在古今文献医案中，治疗中风语言不利，均以石菖蒲配伍。临床酌加远志、郁金、天竺黄，有相得益彰之效。曾治董某，女，53岁，患者因高血压中风昏迷不语，急诊入院，西医给予降压、输液等。邀中医会诊，患者口噤牙闭，喉中痰鸣，呼吸气粗，大便数日未解，苔厚腻黄，脉滑数。血压175/100mmHg。此乃肝阳暴张，阳亢风动，气血上逆，痰火壅盛，清窍闭塞。给予涤痰开窍法，用石菖蒲15克，郁金、竹沥、半夏、天竺黄、黄芩、贝母、橘红、生大黄（后下）、远志各10克。水煎鼻饲，每次约200毫升，日服4次。共服药2剂，热退腑通，神志清醒，血压降至150/90mmHg。

（4）疗耳鸣、耳聋

石菖蒲芳香化湿，不仅能豁痰降浊，且有明耳目、通九窍的作用，对肝火上扰，痰浊阻耳所致的耳鸣、耳聋病等，均可用之，谢老常以石菖蒲配远志、灵磁石、龙齿、茯苓、半夏等通窍开闭，疗效理想。如治许某，女，35岁，工人。患者患耳鸣、耳聋、眩晕3个月，1个月前因繁劳突然加剧，发现两侧耳鸣，听力减退，自觉房屋转动，站立不稳，头晕发重，胸脘痞满，纳呆泛恶，苔厚腻，脉濡。某医院诊为内耳眩晕病。证属湿浊上扰清空，耳窍阻遏。治用石菖蒲15克，灵磁石、龙齿各20克（先煎），茯苓、半夏、苍术、白术各10克，厚朴6克。共服药15剂，耳鸣消失，听力恢复。

（5）除痹痛

石菖蒲辛温升散，有祛风除痹、通利关节、缓和拘挛之效，凡对风寒湿邪留滞皮肉筋脉的痹病，临床用之，殊有佳效。《本草从新》载：“石菖蒲辛苦而温，芳香而散，祛湿除风，逐痰消积。”谢老对久病痼疾的患者，用石菖蒲配伍川芎、桂枝、蚕砂、羌活、秦艽等药，屡治屡效。曾治陈某，女，40岁。患者因劳动汗出当风，致风寒湿邪袭踞，经络痹阻，周身酸痛，尤以肩、膝关节痛重，昼轻夜重，舌苔白腻，脉弦缓。治以散寒化湿，通络止痛。用石菖蒲12克，桂枝、防风、羌活、独活各6克，川牛膝、川芎、蚕砂各10克。服药5剂，痹痛已除。

（6）主健忘、多寐

石菖蒲辛温芳香，既长于治痰，又有宁心、益智之妙。谢老在临床常用石菖蒲配伍远志、龙骨等药，治疗健忘、多寐及神昏等神志方面的疾患，有显著的疗效。曾治孙某，男，39岁，教师。患者由于思虑劳心过度，引起多寐、健忘，头昏身倦，苔白，脉细。治以安神益志，宁心化痰。用《千金方》孔圣枕中丹之意。处方：石菖蒲15克，远志10克，花龙骨20克（先煎），党参10

克，黄芪15克，山药15克。服药10剂，健忘，头昏身倦，苔白，脉细。治以安神益志，宁心化痰。服药10剂，健忘、多寐已除。

（7）治乙脑

石菖蒲入心经，功能醒神志，开心窍，为治疗热病神昏的要药。凡热郁心包所致的神识昏蒙等证候，皆可配伍用之。如《温病全书》中的菖蒲郁金汤、《温热经纬》中的神犀丹等方剂，均配伍石菖蒲宁心通窍。谢老在临床亦常以石菖蒲配胆南星、郁金、竹沥、连翘、贝母、天竺黄等，用治乙脑邪热不退，神昏谵语，烦躁不安等症，随症加减，多能得心应手。如治一邹某男患儿，7岁。患儿因发热抽搐，急诊入院，经脑脊液等检查，诊断为流行性乙型脑炎。邀中医会诊，症见高热抽搐，神识昏迷，面赤气粗，头项强直，舌红苔黄，脉数。此乃暑邪内闭，热阻心包，肝风内动，急予清热息风，醒神开窍。药用石菖蒲、大青叶、金银花、连翘、钩藤、菊花、郁金各10克，全蝎3克，水煎鼻饲，另加安宫牛黄丸。服药4剂，热退神清，抽搐已平。

6. 代赭石的临床配伍妙用

代赭石，又名血师，为氧化物类矿物赤铁矿的矿石，其色赤，味苦性寒，入心、肝经。功能镇逆平肝、凉血止血。临床应用范围较大，除药学典籍所述外，更有安心神、通燥结、平癫狂之妙用，用之得当，能建奇功。本品由于味苦性寒，质重而坠，故对肠胃虚寒者及孕妇忌用。一般用量：10～40克，重症可用50～80克（生者），煅代赭石一般10～15克。潜降多生用，止血多煅用。生代赭石用量可大些，煅代赭石用量宜小些。现代药理研究认为，本品主含三氧化铁，能促进红细胞及血红蛋白的新生。

（1）安心神

代赭石苦寒入心，具有宁心安神之妙。凡对心气血虚、痰涎扰心所致的不寐，均可用之。如张锡纯谓“代赭石能导阳归阴，潜镇安神”，张氏创立的安魂汤，其中用代赭石之意，“以导引心阳下潜，使之归藏于阴，以成瞌睡之功也”。谢老在临床常以代赭石配酸枣仁、花龙骨、茯神等，治疗不寐证，收效显著。曾治一孔姓患者，女，42岁，工人。患者有癔症史，近来夜不能眠，服镇静剂未效，病情日重，有时彻夜不睡，心烦不安，苔白，脉细滑。证属痰涎扰心所致。治以化痰安神。药用生代赭石15克（先煎），生龙牡各30克（先煎)，茯神、酸枣仁、半夏、远志各10克，黄连3克，服药12剂，睡眠正常。

(2) 通燥结

代赭石，质重而坠，具有降气开结之功。凡由燥热内结，气滞不行而致的粪便干结，难以排出者，谢老每用承气之类加入代赭石，其通便之力尤著。《医学衷中参西录》中有“赭遂攻积汤”，治疗大便燥结过甚，其中代赭石起到开路先锋的作用。曾治一宋姓患者，男，39岁。1980年4月，患者因肠胃积滞，实热内结而导致大便梗阻不通，腹部胀满硬痛。用荡涤实热、通下积滞之法。药用生代赭石40克（先煎），大黄（后下）、芒硝（冲服）、厚朴、枳实各10克，连翘15克，服药3剂，大便每日通行，腹胀痛消失而愈。

(3) 平癫狂

代赭石，入心肝二经，生用降火，临床有涤痰镇心、平癫狂之能。癫狂病位在心肝，多由肝气郁结，郁久化火，火灼津液，凝聚成痰，痰火互结，上扰心窍，而致癫狂发作。谢老在临床常以生代赭石，配合黄芩、天竺黄、生大黄、生铁落、连翘心、郁金等同用，作为治疗癫狂症的常用方。本方重用代赭石，借其重坠之力，引上焦痰火下行，借以开郁启闭。近代研究报道，本品对中枢神经有镇静作用。曾治一谢姓患者，男，37岁。患者因愤怒后导致精神失常，语言错乱，骂詈不避亲疏，夜间奔走打人，经某医院诊断为精神分裂症。邀谢老诊治。给予泻火逐痰、宁心安神之法。药用生代赭石40克，生大黄、芒硝、黄芩、石菖蒲、远志、郁金、茯神各10克，沉香3克。服药3剂，泻出黑色水便颇多，精神好转，夜能安眠，继以原方出入。共服药15剂，狂病未发。

7. 佛手的临床应用

佛手又名佛手柑、佛手香橼，为芸香科常绿小乔木，或灌木植物佛手柑的果实。其味辛苦酸而温，入肝、脾、胃、肺经。功能疏肝和胃，理气止痛，健脾消痰。凡痰饮咳嗽，胸闷胁胀，肝胃气痛，食欲不振，恶心呕吐等症，用之颇有特效。本品辛散苦降温通，可升可降，能行三焦气滞，为临床常用的一种气分要药。

(1) 调胃止痛

佛手善于行脾胃滞气，对各种胃痛有较好的疗效。用佛手10克，炒白术

10克，陈皮10克，炙甘草5克，水煎服。若兼胁痛者加川楝子10克。

（2）治痢疾

佛手辛温入脾胃，能开发郁结，直达肠胃，有破滞治痢之效。凡对肠胃湿热结滞所致的痢疾，效果很好。用佛手10克，黄连3克，马齿苋20克，水煎服。若痢下脓血加赤白芍各10克。

（3）消痰止咳

佛手入手太阴肺经，功能行气化痰，凡对痰气郁结之患，每能应手取效。用佛手10克，半夏10克，厚朴6克，杏仁10克，水煎服。

（4）除疝气

佛手本为辛温之品，若配伍温里药，治男子寒凝疝痛，其效颇佳。用佛手10克，肉桂10克，小茴香10克，炒延胡索10克，水煎服。

（5）消食积

佛手气味清香而不烈，性温和而不峻，既能疏理脾胃气滞，又可消食导滞化积。对食积停滞之腹胀，用之有桴鼓之效。用佛手10克，焦楂曲各15克，炒麦芽15克，焦槟榔10克，水煎服。

（6）祛瘀疗伤

佛手味苦，为辛温之品，功能调气止痛，与活血药相伍；用于跌打损伤，则行气活血祛瘀之效益彰。用佛手10克，桃仁10克，红花10克，地鳖虫10克，水煎服。

8. 临床运用木香配伍的经验

木香入行气药时生用，入大肠时宜煨用。其味辛苦而温，入脾、大肠、三焦经。功能行气止痛，疏肝开郁，和胃，健脾，消食等，擅长行肠胃滞气，凡消化不良，食欲减退，胸腹胀痛，呕吐，泄泻等病证，用之尤有特效。本品辛散苦降温通，芳香而燥，可升可降，能行三焦气滞，为临床常用的一种行气止痛、健脾消食的气分要药。

木香在临床的配伍应用，范围广泛。若用于和胃止呕，常与砂仁配合；用于行气止痛，多与陈皮、甘草配合；疏肝散寒，则配乌药、茴香、川楝子；导滞通便，则配槟榔、大黄；如配伍利湿清热的金钱草、海金沙、芒硝等，能利胆排石；配沉香、乌药，则可行气开郁；配黄连、芍药，又可解毒治痢；若配当归、延胡索、香附，则可调经止痛等。由于配伍的不同，其功用主治亦不同。本品由于性温而燥，故血虚有热及阴虚火旺者，均不宜服用。现将木香在临床配伍一得，归纳如下。

（1）止胃痛

木香长于行肠胃系统的滞气，治疗各种胃痛。《药性本草》谓："木香治九种心痛。"心痛主要指胃脘痛。胃为"水谷之海"，主受纳和腐熟水谷，宜通而不宜滞。若忧思恼怒，或素阳虚，脾不健运，使胃气郁滞，失于和降，则胃痛乃作。谢老在临床常以木香配白术、陈皮、高良姜、厚朴、半夏、砂仁、甘草等药治疗胃痛，有相得益彰的效果，如香砂养胃丸等方剂，即是其例。兼有胁痛的，加川楝子、枳壳等。

病例：苏某，女，34岁。1980年9月4日初诊。患者患胃病3年余，胃经常隐隐作痛，时轻时重，得温则舒，嗳气纳少，苔白，脉细弦。某线钡餐透视：呈瀑布型胃，黏膜正常，未见龛影及充盈缺损。辨证：病久体虚，脾寒胃弱，中阳不足，气机阻滞，以致胃痛。治拟行气调胃，温阳止痛。处方：广木香6克，砂仁2克（后入），陈皮9克，炒白术9克，甘草5克，厚朴5克，高良姜6克，干姜6克，白芍9克，红枣6枚。服药9剂，疼痛消失。

（2）平呕吐

木香调诸气，和胃气，且有芳香化湿的作用。对肠胃气滞、湿停不化所致的呕吐腹痛等病证，均可用之。如《日华诸家本草》谓："木香治心腹一切气……呕逆反胃。"胃以和降为顺，若饮食不调，情志内伤，或素体脾胃虚弱，均可导致和降失职、胃气上逆，而出现呕吐。谢老常以木香配砂仁、陈皮、厚朴、甘草、半夏等和胃止呕，疗效理想，如香砂平胃丸等方剂。

病例：朱某，男，39岁，农民。1980年7月5日初诊。患者恶心呕吐已四五天，日呕数次，进食饮水则泛吐，伴有胃脘不适，嗳气频频，舌苔白腻，脉象细弦。辨证：由于饮食不节，损伤脾胃，胃气不降，气逆于上，而致呕吐。治拟健脾和胃，降逆止呕。处方：木香6克，砂仁3克（后入），炒苍术9克，厚朴6克，陈皮10克，甘草5克，制半夏9克，灶心土20克（包煎），生姜3片，大枣6枚。服药3剂，呕吐次数减少。原方继进5剂，呕吐已平。

（3）除疝气

疝的名称很多，《内经》有七疝之称。其病多为寒凝气滞，寒积下焦，肝络失和，气滞不行，以致少腹控引睾丸而痛。谢老根据古人“治疝必先治气”，使气行寒散，肝脉和调，疝痛可消的原理，常采用木香配乌药、茴香、青皮、高良姜、川楝子、槟榔等治疗本病，用之确能奏效，如天合乌药散等方剂。

病例：高某，男，28岁，农民。1980年7月31日初诊。患者右侧睾丸肿胀疼痛，牵引少腹而痛，劳则加重，行走不便，病已五六日，形寒怕冷，苔白，脉沉弦。辨证：乃寒凝肝脉，肝脉络阴器，上抵少腹，阴寒内盛，入于厥阴之络，故睾丸肿痛。治疗：温肝散寒，理气止痛。处方：木香6克，乌药9克，青皮9克，肉桂5克，延胡索9克，小茴香9克，川楝子9克，炒枳壳9克，橘核9克，高良姜9克。服药3剂，睾丸肿痛已消。再以原方3剂巩固之。

（4）消积滞腹胀

木香能消积滞腹胀，文献亦有记载，如《日华子诸家本草》谓：“木香能健脾消食。”积滞多由饮食不节，宿食停滞，脾胃受损，纳运失常，致气机壅阻不舒，而为脘腹痞满胀痛，正如前人所谓“饮食自倍，脾胃乃伤”。谢老常以木香配槟榔、青陈皮、莪术、黄连、大黄、牵牛子等治疗积滞，效如桴鼓，方如木香槟榔丸等。

病例：林某，女，4岁。1978年8月11日初诊。其母代诉：小儿肝腹胀痛似鼓，饮食不思，泛吐酸馊，病已十余日，服干酵母药片，胀未减，身热37.8℃，粪便特臭，舌苔厚腻，脉数。辨证：乃饮食当，停滞不化，脾胃失健，以致饮食不当，停滞不化，而成积滞腹胀等症。治拟行气导滞，泄热通便。处方：木香3克，炒槟榔6克，青陈皮各5克，焦楂曲各5克，大腹皮6克，炒枳壳5克，炒莱菔子9克，鸡内金9克，连翘9克，大黄3克（后入）。共服药6剂，腹胀基本消失，身热正常。

（5）治胆囊炎、胆石症

用木香配伍治疗胆石症、胆囊炎，现代资料亦有记载。如天津南开医院、遵义医院、中医研究院等单位所创制的胆道排石汤中均用木香。木香行气止痛，又行肝经之气。中医学认为胆附于肝，为“中清之腑”，输胆汁，其机能以通降下行为顺。凡情志不畅、饮食不节、过食油腻等，均可导致肝胆气滞，湿热壅阻，肝失疏泄，胆失通降，使胆汁排泄不畅，不通而痛。治疗每采用胆道排石汤（木香、金钱草、郁金、枳壳、黄芩、延胡索、海金沙、大黄等）加减，颇有良效。

病例：唐某，男，30岁。住院号791569。患者右上腹阵阵剧痛，于1979年10月1日住院。入院后，经检查诊断为胆石症、胆囊炎。中医会诊：患者胃脘偏右阵阵剧痛，痛处摸到如乒乓球大小的肿块、拒按，伴有畏寒高热，体温39.5℃，巩膜、皮肤黄染，呕吐黄苔水，食欲不振，大便五六日未解，尿赤，舌苔厚腻微黄，脉弦数。辨证：乃湿热蕴结肝胆，以致肝胆失疏，气机郁滞而痛。治拟疏肝行气，利胆排石。用胆道排石汤加减，处方：木香6克，金钱草20克，郁金9克，枳壳9克，黄芩9克，延胡索9克，海金沙20克，柴胡6克，大黄15克（后入），玄明粉20克（冲服）。服药4剂，大便日泻数次，疼痛减轻，身热已退。又按遵义医学院“总攻”方案总攻3次，共服药16剂，疼痛基本解除，肿块消失，于10月16日出院。

（6）开气厥

木香乃三焦气分之药，能升降诸气，临床不仅有行气、和胃、止痛之功，且有急求开厥的作用，如《日华子诸家本草》谓：“木香治心腹一切气。”气厥又称肝厥，多由情志刺激而发。情志不畅，肝气郁结，气机逆乱，上壅心胸，蒙蔽神识，而致气厥昏倒，即《素问》所谓“大怒则形气绝，而血菀于上，使人薄厥”。谢老凡遇此证，常用五磨饮子加减，颇为有效。方中以木香配乌药、沉香、槟榔、枳实等药行气开郁。醒后再以木香调气散（木香、檀香、丁香、砂仁、佛手、香附、甘草等）加减理气宽中。

病例：卜某，女，28岁。1980年5月12日初诊。患者因丈夫骤得疾病而死，日夜悲哭不休，以致气厥昏倒，不知人事。经西医抢救稍醒，但神昏不语，饮食不进。中医给予疏肝行气，开窍解郁之法。方以五磨饮子加味：木香6克，沉香5克，乌药9克，槟榔6克，枳实9克，檀香5克，郁金9克，石菖蒲9克，远志9克，制香附9克。服药3剂，神志虽清，仍气郁不语，状如痴呆。又宗原方3剂，煎汤送服苏合香丸，早晚各服1丸，共服2丸，已能开口说话，后以木香调气散合逍遥丸加减，疏肝理气、解郁，调理而愈。

（7）主痢疾

木香治痢疾，文献屡见记载，如《日华子诸家本草》谓“木香治泄泻、痢疾”。痢疾病位在肠，多由湿热或寒湿之邪侵入肠中，使肠络受伤，气血与邪相搏结，化而为脓，而成痢疾。木香味辛苦而温，入脾大肠、三焦经，为临床常用的行气之药，且有治痢之功，痢疾病位在肠，多由寒湿或湿热之邪侵入肠中，使肠络受伤，化为脓血而成痢疾。谢老在临床每以木香为主，配伍马齿苋、白芍、黄连，作为治疗痢疾的常效方。

木香开发郁结，直达肠胃，使气滞宣通，气和则病已。根据药理实验研究，木香对伤寒杆菌、痢疾杆菌、大肠杆菌、多种真菌有一定的抑制作用，马齿苋清热解毒，白芍止痛止痢，黄连燥湿清热，凉血解毒而止大便脓血。四药合用，具有清热解毒、治泻除痢之特效。凡肠胃湿热积滞所致的痢疾，用木香配伍，尤为适宜。湿重加茯苓10克，薏苡仁15克；食滞加槟榔10克，焦三仙各10克；有表证者加葛根10克；寒证者加吴茱萸3克，干姜10克。

用量与用法：最大用量为15克，最小用量为3克。生用行气，煨用治痢。

使用注意：木香辛香而散，苦温而燥，血虚有热及阴虚火旺者不宜服用。

病例：杨某，男，35岁，建筑站工人。1980年10月16日初诊。腹痛三四天，痛而下坠，便下脓血黏液，日夜十余次，肛门灼热，里急后重，口苦不思食，发热38℃，小便短赤，舌苔白腻微黄，脉弦稍数。大便化验：脓细胞（+++），红细胞（+）。辨证：湿热侵入肠中，气血因而被阻，传导失职，化为脓血，而成痢疾。治拟清热解毒，调气行血。处方：煨木香6克，川黄连1.5克，黄芩5克，赤白芍各9克，槟榔6克，大黄9克（后入），甘草5克，马齿苋20克，金银花9克。服药5剂，腹痛消失，便下脓血已消，复查大便正常。

（8）疗妇女痛经

木香味辛苦而温，能疗妇女痛经。痛经多由气血运行不畅所致，谢老根据“不通则痛”的理论，以木香配当归、乌药、延胡索、香附、甘草等药行气活血，调经止痛。用之每能应手，方如加味乌药汤。

病例：鲍某，女，17岁，1981年1月16日初诊。患者每至经前小腹胀痛，痛而下坠，胸胁亦感胀痛，经后则痛止，行经量少，色红而微紫，伴有头痛，嗳气，情绪急躁，食纳欠香，舌苔薄白，脉象沉弦。辨证：肝气郁结，气机不利，经行不畅，而致经期腹痛。治拟疏肝行气，调经止痛。处方：乌药9克，木香6克，制香附9克，醋延胡9克，当归9克，川芎9克，柴胡5克，白芍9克，甘草5克。服药5剂，腹痛止。嘱患者每至经前服药5剂。经连服3次，经潮，小腹胀痛告愈。

9. 茜草擅治瘀血黄疸

茜草味苦微酸，性寒，入足厥阴肝经。功能行血、止血，且有清肝祛湿、散瘀退黄之能。凡对黄疸肝炎有瘀血症状者，临床用之，殊有佳效。黄疸病，多因湿热相搏，或寒湿伤阳，气滞血瘀，肝木失疏，胆汁外溢于肌肤所致。《医学心悟》谓："瘀血发黄，亦湿热所致，瘀血与积热熏蒸，故见黄色也。"因而谢老治黄疸每用茜草与他药配伍应用均能取得良好效果，特别对久病缠绵不愈者，出现肝脾肿大时尤为合适，常以茜草配伍茵陈、板蓝根、丹参、鳖甲等药，以祛湿与活血化瘀并用，疗效有所提高，无论急性或慢性黄疸，皆可配伍用之。谢老根据多年临床体会，治黄疸用茜草，可加快退黄时间，有利于肝肿大的回缩。考茜草治黄疸，早在《神农本草经》中就有记载："茜草主治风痹黄疸。"近代研究报道，用茜草根治疗黄疸肝炎有良好效果，由此可见，茜草根治疗黄疸肝炎有良好效果，由此可见，茜草退黄效果是肯定的。

病例1：陈某，男，32岁，因慢性肝炎急性发作于1979年2月27日入院，住院号79246。肝功能化验：黄疸指数20单位，谷丙转氨酶60单位，查肝胁下3厘米，质软，脾胁下4厘米，西医诊为肝硬化。给予保肝药等治疗，邀中医会诊，症见巩膜，皮肤黄染，右胁刺痛，按有癥块，嗳气泛恶，纳呆，尿黄，苔腻黄，边有紫色，脉弦数。证属瘀血黄疸。治以利湿退黄，散瘀消癥。药用茜草、茵陈、鳖甲各20克，垂盆草、丹参各15克，郁金、山栀、三棱、延胡索、泽泻各10克，水煎，每日1剂。服药6剂后，黄疸开始消退，症状日渐改善。服药33剂，黄疸全退，瘀块消失，肝功能复查正常，于3月31日出院。

病例2：董某，男，31岁，于1977年6月3日，以腹胀、恶心、面目全身发黄为主诉入院，住院号77707。患者4年前有黄疸肝炎病史，查体：面部有蜘蛛痣2枚。肝功能化验：黄疸指数30单位，谷丙转氨酶150单位。诊断：肝硬化。西医给予保肝药治疗。两天后，邀中医会诊，症见身目悉黄，胸脘饱胀，两胁疼痛有块，恶心，纳减，大便溏日2次，小便黄，舌苔厚腻，脉弦濡。乃肝病日久，脾胃失健，湿聚热郁，熏蒸肝胆，胆液外泄，发而为黄。治以健脾利湿，散瘀消黄。药用茜草、茵陈、猪茯苓、大腹皮各10克，薏苡仁、丹参、板蓝根各15克。连服13剂，黄疸渐退。原方加减，又服15剂，肝功能复查基本正常。

10. 用䗪虫通月经

䗪虫不仅能治疗癥瘕积聚，对妇女血瘀闭经有独到之处。闭经多因情志不畅，肝气郁滞，脉络不畅，血瘀胞宫，经血不得下行所致。谢老治此病，常用调气与活血散瘀相结合的方法治疗，首用䗪虫15克，配桃仁、红花、月季花、香附、柴胡、川芎各10克。用之奏效甚捷。一般服用3~6剂，月经即可来潮。谢老观察治疗18剂，服1剂月经来潮5例，服3剂月经来潮8例，服6剂月经来潮5例。

如治一女，单某，21岁，未婚，1978年6月2日初诊。患者闭经10个多月，精神不爽，胸胁脐腹发胀，舌质黯红，苔薄白，脉弦细。证系肝郁不舒，气机失调，血滞不行，冲任不通，以致经闭不行。用上方5剂，月经来潮。又如腰扭伤、宫外孕、子宫肌瘤、肝硬化、脾肿大等，用䗪虫配伍，均能取得一定疗效。

用量：一般入煎剂，最大用量为15克，最小用量为5克，常用量10克。散剂可单用本品，焙干研末吞服，每次1~1.5克，每日服2~3次。

使用注意：本品系活血化瘀破积之药，若无瘀血征象，腹无痞块的情况下，以及年老体弱，妇女怀孕期，月经过多等不宜使用。

11. 软坚散结话海带

海带，又名海草、海马蔺，是海生植物，为大叶藻科植物大叶藻的全草。本品性味咸寒，功能软坚散结、清热消痰、利尿。主治甲状腺肿大、淋巴结核、水肿、疝气等。现代药理研究表明，海带含有丰富的多糖类成分藻胶酸和昆布素、甘露醇、无机盐（碘、钾、钙、钴、氟等），又含胡萝卜素、核黄素，尚含维生素、蛋白质、脯氨酸等氨基酸。本品不仅可作食用，而且还是一味治疗肿瘤的良药，临床应用广泛，可治疗以下几种疾病：

①淋巴结核　用海带20~30克，青皮10克，夏枯草10克，玄参10克，牡蛎30克（先煎），水煎服，每日1剂，功能化痰软坚，散结消瘿。李东垣曾云“瘿坚如石者，非此不除”，所谓“瘿坚如石者”乃淋巴结核、甲状腺肿瘤类。

②肝脾肿大　海带有散结消肿之能。用海带20克，鳖甲30克（先煎），炮山甲10克（先煎），三棱10克，红花10克，水煎服。对治疗肝脾肿大具有

一定的效果。

③高脂血症　海带是去脂减肥的有益食品，《食疗本草》谓："海带久服瘦人，病亦不生。"用海带20克，决明子10克，制首乌10克，山楂20克，水煎服。对肥胖病、动脉硬化、高血脂及心脑血管等病的防治，有较好的疗效。

④高血压　据研究，海带有显著的降压作用。用海带20克，天麻10克，菊花15克，牛膝10克，水煎服，服后症状可减轻。

⑤疝气疼痛　海带于消痰散结的同时，还能治疝痛。海带20克，醋炒延胡索10克，炒枳壳10克，肉桂6克，小茴香10克，水煎服。治疗疝痛效果较佳。

12. 淫羊藿用于乙型肝炎

淫羊藿，属补阳药之类，具有补肾壮阳、强筋健骨、祛风除湿、止咳平喘功效，临床多用于肾阳虚衰所致的阳痿、遗精、腰膝酸软及风湿痹痛、四肢麻木等症。药理研究表明，淫羊藿有免疫刺激作用，可增强细胞免疫功能。谢老根据其药理作用，曾配伍淫羊藿，观察其治疗慢性乙型肝炎50例，结果此药对乙型肝炎乙肝表面抗原阳性患者的临床症状及转阴率，确有一定疗效。治疗方药：土茯苓20克，大青叶20克，黄芪20克，淫羊藿20克，五味子15克，茜草15克，炒白术20克，紫河车10克，水煎服，每日1剂，每剂煎2次，早晚分服，30天为1个疗程，连服3个疗程。若兼有黄疸者，加茵陈20克，郁金10克；胁肋胀痛者，加川楝、延胡索各10克；食欲差者加炒麦芽、神曲各15克；脘腹发胀加木香、枳壳各10克。

乙型肝炎的发生发展及其转归与机体的免疫反应关系密切。谢老认为，乙型肝炎患者的细胞免疫功能偏低，体内病毒不能及时被清除，致病毒持续在体内。根据临床体会，凡慢性乙型肝炎HBsAg阳性者，临床上多见体倦乏力，腰膝酸软，面黄舌淡，脉细等肾阳虚的表现，所以治疗乙肝一是要增强患者机体免疫功能，补其亏虚；另一方面，要针对性地抑制乙肝病毒的复制。如单用护肝法及解毒法治疗，症状虽改善，但转阴率尚不理想，加入淫羊藿后，其阴转率明显提高。

病例：张某，男，24岁，1992年8月20日由招工体检发现谷丙转氨酶升高，历时一年余，于1993年10月6日来诊。自诉右胁上腹隐痛，身倦乏力，腰酸腿软，食纳一般，肝功能化验，谷丙转氨酶92单位，乙肝表面抗原

(+)，肝脾不肿大，舌淡苔白，脉细。诊断为慢性病毒性乙型肝炎（活动期）。用上法治疗，服药18剂，症状好转，肝功能复查谷丙转氨酶降至正常。又连续服药2个月药，乙肝表面抗原复查已阴转，后以逍遥丸、六味地黄丸巩固疗效。

13. 黄精功能补五脏

黄精属补益药之类，味甘性平，入肺、脾、肾三经。功能补脾润肺，养阴生津。它不仅是一味治病良药，而且还是一味滋补五脏的妙品。历代医家早已认识到黄精具有补养五脏的功能。如《名医别录》载“黄精补中益气……安五脏”。《本草纲目》谓“黄精补诸虚……填精髓”。谢老根据其作用特点，以黄精为主配伍，用于五脏虚证，只要配伍得当，每收良效。

（1）补心

黄精含有黏液质、淀粉和糖分等，营养丰富，具有养血补心的作用。《日华子诸家本草》谓“黄精润心肺”。谢老凡遇心血不足所致的贫血、神经衰弱、神志不宁、津液枯竭、怔忡健忘等症，首用黄精配伍，每能建功。药用黄精、地黄、当归、柏子仁、炒酸枣仁、远志、丹参等，水煎服。若与百合、地黄、莲子心、茯神、酸枣仁、丹参等配伍，治疗神经官能症、癔症等精神、神经系统疾患，其效更著。

（2）补肝

黄精有滋阴养肝之效。凡由肝阴不足所致的胁肋疼痛、头晕目眩、舌红少苔等症，均可配伍用之。谢老常用黄精配当归、熟地黄、蔓荆子、草决明、白芍、酸枣仁、木瓜等，补肝明目。治疗肝血不足，目暗模糊、视物不清等症。若与沙参、麦冬、生地黄、枸杞子、川楝子、白芍、郁金等同用，治疗慢性肝炎、胆囊炎久治不愈者，每多获效。在肝炎恢复期，常属患者用黄精、薏苡仁、枸杞子、大米、红枣等煮粥食之，服后确能起到预期康复的效果。

（3）补脾

黄精味甘益脾，既补脾气，又补脾阴。常用于脾胃虚弱、饮食减少、面黄肌瘦、神疲乏力、舌干苔少、脉象虚弱等症。《日华子诸家本草》载“黄精益脾胃”。《本草正义》又云“黄精味甘，颇类熟地黄……补血补阴，而养脾胃，是其专长”。《本草便读》谓“此药味甘如饴，性平质润，为补养脾阴之正品”。谢老在前人经验的基础上，常以黄精配太子参、石斛、麦冬、山药、茯苓、莲子肉、陈皮、炒麦芽等，治疗脾阴不足所致的食欲不振、食后胀满、水谷不消等症，有显著疗效。若与黄芪、党参、红枣同用，治疗气虚体弱的内脏下垂及中气不足的患者，有相得益彰之效。与沙参、麦冬、玉竹、山药、薏苡仁配伍，治疗慢性萎缩性胃炎及浅表性胃炎，特别是对胃脘嘈杂者疗效尤佳。

（4）补肺

黄精有养阴润肺、生津止渴之能。凡对阴虚肺燥所致的咳嗽痰少或干咳无痰等症，用之殊有佳效。《本草纲目》载：“黄精补五劳七伤，益脾胃，润心肺。”以本品与党参、白术、五味子等相伍，用于肺炎恢复期，其效尤著。

（5）补肾

用黄精补肾，文献记载颇多，如《本草纲目》谓：“黄精补诸虚……填精髓。”《中药学》载“黄精有补肾益精”的功效。《奇效良方》用黄精、枸杞子等份，晒干研末蜜丸服，用于肾虚精亏之证。谢老在临床常以本品与六味地黄丸、枸杞子合用，治疗高血压、动脉硬化症、糖尿病等疾病，有相得益彰之效，尤以肾阴虚者更宜之。若与金匮肾气丸或沉香、蛤蚧等同用，可治疗老年肾不纳气或虚阳浮越的慢性支气管炎、肺心病等患者。

按：本品性较滋腻，易助湿邪，凡脾虚有湿，阴寒内盛，咳嗽痰多者不宜用。在应用时，若兼气滞者，可加入少量理气药物。若脾胃功能较差者，可适当减量，并与谷芽、麦芽、山楂等消导药伍用。黄精的用量一般为 10 ~ 20 克，鲜者 30 ~ 60 克。

14. 五味子的临床应用

（1）五味子降酶护肝功效显著

五味子为木兰科多年生落叶木质藤本植物五味子的干燥果实。其味酸、性温，入肺、心、肾三经。功能益气生津，补肾养心，收敛固涩。谢老据其补益扶正之能，常以本品为主，配伍他药，组成“降酶护肝汤”用于各种类型病毒性肝炎转氨酶升高者，临床有显著疗效。药理实验证明，五味子乙素等 4 种成分能明显降低四氯化碳引起的动物谷丙转氨酶升高，并对肝细胞有一定保护作用。

降酶护肝汤的组成：五味子、垂盆草、土茯苓各 20 克，板蓝根、丹参各

15克，炒白术10克，生大黄8克，水煎服，每日1剂。如见黄疸者加茵陈、山栀；胁痛者加延胡索、木香；气虚者加黄芪、党参；纳呆加谷麦芽、神曲等。谢老多年来在门诊治疗中皆以本方为主，无论辨证属湿热型或肝肾不足型，以及气滞型等，只要配伍得当，均能取得降酶效果。有人称谓：五味子降酶速度快，疗效好，不良反应少，改善症状有作用。

用五味子治疗肝炎转氨酶升高者。临床病例，举不胜举。其中曾治疗两例肝炎患者，谷丙转氨酶、谷草转氨酶均在900～1000单位以上，嘱住院治疗，结果两例患者因诸多原因皆未住院，在门诊接受中医药治疗，前后共服药16剂，复查肝功能降至正常（未用西药）。患者很高兴，节省数千元医药费。

用量与用法：常用量3～20克，亦可用五味子研末装入胶囊，每次2克，每日服3次，还可用五味子10克泡茶喝。

使用注意：本品性较滋腻，收敛性强，对表邪未解及有实热者，均应慎用。

（2）用五味子治疗五脏病的经验

五味子，属补益药之类，为木兰科藤本植物五味子成熟果实。早在《神农本草经》中列为上品，由于产地不同，有南五味子和北五味子之分。临床以北五味子入药为佳。本品性温不燥，入心、脾、肺三经。功能益气生津，收敛固涩，滋肾养阴，宁心安神。其皮肉甘酸，核辛苦，全果都有咸味，酸、甜、苦、辣、咸五味皆备。中医认为，酸入肝，苦入心，甜入脾，辛入肺，咸入肾。功效奇异，运用广泛，五脏皆治。谢老常用五味子配伍，治疗五脏疾病，每收良效。

①养心　五味子味苦入心，具有养心安神之功，为治疗心病的妙药。如《用药心得十讲》载“五味子养心敛汗”，《中药学》谓“五味子治心悸怔忡”。又《慈禧光绪医方选义》用五味子熬膏，治心慌心跳、失眠健忘等症。谢老在临床凡遇心血不足及心阴虚所致的窦性心动过速、心律失常、贫血性心脏病等，常用五味子配当归、地黄、丹参、远志、龙齿等，收效颇佳。若与百合、地黄、茯神等配伍，治疗心脏神经官能症，其效更著。现代又发现用五味子强心益气救脱，可以治疗心肌梗死。

病例：游某，女，51岁。5个月前患病毒性心肌炎，经治疗已愈。近两周又反复感冒，口干，口渴，心跳气短，汗多，手心灼热，夜难入睡，舌红少苔，脉细微弱。心电图示：ST段改变。辨证：由于汗出过多，汗为心之液，此为心阴虚损。治宜滋阴增液，养心安神。处方：北沙参、麦冬、五味子、酸枣仁、远志、茯神各 10 克，生地黄 20 克，连翘 10 克。连服 12 剂，症状消失，身体康复。

②柔肝　五味子味酸入肝，具有滋阴柔肝、降酶之效。如《用药心得十讲》谓“五味子能滋肝肾之阴”。谢老凡遇急、慢性肝炎或肝炎恢复期及转氨酶久不下降者，均可配伍用之。近代医家常以此作丸或制成颗粒，用于无黄疸肝炎，屡用屡验。药理实验证明，五味子有降低谷丙转氨酶、护肝解毒、保护肝细胞的作用。

病例：马某，男，35 岁，患肝炎 1 年余，肝功能不正常，两对半 1、4、5 阳性。B 超：肝胆脾未见异常。自觉右上腹隐痛，稍劳则甚，体倦神疲，烦热口渴，头晕眼花，食纳不振，舌红少苔，脉弦细稍数。辨证：肝阴不足，肝络失养。治以滋阴养血，柔肝和络。处方：沙参、麦冬、五味子、当归、枸杞子、白芍、川楝子、山栀、白术各 10 克，生地黄 20 克。服药 15 剂，胁痛已除，诸症消失。

③滋脾　五味子味甘入脾，具有滋补脾胃之功。《本草纲目》谓“五味子甘，入中宫，益脾胃”。凡脾胃虚弱，出现神疲乏力、饮食减少、舌干苔少、脉象虚弱等症，用五味子配太子参、石斛、山药、莲子、麦芽等，能应手取效。若与沙参、麦冬、黄精、山药配伍，治疗慢性萎缩性胃炎、浅表性胃炎，对胃脘嘈杂者疗效尤佳。

病例：付某，男，39 岁，上腹部隐痛嘈杂，食量日减，食后胀满，服过消炎药未减，肢倦乏力。胃镜检查：浅表性萎缩性胃炎。口渴咽燥，大便干结，舌红少苔，脉弦细稍数。辨证：胃病及脾，以致脾阴不足。治以甘平濡润，扶脾养阴。处方：沙参、麦冬、五味子、石斛、山药、白术、火麻仁各 10 克，谷麦芽各 15 克，陈皮、甘草各 6 克，服药 20 剂，症状消失。

④敛肺　五味子味辛入肺，有收敛肺气、生津止渴之能。本品既收又补，但收敛作用较强。医圣张仲景，多用五味子敛肺以治咳喘，常与干姜、细辛配伍，一开一合，散中有收，有相辅相成之妙。凡对阴虚肺燥或肺虚受寒所致的咳嗽胸闷气喘等症，用五味子配伍，殊有佳效。《本经》谓：“五味子主咳逆上气。”

病例：张某，男，61 岁，患慢性支气管炎、肺气肿 5 年余，经常咳嗽气喘，胸闷憋气，不能平卧，夜间更甚，畏寒怕冷，舌淡苔白，脉浮紧。辨证：

肺虚停饮，风寒郁肺，肺失宣降。治以解表散寒，化饮定喘。处方：麻黄4克，炒苏子、杏仁、半夏、干姜、桂枝各10克，五味子6克，细辛2克，炙甘草5克。服药16剂，咳喘基本缓解。

⑤益肾　五味子味咸入肾，为滋阴补肾的常用药。《名医别录》谓“五味子补肾，兼补五脏”。《本草正义》载“五味子滋肾阴，功用皆在阴分”。《用药心得十讲》谓“五味子补肾固精，收纳肾气”。谢老在临床常用五味子配龙骨、远志、地黄、金樱子、桑螵蛸治疗梦遗、滑精、遗尿等症，有相得益彰之效。若与沉香、蛤蚧等配伍，治疗老年肾不纳气或虚阳浮越的慢性支气管炎、肺心病等；与枸杞、怀牛膝、六味地黄汤合用，治疗高血压、糖尿病，效果令人满意，尤以肾阴虚者更宜之。《张氏医通》中的都气丸（六味地黄丸加五味子）功能补肾纳气，主治肾虚气喘呕逆等。

病例：王某，男，46岁。患者阳痿半年余，举而不坚，交则即泄，腰酸腿软，手足心热，夜间盗汗，舌光无苔，脉细稍数。此乃肾阴不足所致。治以滋阴益肾。处方：生熟地黄各20克，枸杞子、女贞子、五味子、黄精、肉苁蓉、山萸肉、茯苓、杜仲各10克，煅龙骨20克（先煎），服药32剂病愈。

注：五味子性较滋腻，收敛性强，凡肝火动，肺有实邪，肾阳亢奋，脾虚有湿，阴寒内盛，蓄痰停饮者，皆不宜用。在应用时，若兼气滞者，可加入少量理气药。关于五味子的用量，一般为3～15克，补益药炒熟用，入治咳药生用。

古人认为，五味子为五行之精，常服能返老还童，延年益寿。葛洪《抱朴子》中记载一位淮公服用五味子16年，其面色如同玉女，入水不粘，入火不灼。虽有夸大之嫌，但也说明民间认为本品有强壮、美容的作用。

15. 乌梅生津止渴疗效佳

乌梅为蔷薇科植物梅未成熟果实。其味酸、涩，性温，入肝、脾、肺、大肠经。该药有敛肺、涩肠、安蛔、生津、镇咳等之功效，临床不仅用于久咳、久痢、虫痛等疾，凡对津液不足所致的烦渴口干之症，用之具有很好的疗效。古有“望梅止渴”之成语。成语出自《世说新语·假谲》，说的是三国时期，曹操率大军南下，正值暑热天气，走到一个没有水的地方，士兵们口渴得很。为了鼓舞士气，曹操对士兵们说：“前面不远处有很大的一片梅树林，梅子特别多，又甜又酸，到时我们吃个痛快。”士兵们听了，一个个都流出口水来，不再嚷渴了，行军速度也加快了。

在临床上，常以乌梅配伍他药，治疗老年口干症、糖尿病口渴多饮，用之常获捷效。以乌梅 12 克，天花粉 10 克，麦冬 10 克，生地黄 20 克，石斛 10 克，葛根 10 克，水煎服。糖尿病如属上消，加黄芩、沙参；偏于中消，加生石膏、知母、山栀、黄连；偏于下消者，加山萸肉、五味子。兼气虚者，加太子参、黄芪，随症加减，则屡建奇功。

病例：赵某，男，61 岁，患高血压、糖尿病，口渴多饮，日喝两暖瓶水，尚难解渴，伴有腰酸，小便频数，舌红少津，脉沉细稍数。西医给予二甲双胍等药。测血压 165/95mmHg，查血糖 9.6mmol/L。证属下消，乃肾阴亏虚，相火妄动。治以滋阴益肾，生津止渴。药用乌梅 15 克，生地黄 20 克，石斛 10 克，山萸肉 10 克，山药 10 克，五味子 10 克，泽泻 10 克。服药 6 剂，口渴显减。继服 10 剂，血糖降至 7.1mmol/L，后用六味地黄丸服之。

乌梅用量：一般 5 ~ 15 克。

使用注意：本品酸涩收敛，有实邪者忌用。

16. 临床应用薏苡仁的经验

(1) 用于风湿痹证

薏苡仁功能除风湿、止痹痛、利关节、缓拘挛，对于湿滞皮肉筋脉的痹痛，以及湿热不攘、大筋软短所致的拘挛等症有较好的疗效。如《本经》记载：“薏苡仁主筋急拘挛，不可屈伸，久风湿痹。”《金匮要略》以薏苡仁配麻黄、杏仁、甘草，如麻杏苡甘汤，用于风湿患者一身尽疼、发热、日晡所剧者。又《类证治裁》有薏苡仁汤，治疗风寒湿痹。谢老常以薏苡仁配防风、川芎、羌活、桂枝等药，治疗风湿关节痛，疗效较为满意。

病例：张某，女，20 岁，1976 年 4 月 8 日诊。自诉 1 个月来周身酸痛，逢关节痛甚，遇天阴加剧，痛处伸屈不得，迈步活动困难，伴有经期腹痛，食纳欠佳，舌苔薄白，两脉弦缓。辨证：风寒湿邪，侵袭经脉，气血痹阻而痛。治以祛风除湿，散寒通络。处方：羌独活、防风、甘草各 6 克，苍术、薏苡仁、威灵仙、当归、川芎、秦艽各 10 克。服药 8 剂，痹痛乃除。

(2) 用于胸痹

薏苡仁治疗胸痹，文献亦有论述，如《金匮要略》云：“胸痹，缓急者，薏苡附子散主之。”方中以薏苡仁配附子，能助阳化湿，缓急止痛，适用于寒湿胸痹。谢老在此方的基础上，常加入薤白、苍术、川椒、干姜、檀香等品，治疗阴寒痰湿痹阻胸阳而发生的胸部痹痛，临床经治多例，效若桴鼓。

病例：丁某，男，46岁。素有胃痛疾，近六七天来，又觉胸部闷痛，时轻时重，受寒则痛甚，痛引后背，嗳气不出，伴有咳痰，食纳欠佳，舌苔滑腻，脉沉弦。辨证：良由阴寒痰湿，痹阻胸阳，以致胸阳不振，气机失调，而成胸痛。治拟辛温通阳，豁痰理气。处方：薏苡仁、薤白、干姜、陈皮、茯苓各10克，制附片、桂枝、檀香各6克，服药9剂，胸部闷痛已除。

（3）用于湿温

薏苡仁主治湿温，文献屡见记载，如《温病条辨》云：“头痛恶寒，身重疼痛，舌白不渴……三仁汤主之。”方中用薏苡仁渗利湿热，疏导下焦，配以杏仁、白蔻仁、半夏、厚朴、滑石等品，治湿温初起，湿重热轻者。谢老根据湿温的特征，常以本品配伍，治疗湿温证，每能应手。

病例：许某，女，27岁。1978年7月4日初诊。患者4天来恶寒发热，头痛，脘闷，身重。经医疗站打针、服药治疗，恶寒已解，身热未除，朝轻暮重，脘痞纳呆，舌苔白腻，脉濡数。辨证：此系湿郁肌表，以致卫气不宣。治拟清宣化湿。处方：藿香、薏苡仁、杏仁、赤苓、炒苍术、陈皮、枳壳各10克，白蔻仁3克（后入），厚朴5克。服药6剂，诸症消失。

（4）用于肺痿、肺痈

薏苡仁有清热排脓之功，能清肺金之热，常用于肺痈、肺痿等病，可单用，亦可组成复方应用。如《梅师方》《范汪方》《济生方》等均单用，以治肺痿或肺痈唾脓血之证；又《备急千金要方》苇茎汤中用薏苡仁、冬瓜仁、桃仁、苇茎治肺痈。《药性本草》谓：“薏苡仁治肺痿、肺气积脓血，咳嗽涕唾，上气，煎服破脓肿。”谢老在临床常用本品配伍鱼腥草、金荞麦、连翘、桔梗、芦根等，治疗肺痈成脓，确能奏效如响。

病例：刘某，女，26岁。住院号771410。因左上肺脓肿于1977年10月11日入院。血常规：白细胞$10.4\times10^9/L$，中性粒细胞61%，淋巴细胞35%，嗜酸性粒细胞4%。西医给予青霉素等药治疗。邀中医会诊，症见发热胸痛，咳吐脓臭痰，口渴欲饮，食纳减少，舌红苔黄，脉象滑数。辨证：乃热毒蕴肺，血瘀成痈，久则血败肉腐，痈脓溃破。治拟清热解毒排脓。处方：薏苡仁、冬瓜仁、鱼腥草、连翘、金荞麦各15克，杏仁、桔梗、金银花各10克，鲜芦根35克。服药6剂，咳唾臭脓痰减少，胸痛已除。继服10剂，咳痰已除，X线透视复查，左上肺脓肿已吸收，血化验正常。

（5）用于肠痈

薏苡仁既清肺金之热，又能下利肠胃之湿，具有解毒、排脓、消肿的功效，常用于痈脓已成。如《备急千金要方》薏苡瓜瓣汤，以之配伍瓜瓣、牡丹皮、桃仁，治疗肠痈脓已成；又《金匮要略》薏苡附子败酱散，治痈脓日久不溃，用以托里排脓。谢老凡遇此病，用本品配伍败酱草、连翘、冬瓜仁、赤芍等治疗肠痈，颇获良效。

病例：谢某，男，37岁。住院号78881。因患阑尾脓肿8天，于1978年6月7日入院。西医不予手术，邀中医会诊。症见右下腹肿痛，拒按，身热37.8℃，饮食不思，尿短赤，舌苔黄腻，脉象弦数。辨证：乃湿热蕴结大肠，气血瘀阻，日久血腐成脓。急拟排脓消肿。处方：薏苡仁、蒲公英、败酱草各12克，大黄（后入）、玄明粉（冲服）、赤芍、连翘、枳实各10克，红花6克，共服药18剂，便泻脓血多次，热清肿消，于6月26日痊愈出院。

（6）用于脾虚泄泻

薏苡仁甘淡，有健脾渗湿止泻之功，常用于脾虚有湿的泄泻病证。泄泻的病变主要在脾，病理因素主要为湿，脾病湿盛是泄泻发病的关键。谢老凡遇脾胃虚弱而引起的泄泻，每以薏苡仁配伍党参、白术、茯苓、木香、陈皮、山药、扁豆等。如参苓白术散，用之疗效较著。

病例：鲍某，男，25岁。1979年9月8日初诊。症见腹泻月余，日夜泻四五次，泻物稀薄，完谷不化，肚腹发作，时有肠鸣，自服氯霉素、干酵母等药未效，伴头昏，心悸，四肢欠温，纳呆神倦，苔白，脉弱。辨证：乃素体不强，脾胃虚弱，中阳不振，运化无权，水谷不化，而致大便溏泻。治拟补脾运中。处方：党参、苍白术、薏苡仁、炒扁豆、陈皮、茯苓、山药、焦楂曲、干姜各10克，木香、甘草各6克，大枣6枚。服药8剂，腹泻已止。

（7）用于肾病水肿

薏苡仁味甘益脾，脾属土，土实则能胜水除湿。《名医别录》谓："薏苡仁利肠胃，消水肿，令人能食。"又《独行方》用郁李仁汁煮薏苡仁饭，除水肿喘急。近代医家亦常用薏苡仁作为利尿消肿配方的要药，用"白菜薏苡仁汤"

即生薏苡仁30克、白菜500克，共煮汤不放盐，饮汤食菜，临床具有健脾祛湿、清热利尿的作用，适用于急性肾炎之浮肿尿少者颇效。多年来，谢老在临床亦常用薏苡仁配赤小豆、泽泻、椒目、木通、茯苓皮、大腹皮、槟榔等药同用，治疗湿热水肿的实证，疗效较为理想。

病例：袁某，男，12岁。住院号78876。因急性肾炎周身浮肿于1978年6月7日入院。尿常规：尿蛋白（++），脓细胞5~6个，红细胞0~2个，颗粒管型0~1个。血常规：白细胞1.56×10^9/L，中性粒细胞85%，淋巴细胞15%。西医予双氢克尿噻、泼尼松等治疗。邀中医会诊。症见全身浮肿，腹大胀满，发热不思食，舌苔黄腻，脉象细数。辨证：湿热蕴结脾胃，三焦气化失宣，水湿淫溢肌肤。治拟利湿消肿。处方：薏苡仁15克，商陆、大腹皮、槟榔、苍术、猪苓、茯苓、黑丑、防己各10克，赤小豆30克（先煎）。服药14剂，尿量增多，浮肿渐消，食纳增加。又宗原方加减，连服8剂，浮肿全消，尿蛋白化验正常，于6月30日出院。

（8）用于脾虚带下

薏苡仁既可用于内伤杂病，又可用于妇女带下病。谢老常用薏苡仁配伍党参、苍术、荆芥、柴胡、山药、陈皮等药，治疗妇女脾虚带下，有相得益彰之效。

病例：鲁某，女，40岁。1978年3月21日初诊。3周来带下颇多，色白质稀如豆浆，伴有头昏肢倦，食纳不振，腰部酸痛，下肢微肿，大便溏，小便清长，舌淡，苔白腻，脉象缓弱。辨证：脾虚失运，久之湿注于下焦，而为带下。治拟健脾除湿止带。处方：潞党参、炒苍白术、山药、金樱子、陈皮、茯苓、菟丝子各10克，薏苡仁15克，甘草6克，白果6枚。共服药12剂，带下已止，余症亦消失。

（9）用于脚气病

薏苡仁功能补脾胃，除风湿，治脚气。《食疗本草》谓："薏苡仁去干湿脚气。"谢老常以本品配伍厚朴、苍白术、茯苓、陈皮、防己等药，治疗湿邪偏盛的脚气病，每能建功。

病例：陆某，男，39岁。1979年8月3日初诊。患者因经常涉水受湿而引起左下肢突然浮肿，膝下足胫部肿甚，服抗生素未效，肌肉麻木发沉，酸软无力，行走不便，伴有脘闷纳呆，大便少，小便不畅，苔白稍腻，脉象濡缓。辨证：湿邪侵袭经络肌肉，气血不畅，发为本病。治拟利湿通络。处方：薏苡仁15克，炒苍白术、茯苓、泽泻、宣木瓜、陈皮、防己、车前子各10克，槟榔6克。服药9剂，足胫肿大已消，已能迈步行走。

（10）用于食补疗法

薏苡仁含有蛋白质、淀粉、维生素B_1等，营养丰富，效用广泛。它不仅是一味治病良药，而且还是一味食补疗法的要物。历代医家对“食疗”极为重视，如孙思邈尝曰：“夫为医者，当须先晓病源，知其所犯，以食治之，食疗不愈，然后用药。”提出“若能用食平疴释情遣疾者，方可称为良工”。《景岳全书》常用一些食补方，如薏苡仁粥等；《本草纲目》载有“药糕”治病。用中药薏苡仁等品与米粉、桥头粉或豆粉做成糕（即谓之“药糕”），功能健脾养胃，益气和中。主治脾胃虚弱、食少腹胀、纳呆、面黄消瘦、便溏泄泻，可作点心常服。《圣济总录》记载：用薏苡仁饼主治虚劳病，即取薏苡仁适量，水淘，研粉，以枣肉、乳汁和作饼，依法蒸熟，随性食之。近代名医张锡纯所著《医学衷中参西录》中，采用药、食配制有不少的成方，如用生薏苡仁、生山药、柿饼配制而成的“珠玉二宝粥”，对老年病和久病损伤胃气者，均适用之，服后有补益脾胃的作用。谢老根据前人的经验，结合自己的体会，常属恢复期的患者用薏苡仁配伍煮粥食之，能起到预期的康复效果。

①薏苡仁莲枣粥　生薏苡仁60克，莲子40克，山药50克，大米50克，花生仁30克，红枣50克，加水适量煮成稀粥食之。治疗病后体力衰弱、头昏身倦、四肢无力、食欲不振等。本方具有补益脾胃的作用。

②薏苡仁黄芪粥　用薏苡仁200克，黄芪200克，茯苓100克，红小豆250克，加水适量煮成粥食之。功能益气利水。治疗慢性肾炎水肿等症。

③薏苡仁药糕　用生薏苡仁1000克，陈皮200克，太子参100克，神曲500克，炒白术150克，山楂500克，白芍150克，研成细末，加米粉或麦粉适量，做成糕（谓之药糕）。功能健脾调胃，益气和中。用于慢性胃病、肝炎恢复期、脾胃虚弱、食少腹胀、面黄肌瘦、便溏泄泻等症。此糕可作点心常服。

④薏苡仁白果粥　用薏苡仁100克，白果去壳30个，芡实50克，大米100克，加水适量煮粥食之，治妇女带下。

⑤薏苡仁百合粥　薏苡仁150克，百合100克，大米150克，蜂蜜60克，加水煮粥食之。治疗慢性支气管炎肺气肿、肺炎、肺痈等症。

注：薏苡仁有生熟之分，食疗方应用生薏苡仁。对早孕妇女，慎用或禁用。对阴虚津亏者，不宜使用。

病例：李某，男，41 岁。1982 年 8 月 27 日初诊。患者患严重乳糜尿，经治疗 3 个疗程，服中药 30 余剂，乳糜尿基本已愈，唯体力衰弱，常感头昏身倦，四肢无力，脘腹不适，食纳不振，大便日两次，苔白，脉缓弱。此乃病后脾胃虚弱，生化之源未复，以健脾补胃的食补疗法，嘱用“薏苡仁莲枣粥”。即薏苡仁 50 克，大米 120 克，红枣 50 克，山药 50 克，花生仁 30 克，莲子肉 30 克，加水适量，每日煮粥食之。10 天后，体力渐充，头昏乏力消失，食欲日增。

17. 漫谈川芎的配伍运用

川芎，味辛性温，入肝、胆、心包经。本品辛散温通，能升能散，其性走窜，为临床常用的一种活血行气、祛风止痛的血中气药。川芎应用范围较广，不仅用于妇科诸疾和风湿等证，还可用于气郁胸胁作痛及疮疡痈肿等疾患，只要配伍精当，则效若桴鼓。对阴虚阳亢之人，以及月经过多、孕妇等，均不宜服用。现将其配伍应用，小谈如下。

（1）理头风

川芎香窜辛散，其气主升，上行头目，善治头面诸疾，功能祛风止痛，为治头痛的要药。《药品化义》：“夫芎藭也，气香上行，能升清阳之气，居上部功多……主治风寒头痛，三焦风热，头面游风，血虚头晕，用之升解。”又《本经》谓“川芎主中风入脑，头痛”。临床不论风寒、风热、风湿、血虚等头痛，皆可配伍用之。如《太平惠民和剂局方》川芎茶调散、《卫生宝鉴》川芎散，以及《辨证录》“治头痛如破之救命汤”，均以川芎为主药。谢老在临床亦常以川芎配白芷、细辛、僵蚕等品，治疗诸头痛证，均能应手取效。若风湿重者加羌活、蔓荆子；风热甚者加石膏、菊花；兼血虚者加当归、白芍；恶心呕吐加姜半夏。

病例：朱某，女，36 岁，1979 年 10 月 25 日就诊。自诉素有左侧偏头痛病史，昨日头痛又发，痛连左眼目及项背，怕冷恶风，鼻塞，身酸，舌苔薄白，脉浮。头为诸阳之会，风寒侵袭，循经上扰颠顶，阻遏清阳，其痛乃作。治以疏风解表。处方：川芎、白芷、蔓荆子、桔梗各 10 克，荆芥、防风、羌活各 6 克，甘草 3 克，生姜 3 片。服药 1 剂，头痛减轻。原方又服 2 剂，诸症告愈。

（2）除痹痛

川芎辛温升散，有祛风除痹、通利关节、缓和拘挛之效，凡对风寒湿邪留滞皮肉筋脉的痹痛，用之有较好的疗效。《本经》谓：“川芎主寒痹，筋挛缓急。”又《医门法律》三痹汤、《类证治裁》薏苡仁汤、《备急千金要方》独活寄生汤等方剂，均以川芎配伍。谢老临证治疗各种关节痹证，皆以川芎配桂枝、羌活、薏苡仁、防风、威灵仙、秦艽等药，效果满意。

病例：陈某，女，40岁，农民。1980年6月27日就诊。自诉两个月来，四肢酸痛，尤以肩、膝关节痛重，昼轻夜里，关节屈伸不利，迈步欠灵，舌苔白腻，脉象弦缓。此乃寒湿，侵入经脉，气血痹阻。治以散寒除湿，通络止痛。处方：川芎12克，羌独活、桂枝各6克，威灵仙、秦艽、川牛膝、络石藤、薏苡仁、川断、路路通各10克，防风5克。服药8剂，四肢痹痛已除。

（3）治偏枯

《灵枢·刺节真邪》曰：“虚邪偏客于半身，其入深，内居营卫，营卫稍衰，则真气、邪气独留，发为偏枯。”用川芎治疗偏枯，文献论述颇多，如《日华子诸家本草》谓：“川芎治腰脚软弱，半身不遂。”又《河间六书》大秦艽汤、《备急千金要方》小续命汤等方剂，均以川芎配伍。谢老在前人配方经验基础上，酌加天麻、路路通等，多能得心应手。

病例：董某，女，43岁。就诊于姜堰市张甸医院，住院号761003。因“高血压中风昏迷失语”于1976年7月4日急诊入院。入院后，经中西积极抢救，神志苏醒，后遗左侧偏瘫，上下肢不能活动，语言謇涩，口眼㖞斜，头痛，大便燥结，舌苔黄腻，两脉弦滑有力。血压160/98mmHg。此系肝阳暴张，风火相扇，湿痰阻滞。经用平肝息风豁痰等法，治疗3天，语言渐清，血压正常，头痛亦除，唯偏瘫未愈，肢体活动不灵，脉转弦细。乃邪在经络，络脉痹阻，用和营通络，祛瘀之法。处方：川芎、秦艽、天麻、化橘红、怀牛膝、络石藤、路路通、芍药各10克，防风、白芷各6克，每日煎服1剂，另以小活络丹（成药）每次1丸，日服2次。服药10剂，肢体活动显著好转，自动要求出院，回家继服中药20余剂。半年后随访，已能带拐缓步行走。

（4）调月经

川芎辛散温通，长于活血行气，上行头目，下行血海，为妇科调经之妙品。如《药品化义》载：“夫芎䓖也……以其性温行血海，能通周身血脉，宿血停滞，女人经水不调，一切胎前产后。”又《济生方》调经六合汤、《金匮要略》胶艾汤及《医林改错》血府逐瘀汤等方剂，皆配伍川芎用之。

病例：王某，女，23岁，已婚，于1981年4月27日就诊。主诉：半年来，月经错后十余天，甚至两月一行，行经量少，血色黯红，夹有紫血块，小腹胀痛，伴有两胁发胀，嗳气，纳少，舌苔薄白有瘀点，脉象弦细。乃情志抑郁，肝气不舒，气滞血瘀。治以理气行瘀，活血调经。处方：当归、川芎、制香附、青陈皮、延胡索、乌药、熟地黄、赤白芍各10克，柴胡、木香、甘草各6克，大枣3枚。服药13剂，行经正常。后属患者每至经前服药5剂，连服两个经期。

（5）补气血

川芎不仅有行气活血、调经止痛之功，且有补益气血的作用。如《日华子诸家本草》谓“川芎治一切气，一切劳损，一切血，补五劳，壮筋骨，调众脉”；《汤液本草》谓“川芎补肝血”。故凡营血亏虚、气血不足的一切病证，用川芎配归、芍、地等药，则疗效满意，如四物汤、胶艾汤、八珍汤、十全大补汤等方剂。

病例：袁某，女，34岁，农民。患宫外孕治愈出院，于1980年3月3日就诊。自诉从出院后，常感头昏眼花，视物模糊，心跳气短，夜眠不实，身倦乏力面黄，纳少，时有肢麻，舌淡少苔，脉象细弱。乃病后营血亏虚，心肝失养。治以益气补血。处方：川芎、全当归、制首乌、黄芪、陈皮、柏子仁、夜交藤、炙远志、炙甘草各10克，生熟地黄各15克，白芍12克，红枣6枚。服药5剂，头昏眼花好转。宗原方又服6剂，诸症消失，后以八珍丸服之。

（6）疗胁痛

川芎乃血中之气药，能横行利窍，使血流气行，常用于气郁胸胁作痛。如《药品化义》载：“川芎辛散，主治胸膈郁滞，胁肋疼痛……用之疏散。”《本草纲目》又载“川芎行气开郁”，《丹溪心法》越鞠丸、《景岳全书》柴胡疏肝散，均配伍川芎，治疗肝郁胁痛的疾患。谢老在此方的基础上，加入川楝子、延胡、木香，其效更著。有瘀血者，加红花、丹参；若见烦热口干，舌红苔黄者，可用清肝汤。

病例：李某，女，33岁，在农具厂工作，于1980年8月15日就诊。自诉10天前与邻居吵架，即感胸闷不舒，右胁胀痛，嗳气不出，泛恶纳减，日渐加重，伴有头痛目眩，小便黄，苔薄，脉弦。恙由愤怒郁结，肝气郁滞，气机不畅，木气大实，而致胁痛。治拟疏肝解郁，理气止痛。处方：柴胡6克，川芎、香附、郁金、枳壳、青陈皮、白芍、牡丹皮各10克，木香5克。服药5剂，胁痛消失。

（7）消痈肿

川芎应用范围较广，除用于妇科病及风湿痹痛诸疾外，还可用于疮疡痈肿，只要配伍精当，每多获效。如《珍珠囊》谓“痈疽诸疮诸痛药中多用之者”。《医宗金鉴》万灵丹、活血散瘀汤、托里消毒散、柴胡清肝汤，《外科正宗》阳和解凝膏等方剂中，多以川芎配伍治疗。谢老在临床亦常用之。

病例：谢某，男，21岁，因“发热、腹痛两天”于1979年9月17日入院。症见左侧腹股沟有一肿块，约有鸡蛋大小，按之疼痛，皮色未变。体温38.9℃，血常规：白细胞$1.42\times10^9/L$，中性粒细胞80%。诊断：髂窝脓肿。西医给予抗生素治疗。邀中医会诊。症见左小腹近腹股沟处肿痛，触有硬块，大腿不能屈伸，恶寒发热，饮食减少，尿黄，舌苔白稍腻，脉弦数。辨证：由于劳累过度，筋脉受伤，时值夏末，又感暑湿，热毒流窜，致使经络阻隔，气血凝滞而成。治以活血散瘀，化湿通络。处方：川芎、当归尾、桃仁、川牛膝、赤芍各10克，荆芥5克，藿香、佩兰、大豆卷、桑枝、连翘、丝瓜络各10克，红花6克，外用麝香止痛膏贴敷。经治16天，服药15剂，热退肿消，疼痛解除，能下床缓步，于10月5日出院。

18. 花中皇后——月季花

“花落花开无间断，春来春去不相关。”这是苏东坡赞美月季花的名句。月季因常年开放，从而获得“月月红”的美名，又因其翠衣红妆，婀娜娇贵，香气馥郁，被誉为“花中皇后”。它原产我国，有两千多年栽培史，约18世纪末传入印度，继则扩展至欧洲，至今已称赏世界。其在美国被称为“国英”；在日本常作馈赠高寿福星的上等礼品。

月季花，又名“月季红”“四季花”，为蔷薇科植物月季的花蕾或初开放的花。其味甘，微温，不仅可供观赏，还可入药疗疾，在我国自古以来就作为活血调经、消肿解毒之要药。它善于通利血脉，调畅月经。凡是月经不调、经闭、痛经等证，常用本品10克，当归、香附、丹参、白芍各10克，煎服，有较好的疗效；瘰疬肿痛未溃者，用本品10克，夏枯草10克，生牡蛎30克

（先煎），煎服。疔疮痈疖，取鲜月季花30～50克，捣烂外敷，有消肿止痛之功。《本草纲目》载“月季花活血、消肿、敷毒”。用月季花适量焙干研末，茶水调敷，可治烫伤。此外，用月季花叶煎服，可治跌打损伤；取月季根煎服，治妇女赤白带下、男子遗精等症。

19. “川椒”不等于“川椒目”

川椒，又名蜀椒，其种子即称川椒目。两者在性味、功用、主治等方面，均有所区别。

川椒（属温里祛寒药）：为芸香科落叶灌木或小乔木蜀椒的干燥果皮；味辛，性温，有小毒；入脾、胃、肺、肾经；功能温中散寒、止痛杀虫；主治脘腹冷痛、阳虚喘咳、蛔虫腹痛。本品性味热辣，善散阴冷，内服外用均可。《本草纲目》谓：“川椒散寒除湿，解郁结，消宿食，通三焦，温脾胃，补右肾命门，杀蛔虫，止泄泻。”《金匮要略》大建中汤即以蜀椒配伍干姜、人参、饴糖，治疗虚寒胸腹作痛或呕吐；对蛔虫引起的腹痛、呕吐或吐蛔等证，用之尤效。如《集验良方》治腹内有虫，腹痛呕吐者，即可有川椒配伍乌梅、生姜等煎汤服之。

川椒目（属利水渗湿药）：系蜀椒的种子。其味苦、辛，性寒，有毒，入脾、膀胱经；功能下气、行水；为治水肿胀满、小便不利之要药，临床具有平顺之效。本品味苦泄降，长于利气行水。如《金匮要略》之己椒苈黄丸，用以治肠间有水气之证。《新修本草》谓：“川椒目治水腹胀满，利小便。”

总之，川椒与川椒目，性味悬殊，功能主治各异；一为温中，一为行水。因此，临床不能将两者混同使用。

20. 当心白果中毒

白果，一名银杏，为银杏树的成熟种子。本品味甘苦，性平，有小毒。果仁鲜嫩可口，含有丰富的糖、蛋白质、脂肪。少吃有祛痰、止咳、定喘、滋补的作用。但白果仁里含有一种毒素，能损害大脑和神经，特别是小孩，抵抗力低，大脑和神经组织脆弱，不能多吃，最好不吃，如一次吃得太多，容易中毒，尤其是吃生白果，更易引起中毒。

吃白果中毒以后的表现：轻者感到浑身不舒服、精神不振、打瞌睡、恶心呕吐、腹痛腹泻等；重者除呕心呕吐外，还有头痛、发热、胸闷，出现恐惧，阵发性抽搐，神志昏迷，口苦白沫，呼吸困难，发绀，1~2日内死于心力衰竭、呼吸衰竭。

如果发现吃白果中毒，轻者多喝浓茶或咖啡水，卧床休息，避免响声刺激，可以不用服药，能慢慢恢复健康。病情严重者，要送医院治疗。首先要洗胃、灌肠或用麻油3两灌服，用鸡毛探喉催吐；二要输液，静脉滴注5%~10%葡萄糖；三是控制抽搐，注射苯巴比妥钠，每次0.2克，或10%水合氯醛15~20毫升灌肠或人工冬眠，有心力衰竭者，将毒毛旋花子素K 0.25毫升，加入50%葡萄糖40毫升，静脉注射。

总之，白果仁虽然鲜嫩可口，但千万不能吃得太多，当心中毒。肺痨患者长期用白果治疗也要注意，如有中毒现象，立即停用。

21. 谈中药与十二生肖

中药是中医用来防治疾病的主要武器，其名称与十二生肖有着广泛而密切的联系。十二生肖是鼠、牛、虎、兔、龙、蛇、马、羊、猴、鸡、狗、猪。其中某些中药的来历，是取十二生肖动物及其内脏之名而得的，如龙齿、虎骨、马宝等。现将中药中与十二生肖有关的部分药物，举例如下：

①鼠胆　为鼠科动物褐家鼠的胆。味苦，性寒，入心、肝、胆经。功能清肝明目。临床适用于青盲、雀目、耳聋等症。用量：鼠胆2枚，取汁，加水适量，点眼，滴耳。

②牛黄　又名西黄。为牛科动物黄牛胆囊中的结石。味苦、甘，性凉，入心、肝二经。功能清心开窍，豁痰定惊，清热解毒。临床适用于高热烦躁，神昏谵语，惊痫发狂，以及咽喉肿痛，口舌生疮，痈肿疔毒等症。用量0.15~0.45克。

③虎骨　为猫科动物虎的骨骼。味辛、甘，性温，入肝、肾二经。功能祛风湿，健筋骨，止痛，镇惊。临床适用于关节筋骨疼痛，四肢拘挛，屈伸不利，腰膝软弱无力，惊悸，癫痫等。用量10~20克。

④兔矢　又名望月砂。为兔科动物野兔干燥粪便。味辛，性平，入肝、肺二经。功能明目、杀虫。临床适用于目暗翳障，劳瘵，疳疾，痔瘘等。用量3~10克。

⑤龙齿　为古代大型哺乳动物如象类、犀牛类等的牙齿化石。味涩，性凉，入心、肝、二经。功能镇惊安神。临床适用于惊痫、癫狂、心悸，心烦失

眠等。用量10~20克。

⑥蛇蜕　又名龙衣。为游蛇科动物各种蛇类蜕下的干燥皮膜。味甘、咸，性平，有毒，入肝经。功能祛风，定惊，解毒，退翳。临床适用于惊风，抽搐，癫痫，喉痹肿痛，小便不通，疥癣恶疮，乳糜尿，风疹等。用量1.5~3克。

⑦马宝　又名马结石。为马科动物马胃肠中的结石。味甘、咸，性凉，入心、肝二经。功能镇惊化痰，止血解毒。临床适用于高热动风，手足抽搐，惊痫癫狂，痰热咳喘，吐血，衄血，恶疮肿毒。用量0.5~1.5克。

⑧羊石子　又名羊外肾。为牛科动物山羊的睾丸。味甘、咸，性温，入肾经。功能补肾益精，助阳。临床适用于肾虚腰痛，遗精，带下，阳痿，消渴，小便频数，疝气，睾丸肿痛。煮食或入丸剂。

⑨猴枣　又名猴丹。为猴科动物猕猴等胆囊的结石。味苦、咸，性寒，入心、肺、肝、胆经。功能消痰镇惊，清热解毒。临床适用于痰热喘咳，小儿惊痫痰厥，瘰疬痰核，痈疽等症。用量0.3~1克。

⑩鸡内金　又名鸡肫皮。为雉科动物家鸡的砂囊内壁。味甘，性平，入脾、胃、小肠、膀胱经。功能健脾胃，消食滞，止遗溺，化结石。临床适用于食积不化，脘腹胀满，呕吐反胃，泻痢，小儿疳积，胆结石，尿结石等症。用量10~20克。

⑪狗鞭　又名黄狗肾。为犬科动物狗的外生殖器。味甘、咸，性温，入肝、肾二经。功能补命门，暖冲任。临床适用于阳痿，阴冷，女子带下，腰酸尿频等症。用量5~10克。

⑫猪胆　为猪科动物猪的胆汁。味苦，性寒，入肝、胆、肺、大肠经。功能清热解毒，镇咳平喘。临床适用于喉痹，肺热咳嗽，百日咳，哮喘，黄疸肝炎，肠炎，痢疾，便秘，胆囊炎，目赤肿痛，痈肿疔疮等症。用量5~10克，入丸或冲服。

22. 兔年话“兔”药

辞虎年，迎兔年，民俗用十二生肖为纪年，1999年是“兔”年，特举几种以“兔”命名的中草药，以贺兔年。

①兔儿伞　为菊科植物兔儿伞的根或全草。其味苦，性微辛温，有小毒。功能祛风除湿，活血止痛，解毒消肿。适用于风湿性关节炎、腰腿疼痛、月经

不调、痛经、跌打损伤等。水煎服。用量 10 ~ 15 克，捣敷，治痈疽疮疖、毒蛇咬伤等。

②兔子草　为玄参科植物水苦荬的全草。味苦，性寒。功能活血止血，消肿止痛。适用于咯血、吐血、血小板减少性紫癜，以及胃痛、风湿痹痛、闭经、痛经、跌打损伤、咽喉肿痛等症。水煎服。用量 5 ~ 15 克，捣敷治痈疖肿毒。

③兔耳草　为菊科植物杏香兔耳风的全草。味苦、辛，性平。功能清热解毒，止血，利湿。适用于上呼吸道感染、吐血、肺结核咯血、肺痈、肠痈、水肿、黄疸、小儿疳积、消化不良等。水煎服。用量：10 ~ 15 克。捣敷治瘰疬，肿毒，创伤，蛇咬伤。

④兔子腿　为列当科植物紫花列当的全草。味甘，性温。功能补肾，助阳，强筋。适用于肾虚腰膝冷痛、阳痿、遗精等症。水煎服。用量：5 ~ 10 克。

⑤兔耳风　为菊科植物毛大丁草的全草。其味苦，性辛、平。功能宣肺止咳，利水，散瘀，解毒。适用于感冒发热、咳嗽痰多、水肿、淋浊、小便不通及泻痢等症。水煎服。用量 10 ~ 15 克。捣敷治跌打损伤、痈疽疔疮、蛇咬伤等。

⑥兔子肠　为茜草科植物巴戟天的根。味辛、甘，性微温。功能补肾阳，强筋骨，祛风湿。主治肾虚阳痿、遗精、早泄、腰膝酸软、小便不禁、子宫虚冷、风寒湿痹等。水煎服。用量：5 ~ 10 克。

⑦兔屎　为兔科动物蒙古兔等野兔的粪便。味辛，性平，入肝、肺二经。功能明目，杀虫。主治目暗翳障、痨瘵、疳疾、痔瘘。水煎，用量：5 ~ 10 克。

⑧兔脑　为兔科动物蒙古兔或家兔等的脑。性温，功能催生。主治妇人难产。内服或入丸剂。主治捣敷治冻疮、火伤、皮肤皲裂。

二、临证方剂

（一）经方经验

1. 白虎汤在急性热病中的运用

白虎汤为汉·张仲景所创制，用以治疗“太阳中热”“阳明经证”“三阳合病”“温疟”。药仅四味，但清热除烦、止渴之功显著。《伤寒论》以本方为治疗阳明经证的主方。后世温病学家用作治疗气分热证的代表方。吴氏《温病条辨》又称本方为“辛凉重剂”。临床凡辨证为气分壮热、燥热伤津之病证，不论是阳明经病，或三阳合病，或伤寒，或温病，或外感，或内伤，也不论“四大”证候是否悉具，皆可使用。谢老曾以此方广泛用于急性传染病或非传染性急性热病，如流感、乙脑、流行性出血热、肺炎、小儿麻疹及中暑等病，均取得一定的成效。现将临床应用之得，简介如下。

①流行性感冒　中医称时行感冒，系疫疠之邪夹时气入侵所致。本病发病急，病情重，传染快，极易化热化燥。临床多见表里壮热，体温常在40℃左右，渴喜凉饮，烦躁汗出，脉象洪数，甚则鼻衄，或汗多而高热不降，小儿常易热极生风。遵《伤寒论》“伤寒脉浮滑，此表有热，里有寒（热），白虎汤主之”之经旨，用白虎汤加连翘、大青叶等，清热解毒。鼻衄者加白茅根，咽痛加桔梗等。

病例：李某，女，24岁，1978年3月14日就诊。发热3天，周身骨节烦疼，头痛鼻塞，汗出微恶风，口渴气粗，体温39.3℃，溲黄，舌红苔燥，脉洪大而数。辨证：此乃时行之邪侵袭肌表，表邪未解，化热入里，里热炽盛。证属表里同病。予以解表清里。处方：生石膏30克（先煎），知母、连翘各10克，甘草、羌活、薄荷各5克。服药1剂，头身疼痛已减，高热渐退。原方继进2剂而愈。

②流行性出血热　属中医“温疫”“冬温时疫”范畴。多由温邪疫毒侵袭

机体，伏行血脉，分布三焦，导致经络、脏腑、营、卫、气、血严重受损所成。本病发病急，变化快，类似“伏气温病”。因温为阳邪，其性上炎，燔灼阳明，前人有“温热之邪，首犯太阴，直传少阴，回旋阳明”之说。病初卫分见症不显，常为卫气同病，或气营两燔。临床具有面、颈、胸“三红”和眼眶、头、腰“三痛”的特点。壮热不恶寒，口渴喜冷饮，汗出气粗，舌红苔黄燥，脉数。治宜清热解毒，用白虎汤加生地黄、金银花、连翘、板蓝根、丹参、白茅根等药。若见腹胀、便结、阳明腑实者，加大黄、芒硝清热通腑，使邪清津复，小便增多，越过少尿期。

病例：孔某，女，50岁。于1981年12月18日入院，住院号811732。患者发热呕吐5天，头、腰、目眶俱痛，体温38.9摄氏度，血压140/100mmHg，胸透：心肺（-），球结膜充血，右腋下及软腭见有多个出血点。尿常规：尿蛋白（++），脓细胞3~5个，红细胞1~3个，颗粒管型0~1个，大便隐血试验（++）；血常规：红细胞数3.08×10^{12}/L，白细胞1.26×10^{9}/L，中性粒细胞80%，血小板8.6×10^{9}/L。诊断：流行性出血热（发热期）。给予青霉素、辅酶A加糖盐水及对症处理。邀中医会诊，症见高热头痛，面红目赤如醉，恶心泛吐，脘闷，烦躁，口渴多饮，小溲短赤，口腔及腋下肌肤出现瘀点，舌红苔腻黄无津，脉数大。辨证：乃温邪热毒入于气分，燔灼血络，迫血妄行。予以清热解毒、生津止渴之白虎汤加味。处方：生石膏40克（先煎），知母、山栀各10克，金银花、连翘、大青叶各15克，白茅根30克，甘草5克。服药3剂后，热退恙减，渴饮未解，大便秘结。原方加大黄10克（后入）以清腑通下。煎服6剂，渴饮解除，大便通畅，尿量增多，进入多尿期。后以益气补肾法，用生脉散合地黄丸加减，服药数剂，至1982年1月5日，病愈出院。

③流行性乙型脑炎　本病属中医“暑温”范畴。病之初起，即见高热、头痛、烦渴汗出、面赤气粗、尿黄、舌边尖红、苔黄燥、脉数等阳明气分证候。叶天士所谓“夏暑发自阳明”，即是此意。由于暑性酷热，极易伤气，临床宜用辛凉清气法。张凤逵在《伤暑全书》中云“暑病首用辛凉”。《温病条辨·上焦》说：“手太阴暑温，或已经发汗，或未发汗而汗出濯，烦渴而喘，脉洪大有力者，白虎汤主之。”凡邪热在里，未入营动血之气分证，皆可使用白虎汤加大青叶、连翘、荷叶、黄芩等品，直清气分之热，即叶天士所说的“到气才可清气”。若见气营两燔之证，可用本方合清营汤加减，以清营解毒。昏迷

抽搐者，可用紫雪丹、至宝丹等。

病例：单某，女，2岁。发热呕吐3天，体温39.2℃；神经系统检查：病理反射阳性，经脑脊液化验：符合乙脑的改变。根据流行季节，诊断为乙型脑炎。于1978年8月7日急诊入院，住院号781329。邀中医会诊，症见高热，头痛，项强，烦躁不安，神志不清，四肢抽动，呼吸气粗，舌红苔黄燥，脉数大。辨证：乃暑热伤气，气营两燔，肝风内动之候。治以清气泄热，凉营解毒，平肝息风。处方：生石膏40克（先煎），知母10克，金银花、连翘、菊花、钩藤（后入）各10克，生石决明（先煎）、大青叶、生地黄各15克，甘草3克，水牛角30克（先煎）。服药4剂，热退神清，抽动已止，又守原方加减6剂，于8月18日病愈出院。

④中暑（暑热证）

中暑俗称“发痧”，是盛夏暴发的一种急性热病之一。夏季天气炎热，暑邪袭人，猝然发病。由于暑热酷烈，伤人迅速，初起即见身热炽盛，口燥烦渴，面赤气粗，舌红苔腻，汗出，脉洪大等，乃暑热蒸迫于里，迫津外泄之象。遵循叶天士“夏为热病……以白虎汤为主方”及薛生白“暑月……阳明热灼，宜清宜凉”之训，当急予清泄暑热、生津止渴之白虎汤加竹叶治之。若汗多气虚，伤津较甚，可酌加太子参、玉竹以益气生津；高热抽风加钩藤、地龙镇痉息风；如暑热伤正，气阴耗伤，可用生脉散加减，益气养阴。

病例：王某，女，30岁，农民，1978年7月15日就诊。因劳倦中暑，两目昏花，头晕欲倒，脘闷泛吐，面赤气粗身热如火，口渴欲冷饮，体温38.4℃（腋下），头痛如劈，汗出淋漓，手指不时拘挛，舌红苔黄少津，溲赤，脉数。辨证：时值炎夏，暑邪灼伤阳明，津气大伤，有动风之趋势。投以白虎汤加味，清气涤暑，养阴生津。处方：生石膏30克（先煎），知母10克，甘草6克，粳米一撮，太子参、连翘各15克，鲜芦根30克，西瓜翠衣1块，鲜竹叶20片。服药2剂，高热口渴已解，汗出亦少。原方继服2剂告愈。

⑤肺炎　本病属于中医学“风温”范畴，为呼吸系统常见的急性温热病。早在《伤寒论·太阳》中，就有“若发汗已，身灼热者，名曰风温”的记载。叶天士有“温邪上受，首先犯肺”的论述。初起肺失清宣，寒热郁阻，则见高热咳喘，气急鼻扇，面赤渴饮，舌红苔黄，脉滑数等阳明里热亢盛之候。治用白虎汤加杏仁、黄芩、金银花、连翘清肺泄热；如咯血加白茅根、栀子凉血止血；热毒过盛，加大青叶、蒲公英清热解毒。

病例：唐某，男，56岁，1980年9月2日就诊。患者发热咳嗽十余天，日渐加重，咳则气急，右侧胸胁疼痛，痰吐黄白色，伴有鼻衄，体温38.6℃，口渴多饮，食欲不思，小溲短赤，舌苔厚黄少津，脉滑数有力。胸透：右下肺纹理增粗，提示炎症。辨证：痰热蕴于肺胃，肺失清肃，阳明热盛。治拟清肺泄热，止咳平喘。处方：生石膏30克（先煎），知母、浙贝母、杏仁、连翘、桑白皮各10克，白茅根30克，栀子6克，甘草5克。共服药8剂。热清咳止，胸透复查，炎症消失。

⑥小儿麻疹　麻疹俗称“痧子”，是小儿急性发疹性传染病。发病原理，系由感受麻毒时邪所致；其病在肺，故首先出现一系列肺卫症状，如寒热、咳嗽、鼻塞等。麻毒以外透为顺，内传为逆。若疹毒内陷，则高热烦渴，汗出气粗或汗出肢冷，小便短赤，舌红而干，脉来沉数，指纹红紫等。此为麻疹中期，毒热伤阴，内闭外脱之危候。用白虎汤加人参、五味子、龙骨、牡蛎等，益气敛阴固脱；若疹色紫赤，高热神志不清，舌干绛起刺，为麻毒邪热窜入营血，宜用清营汤加减，凉血清心，解毒泄热；若挟斑而出，高热烦躁，宜用化斑汤解毒化斑。

病例：李某，男，6岁。咳嗽高热6天，全身出现皮疹1天，于1978年8月23日急诊入院，住院号781448。入院诊断：麻疹。给予对症处理。次日，患儿身热渐高，全身麻疹骤然隐退，邀中医会诊。症见高热烦渴，呼吸气粗，舌红苔燥，脉数。辨证：乃麻毒内侵阳明，气分热极，肺金受克。治以清泄阳明，解毒透疹。处方：生石膏30克（先煎），知母、金银花、连翘、南沙参、牛蒡子各9克，甘草6克。服药2剂，高热烦渴已减，疹点渐透，宗原方，石膏、知母减半。再服2剂，全身麻疹透齐，于8月30日出院。

本方的临床运用已大大超过《伤寒论》原文的范畴，目前已广泛用于各种急性温热病热入气分之证。但本文所举的病证，尚有未尽之处，如糖尿病、口腔炎及高血压、风湿热等病均未论述，但已充分体现该方的方药组成及加味运用的广泛性，以及中医学“异病同治”的辨治特点。因此，临床实践中，只要抓住阳明气分热盛这一特征性病机，运用白虎汤加减，均可获效，可见发展和扩大本方对治疗“急性发热性疾病”是有一定价值的。

2. 吴氏银翘散在温热病初期的应用

银翘散为清代吴鞠通所创制，《温病条辨》载方由金银花、连翘、竹叶、豆豉、牛蒡子、桔梗、甘草、薄荷、荆芥、芦根等药组成。《温病条辨》称本方为“辛凉平剂”。此方结构严谨，用药精当，具有疏散表邪、清热解毒等作用，为治疗温病初起，邪在卫分的风热表证。方中金银花、连翘清热解毒，轻清宣透为主药；荆芥穗、薄荷、豆豉辛散表邪，为透热外出辅药，其中荆芥虽属辛温之品，但与辛凉解表药配伍运用，则温而不燥，且有增强解表之功；桔梗、甘草、牛蒡子合用，宜宣肺解表，祛风痰，利咽喉；竹叶、芦根甘凉轻清，清热生津以止渴，均为佐药；甘草调和诸药，以为使。诸药合用，共济疏散表邪、清热生津、解毒素利咽之功，实是温病初起，首选之方。

本方应用范围较广，凡属温热病范围的各种疾患初期，皆可应用，此方之妙，能顾护其虚，清肃上焦，不犯中下，无开门揖盗之弊，有轻以去实之能，用之得法，自能奏效。谢老曾以此方施治多种疾病，颇获效验。

①肺炎　本病属于中医学“风温”范畴。叶天云：“温邪上受，首先犯肺。”风湿之邪，内伤肺卫，卫气闭郁，肺失宣肃。病之初起，身热畏风，咳嗽气急，咽红口渴，微汗出，舌边尖红，苔薄黄，脉浮数，甚则高热不退，咳嗽频频，气急鼻扇，喉中痰鸣，口渴面红，苔黄质红，脉滑数。治用辛凉清解的银翘散，宣肺达邪，使汗出表解。如咳甚加杏仁、贝母；渴甚加天花粉；热盛咳嗽重者，可与麻杏石甘汤，清宣肺热。

②流行性感冒　中医属“时行感冒”，系疫疠之邪夹时气入侵所致。本病特点：发病急，病情重，传染快，极易化热化燥，病初虽有恶寒发热，鼻塞流涕，咳嗽等表寒证候，但过程短暂，迅即出现一派热象，如高热，头痛，全身痛楚，呛咳，目赤，咽痛，脉象浮数，舌红苔黄，有的还会鼻衄，出汗多而高热不降，小儿易热极生风。治用银翘散开散毛窍，疏达腠理，使病邪从汗而解，即《内经》所谓：“体若燔炭，汗出而散。”若见表寒里热证，用解表清里的麻杏石甘汤加大青叶、金银花等品；鼻衄者加芦根，咽痛甚者加土牛膝。

③流行性腮腺炎　属中医学中的“温毒”“痄腮”“蛤蟆瘟”“时毒”等范畴。《温病条辨》云：“温毒，咽痛，喉肿，耳前耳后肿，腮肿……俗名蛤蟆瘟者。”又《医宗金鉴·外科心法要诀》曰：“时毒初发类伤寒，漫肿无头在颈间，因感四时不正气，治分壮弱疏解痊。”本病由温热时毒，入侵阳明及少阳，邪毒阻滞经脉，郁结不散，毒流腮部发而为病。症见耳下腮部一侧或两侧发酸肿胀，吞咽咀嚼不利，或见恶寒发热，腮部胀痛，舌红苔白或薄黄，脉浮或数。治以疏风清解，用银翘散去豆豉，加僵蚕、夏枯草，以疏解风邪，外用如

意金黄散，涂敷局部，如毒重加大青叶、板蓝根；坚硬温肿加夏枯草、昆布、海藻。如并发睾丸肿痛，重用橘核子、延胡索，以疏泄厥阴，消肿止痛。

④急性扁桃腺炎　本病属中医“乳蛾”，系风邪热毒由口鼻侵袭咽部，结于咽关，气血壅滞，遂成本病。《重楼玉钥》记载：“此症由肺经积热，受风邪凝结，感时而发，致生咽喉之旁，状如蚕蛾。”本病初期邪在肌表，多有恶寒发热，头痛，身酸等表证。风邪热毒，搏结于咽关，而见蛾体红肿疼痛，吞咽不利。治当清热散风，利咽解毒。用银翘散去豆豉加山豆根、锦灯笼解毒消肿。

⑤麻疹　麻疹俗称“痧子”，是小儿常见的急性出诊性传染病。由于感受麻毒时邪所致。《麻疹拾遗》说“麻疹之发，多为天行疠行传染”。邪毒侵入，伤于肺卫，故见一系列卫分症状。初起恶寒发热、鼻塞流涕、喷嚏、咳嗽等。若热毒内侵，则见唇腮、眼脸红赤，目泪汪汪，倦怠嗜睡，小便黄，苔白，脉数。治疗用银翘散去豆豉，加蝉衣、升麻、葛根轻清宣透。若疹出不透，可加芫荽，疏散发表，宣肺透疹。

⑥流行性出血热　本病属于温热病“温疫”“冬温时疫”“温毒”等范畴。由于人体正气不足，自卫不慎，感受瘟疫病毒之邪而发病。本病发病急，变化快，类似“伏气温病”，病之初期，热毒在表，出现寒轻热重，头痛，目痛，腰及全身酸痛，面赤，颈胸潮红，貌似醉酒，肌肤斑疹透露，口干舌赤，小便黄浊，苔薄微黄少津，脉浮数或滑数。治以辛凉清解，用银翘散去荆芥、豆豉、牡丹皮、大青叶等。如夹湿者加藿香、佩兰；恶心呕吐加黄连、竹茹；壮热烦渴加生石膏、知母、白茅根等品。由于本病起病急骤，且又复杂多变，卫分症状短暂，而气营血分症情交互并见，因而不拘泥于“在卫汗之可也，到气才可清气”的戒律。

⑦流行性乙型脑炎　本病属中医“暑温”范畴，《温病条辨》说：“夏至以后，立秋以前，天气炎热，人患暑温。”病因多由感染暑温病毒而致。温热时邪，外袭于表，卫气被郁。起病即见发热，头痛，颈强，或呕吐，嗜睡，口微渴，溲赤，舌边尖红，苔白微黄，脉浮数等。治按《伤暑全书》“温病首用辛凉”，急以辛凉透邪的银翘散，去荆芥、豆豉，加大青叶、菊花、生石膏，取其银翘白虎之意。石膏为肺胃二经清热生津之要药，且有透达之功，不可株守“无汗不用”之戒。若咳嗽加杏仁；呕吐藿香、竹茹等。

《温病条辨》确立银翘散治疗温热病，是吴氏的独特观点，他认为治“上焦如羽”，治“中焦如衡”，治“下焦如权”。上焦乃肺卫之病，非轻不举，用轻清宣透之剂，使邪外泄，如原文第四条曰：“太阴风温，温热温疫……但恶热不恶寒而渴者，辛凉平剂银翘散主之。”

本方为辛凉解表的常用方剂，可广泛适用于温病初起、外感风热表证及咽喉等诸疾。但本方所举的病证，尚有未尽之处。此外，如支气管炎，痈疡初期，以及某些急性传染病等均未论述，但已充分体现该方运用的广泛性和中医学“异病同治”的辨证论治特色，从病象观察所治之病各有差异，究其本质，均属温热病范畴，发病初期具有共同症状，如发热、头痛、咳嗽、鼻塞流涕，或口干、咽痛等症，这些症状按中医八纲分析，都属于外感温邪侵犯肺部，邪在卫分的表实热证，这些病候却是银翘散适应证，用银翘散治疗可以抑制病邪，防止病情的发展。

3. 新加香薷饮治疗暑病

新加香薷饮出自《温病条辨》上焦篇，由香薷、厚朴、金银花、连翘、鲜豆花5味药组成。功能祛暑清热，化湿和中，适用于夏季感受暑邪，头痛发热，恶寒无汗，心烦口渴，面赤，胸闷，纳呆等。本方药虽5味，配伍精当，组方严谨，为治疗夏季暑病的良方。谢老常以此方治疗夏季暑病，投之莫不应手取效。兹举案例如下。

①暑热　魏某，女，34岁，农民。1978年7月4日就诊。自诉两天前外出中暑。当晚纳凉感寒，昨日高热畏冷，头痛，胸闷，烦躁不安，口渴欲饮，小便短赤，舌红苔薄黄，脉浮数。查体：体温39.8℃；X线胸透（－）；血常规：白细胞$5.2\times10^9/L$，中性粒细胞54%，淋巴细胞46%。证属感冒受寒，暑热内伏，复为寒闭所致。治以祛暑解表，清热化湿。用新加香薷饮加味。处方：香薷10克，厚朴6克，鲜扁豆花30克，金银花、连翘各15克，加生石膏40克（先煎）。服药2剂，身出微汗，体温降至37.9℃。原方又服2剂，热退身凉，诸症悉除。按：本例为感冒热复受寒邪，故症见表邪郁闭而头痛、畏冷，暑热内炽而高热，加石膏者，增强清泄暑热之力。

②暑呕　张某，女，49岁，工人。1983年8月13日初诊。患者昨晚突然胸脘满闷，呕吐4次，吐出食物及黄水，饮食不进，恶寒发热，心烦口渴，大便，小便短赤，舌苔白腻微黄，脉濡数。查体：体温38.7℃，血常规：正常。此乃暑邪犯胃，湿滞中焦，浊气上逆所致。治以化浊和胃，清暑解表。投新加

香薷饮加味。处方：香薷10克，厚朴5克，鲜扁豆花20克，金银花、连翘各15克，加藿香、制半夏、姜竹茹各10克。连服2剂，呕吐已平，身热亦除，唯胸脘仍闷。按原方再进3剂，药尽病除。按：本例病发于暑令，骤起脘痞恶心呕吐，发热恶寒，证属暑热呕吐无疑。盛夏暑气当令，暑必挟湿，暑湿交困于中，扰动胃腑，胃失和降，浊气上逆，而致呕吐。投新加香薷饮祛暑清热，加入芳香化浊的藿香、制半夏、姜竹茹，以和胃止呕，共服药5剂，热退呕止。

③暑咳　丁某，男，20岁，工人，1985年7月29日诊。5天前外出中暑，晚间纳凉感寒，当即身热咳嗽，头痛，恶寒，服止咳退热药未效，终日咳嗽频作，咽部发痒，吐痰色白，胸脘痞闷，口渴，纳呆，尿赤，大便两日未行，舌苔薄腻微黄，脉濡数。查体：体温38.6℃；血常规：白细胞$6.4\times10^9/L$，中性粒细胞56%，淋巴细胞44%。胸透：两肺野清晰。辨证：此乃感冒受寒，肺气失宣。治以祛暑化湿，清宣肺气。投新加香薷饮加味。处方：香薷10克，厚朴5克，鲜扁豆花20克，金银花、连翘各15克，加桑叶、杏仁、川贝母、炒牛蒡各10克，服药4剂，咳嗽显减，寒热亦鲜，口干转润。原方去厚朴，再进3剂，咳嗽已止。按：本例发热咳嗽，曾用止嗽之剂未应，时值夏季，暑气当令，气温炎热亢盛，暑邪入侵，致使肺气失宣，清肃失司，而成咳嗽。投新加午薷饮，既解表邪，又清暑热，合桑杏清宣肺气，处方用药切中病机，投药7剂而获愈。

④暑泻　单某，男，30岁，农民，1980年7月25日诊。主诉：劳动受暑，又进瓜果生冷不洁之物，于今日凌晨3点多钟，突然恶寒发热，随之腹泻稀水如注，昼夜已泻十余次，肛门灼热，口干渴饮，食纳不思，小便短少，舌红苔黄稍腻，脉濡数。查体：体温38.3℃；便常规：黏液（－），白细胞（＋），红细胞（－）。证属暑热泄。治宜祛暑化湿，清热止泻。用新加香薷饮加味。处方：香薷、炒扁豆、金银花、连翘各10克，厚朴5克，加六一散（布包）、葛根各10克，黄连3克。服药3剂，泄泻减少为四五次，体温降至37.6℃。原方再进2剂，泻止热退。按：本例初起发热恶寒，旋即暴泄如注，乃暑邪伤及脾胃，清浊不分，邪热入里，下迫大肠而致。其中香薷辛香，发散阳气以除热；连翘、金银花、葛根、黄连解表清里；扁豆、厚朴健脾化湿而理气；加六一散解暑清热，利湿止泻。方药切中病机，连服5剂，热清而泻止。

⑤暑痢　俞某，男，23岁，工人，1985年8月6日初诊。患者腹泻两天，

初为水样便，后转为脓血便，挟有不消化食物，昼夜十余次，里急后重，腹痛下坠，恶心欲吐，脘闷纳呆，发热口渴，溲赤，舌红苔黄腻，脉濡数。查体：体温38.9℃；便常规：黏液（++），脓细胞（+），红细胞（++++）。证属暑热痢疾。治宜祛暑解表，清热止痢。处方：香薷10克，鲜扁豆花20克，厚朴6克，金银花、连翘各15克，加马齿苋15克，木香、黄连各6克，黄芩10克。服药3剂，发热渐退，腹痛减轻，下痢减少，昼夜腹泻四五次。守原方去黄芩，再进3剂，服后泻痢止，体温正常，唯饮食不思，口苦，苔腻，改用藿香正气散祛湿和中。服用2剂后，饮食正常，大便化验：阴性。按：本例高热腹痛，下痢赤白，为暑热侵入肠胃，湿热为痢。方以新加香薷饮合香连丸加黄芩、马齿苋清热解毒。诸药合用，共奏祛暑化湿、清热止痢之功。

4. 柴胡疏肝散的临床运用

柴胡疏肝散，出自《景岳全书》，由柴胡、陈皮、芍药、枳壳、川芎、甘草、制香附组成。其中柴胡、芍药疏肝解郁为主，配陈皮、枳壳健脾理气，香附、川芎活血止痛，甘草调中。全方具有疏肝行气、活血止痛之功，临床对肝胆、脾胃及妇女月经等肝郁气滞引起的多种病证，有较好的效果。兹就临床应用心得简介如下：

①肝气胃痛　肝主疏泄，胃主受纳，肝气条达，则胃气和降。若情志不舒，肝气郁结，横逆犯胃，气机阻滞，常表现胃脘胀痛，痛连两胁，嗳气频繁，苔多薄白，脉象沉弦。治用本方疏肝行气，即所谓“治肝可以安胃”，肝气条达，胃不受侮，则胃自安和而疼痛亦止。

病例：王某，女，41岁。1978年7月25日初诊。5天前患者因吵架而引起脘胁痛胀，时时嗳气泛酸，食欲欠佳，二便调，苔白稍腻，脉弦。此乃气郁伤肝，肝木失于疏泄，横逆犯胃，宜疏肝和胃。用柴胡疏肝散去川芎，加佛手、炒白术、川楝子各9克，生姜3片，大枣6枚，共服药6剂而愈。

②梅核气　若平素情志不畅，气机郁滞，脾胃失健，酿湿生痰，痰气交阻，临床常表现精神抑郁，喉中如有梅核梗阻，吞之不下，吐之不出，胸中窒闷，嗳气胁痛，舌苔白腻，脉多弦滑。治宜疏肝理气，解郁化痰，用柴胡疏肝散合半夏厚朴汤加减。

病例：李某，女，31岁。1978年7月27日初诊。患者半月来胸闷，咽喉如阻，情绪急躁则加重，时有嗳气，食纳稍减，舌红苔白，两脉沉弦。经食道钡餐透视，未发现器质性病变。辨证乃肝郁气滞，痰气交结咽喉而成。治宜疏肝解郁，行气化痰。药用柴胡5克，制香附、白芍、制半夏、枳壳各9克，绿萼梅、苏梗、厚朴各6克，生姜3片，红枣6枚，共服药6剂而愈。

③呕吐　胃主受纳，以和降为顺，若情志抑郁，或忧思恼怒，肝失条达，横逆犯胃，气逆于上，出现呕吐吞酸，嗳气频繁，胸胁胀痛，胃脘痞闷，舌苔薄腻，脉弦。治宜疏肝理气，和胃降逆。用柴胡疏肝散合左金丸加减。

病例：陈某，女，53岁。因呕吐不止，四肢抽动，于1980年8月21日急诊住院，诊断为胃神经官能症，经用西药罔效。中医会诊：素有胃脘不适，昨因生气受凉，病又复发，嗳气泛恶，继则呕吐清水、痰涎，不能进食，嗳气频繁，两胁发胀，头昏不清，舌苔白腻，脉弦。此乃肝气郁结犯胃，胃失和降而致，治宜疏肝和胃。药用柴胡、陈皮、甘草各6克，炒枳壳、白芍、制香附、炒白术各9克，砂仁（后入）、吴茱萸各3克，黄连1.5克，木香5克，4剂而愈。

⑤慢性肝炎　肝性刚强，其性动而主疏泄。若情志失调，气机不畅，肝失条达，气阻络痹；若肝病迁延日久，则气滞血凝，瘀血停积，阻塞胁络，胁痛加剧。治宜疏肝理气，止痛，柴胡疏肝散加减进服，有瘀血者，加红花、丹参、延胡索等。

病例：李某，男，31岁。因慢性肝炎胁痛加剧，于1980年6月6日入院。肝功能检查：黄疸指数6单位，麝香草酚浊度（＋＋），硫酸锌浊度大于20单位，谷丙转氨酶100单位；查体：腹胀，肝肋下4厘米，质软，脾未及。经诊断为慢性肝炎后，西医给予保肝药治疗。中医会诊：慢肝病史已3年余，经常胁痛隐隐，近一个月因郁怒生气，右胁痛加重，腹胀食减，时有嗳气，尿赤，便调，苔腻，舌边有紫点，脉弦细而涩。此证由肝气郁怒引起，病延日久，气机郁滞，瘀血内停。宜疏肝理气，活血止痛。药用柴胡、川芎、甘草各6克、赤白芍、川楝子、枳壳、香附、陈皮、延胡索、桃仁、红花、郁金各9克。共服药54剂，胁痛消失，肝功能正常，于7月29日出院。半年后随访，已参加劳动。

⑥胆囊炎　胆附于肝，与肝同具疏泄功能，以通降下行为顺，凡情志不畅，肝胆气郁，或湿热蕴结，胆失疏泄。症见右侧下隐痛或窜痛，时痛时止或痛而较剧，口苦，食少，或兼黄疸，苔薄白或微黄，脉弦细。治宜疏肝利胆，行气止痛，用柴胡疏肝散加减。

病例：丁某，女，40岁。因右上腹阵发性剧痛伴有呕吐，于1980年7月3日住院。经检查，诊断为胆囊炎、胆石症。邀中医会诊：右胁下刀割样疼痛，恶心欲呕，寒热往来，口苦食少，大便3日未解，尿黄，舌质红，苔薄黄，脉弦稍数。辨证为肝胆失疏，气机阻滞，不通则痛。宜疏肝利胆，行气止痛。药用柴胡疏肝散去川芎，加金钱草20克，延胡索、生大黄（后入），郁金各10克，黄芩5克，6剂而愈。

⑦妇女闭经　闭经的主要机理，不外虚实两种，虚者多属血亏，实者多属瘀滞。若情志内伤，性躁多怒，肝气郁结，络脉不畅，则气滞血阻，冲任不通，经血不得下行。临床常见月经数月不行，精神郁闷不乐，胸脘满闷，或小腹胀痛，苔白，脉弦，以柴胡疏肝散加减，若兼血瘀者，加桃仁、红花等活血祛瘀。

病例：李某，女，23岁，未婚。1980年7月3日初诊，自诉月经3个多月未来潮，精神不爽，头痛发胀，胸闷胁痛，嗳气，纳呆，食则腹胀，苔白，舌边有紫点，脉弦。此系肝郁不舒，气机失调，血滞不行，冲任不通，以致经闭不行。治宜疏肝行气解郁。药用柴胡、川芎、佛手、炒枳壳各6克，青陈皮、制香附、郁金、赤白芍、当归、益母草、桃仁各9克，月季花5朵。7剂后，月经来潮，胸闷胁痛消失。

⑧经期乳房胀痛　乳房属胃，乳头属肝。若经期忧思郁怒，或平时性情急躁，致气郁血滞，经期前后发生乳房胀痛或压痛，而以经前胀痛为多，烦躁易怒，胸闷胁痛，舌边有紫点，脉弦等。治以疏肝调气为主，酌加活血化瘀的药物。

病例：李某，女，28岁。1980年7月7日初诊。自诉经前四五天即感两侧乳房胀痛，胁肋、小腹亦发胀，经量较少，色红兼紫，性情急躁，头痛，小便微黄，苔白，舌边尖红，脉弦细。辨证乃情志内伤，气滞血瘀，阻塞经脉。治宜疏肝调气，活血化瘀。药用柴胡、川芎、红花各6克，制香附、赤白芍、炒枳壳、当归、郁金、青陈皮、醋延胡索、乌药各9克。共服10剂，经前乳房胀痛消失。

5. 异功散的临床运用

异功散出自《小儿药证直诀》，系钱乙在四君子汤基础上加陈皮组成。全方具有益气健脾、和胃止呕之效。故凡脾虚气滞所致之疾，皆可得而治之。谢老源其方义，临床中辨证加减，用以治疗胃痛、呕吐、嗜卧、久咳、眼胞下垂、慢性腹痛及脾虚带下等症，均获良效。兹举验案如下：

①呕吐　以本方配藿香、砂仁和胃止呕。偏热者加竹茹、黄连；挟痰加半夏；偏阳虚加干姜。

验案：陈某，女，49岁。1980年8月15日来诊。患者素感倦怠无力，口淡乏味，近又添呕吐，饮食稍多则吐，日数次，伴四肢不温，大便溏薄，小便清长，舌淡，脉细弱。证属脾胃虚弱，运化失常，气机上逆。治宜温阳健脾，和胃降逆。处方：党参、白术、茯苓、陈皮、藿香各10克，甘草、干姜各6克，砂仁2克（后下），红枣5枚，鲜姜3片，日煎1剂，分3次口服。连服8剂，呕吐已平。

②胃痛　临床常以本方加木香，治疗脾虚气滞型胃痛，效若桴鼓。

验案：吴某，女，40岁，农民。1980年6月25日来诊。患者胃痛两年，经钡餐透视检查诊为轻度胃下垂。胃脘隐痛遇劳则加重，食后脘胀，嗳气则舒，服药无效，面色无华，肢倦便溏，白带绵多，舌淡苔白，脉缓。治宜健脾调胃。处方：党参、白术、茯苓、陈皮、枳壳、黄芪各10克，柴胡、甘草各6克，红枣6枚，服药12剂，胃痛消失，诸症皆平。

③嗜卧　“脾气虚则怠惰嗜卧”，谢老临床见湿盛加薏苡仁、苍术；痰多加半夏；中阳不足加干姜。

验案：李某，女，63岁。1982年2月20日来诊。患者一周来嗜卧，不分昼夜，进食时亦嗜睡，伴头昏眼花，四肢无力，懒言易汗，面及下肢轻度浮肿，舌淡苔白，脉缓弱。治宜益气健脾。处方：党参、黄芪、焦楂曲、薏苡仁各15克，茯苓、白术、陈皮、山药、甘草各10克，大枣10枚。服8剂，睡眠正常。继服3剂，嗜睡、面肢浮肿愈。

④眼胞下垂　脾胃虚弱，邪风客于眼胞，故眼胞弛缓下垂。谢老用本方加味治之，收效显著。

验案：郃某，男，35岁，工人。1983年5月31日来诊。双侧上眼胞下垂4个多月，眼胞松弛半掩瞳孔，视物需仰头，伴头昏眼花，神疲肢倦，食欲不振，大便日行两次，舌淡苔白腻，脉虚无力。治宜益气健脾利湿。处方：党参、茯苓、黄芪、炒白术、陈皮、山药、防己各10克，薏苡仁、车前子（包）各15克，甘草8克。服12剂，精神渐佳，食欲增，眼胞下垂减轻。继服10剂，眼胞恢复正常。

⑤久咳　“久咳不已须补脾土以生肺金”，收效颇捷。

验案：高某，女，43 岁，农民。1978 年 7 月 8 日来诊。患者患慢性支气管炎四载，伴轻度肺气肿，咳痰色白多泡沫，神疲懒言，自汗气短，咳痰无力，纳呆便溏，舌淡，脉滑。治宜健脾化痰，益气补肺。处方：太子参、白术、茯苓、橘红、半夏、黄芪、桔梗各 10 克，甘草 6 克，五味子 2 克。服 20 剂，食量增，咳痰减轻。继服 20 剂，诸症好转。

⑥脾虚带下　以本方加山药、薏苡仁、芡实、车前子等药治之，每获良效。

验案：凌某，女，37 岁，农民。1978 年 3 月 24 日来诊。患者两个月来带下绵绵甚似小便，色白如涕，伴头昏神疲，面浮纳呆，面色无华，便稀乏力，苔薄腻，脉沉缓。治宜健脾止带。处方：党参、茯苓、白术、陈皮、山药、金樱子、芡实、车前子各 10 克，薏苡仁 15 克，甘草 5 克，白果 6 枚。服药 8 剂，带下显减。继服 6 剂，带下止，余症亦除。

按：由上文所述，可知异功散在临床中应用范围广泛。以上病案虽临床表现不同，但同出一源，故用本方稍事加减，均获较好的疗效。这体现了异病同治的科学性。因此，临床实践中，只要抓住脾胃虚弱兼气滞这一特征性病机，用异功散随症加减，自能药到病祛，取效颇速。

6. 木香顺气散的临床运用

木香顺气散，又名木香顺气丸，出自《证治准绳·类方》第四册引《医学统旨》方，由木香、香附、槟榔、青陈皮、厚朴、苍术、枳壳、砂仁、甘草组成。功能宽胸解郁，健脾和胃，疏利肝胆，行气畅中。此方为治疗气病的常用方。凡气病郁滞而引起的诸疾，皆可投用此方。谢老宗其方义，变散成汤，用治多种疾病，均获满意疗效。兹举案例如下。

①梅核气　朱某，女，37 岁，农民。1978 年 6 月 6 日诊。一周来，患者因和邻居吵架，气怒烦恼，渐觉咽中不利，似有物阻，吞之不下，吐之不出，性急则加重，伴胸胁郁闷，嗳气纳呆，舌苔白腻，脉小弦。食道钡餐透视未发现器质性病变。咽喉检查：无异常。证属肝郁不达，气滞痰凝，结于咽喉。治以疏肝解郁，理气止痛。用木香顺气丸加绿萼梅、制半夏各 10 克，大枣 5 枚，连服 10 剂，咽中畅利，异物感消除。按：本例证属肝气抑郁，横克脾土，脾胃失健，酿湿生痰，痰气郁结而成。故用木香顺气散疏肝理气，健脾胃，方中加半夏、绿萼梅，化痰解郁，药达病所，诸症皆除。

②呃逆　吴某，男，39 岁，工人。1984 年 9 月 8 日诊。两天前因郁怒致呃逆，持续不断，夜眠呃声稍止，醒后即呃，曾服西药镇静剂呃未止。食道钡餐透视未见异常。患者精神疲惫，胃脘胀闷，呃逆频作，舌苔白腻，脉象弦缓。辨证：此乃肝木犯胃，气机不降，上逆为呃。治以和胃降逆。用木香顺气散加制半夏 10 克，降香 10 克。服药 3 剂，呃逆渐平，食量增加。继原方 3 剂，呃逆停止未作。按：呃逆又称“哕”，乃为胃气不降，气逆动膈之故。本例呃逆，诊脉而弦，遇生气引起，系由情志不遂，心胸狭窄，肝气郁结，闭阻胸膈，逆气上冲而成。投木香顺气散疏理气机，加半夏、降香降逆止呃，药合病机，故收效甚捷。

③胃痛　孔某，男，33 岁。1980 年 7 月 20 日诊。患者患胃病史一年余，近又发作，痛而且胀，强食胀甚，痛牵两胁，恼怒则加重，嗳气吞酸，饮食减少，面呈病容，大便正常，小便微黄，舌苔白腻，脉象沉弦。经钡餐透视：诊为慢性胃炎。服“胃友”及“707”等胃药，其效不显。辨证：情志不遂，肝气犯胃，胃气阻滞，升降失常，而致胃痛。治以疏肝理气，调胃止痛。治以木香顺气散 6 剂，胃痛减半，两胁痛除，食量增加。继服 12 剂，胃痛消失。后以香砂六君子丸巩固。按：本例脉证合参，实为肝气不舒，气机不行，胃络阻滞，不通而痛。故以木香顺气散和胃调中，疏气止痛，肝胃两治，收效显著。

④慢性肝炎　单某，女，33 岁，农民。1981 年 3 月 24 日就诊。患者患无黄疸型肝炎半年，肝功能检查：黄疸指数 6 单位，谷丙转氨酶 60 单位，经常胁痛隐隐，脘腹发胀，食欲不振，嗳气时恶，头昏身倦，巩膜、皮肤不黄，溲赤便调，苔腻，脉弦。查体：肝肋下 2 厘米，质软，脾未及。辨证：肝病日久，疏泄不利，脾失健运，气机郁滞，瘀血内阻。治用木香顺气散加延胡索、红花各 10 克，紫丹参 15 克，每日 1 剂，水煎服。服药 35 剂，胁痛大减，食欲增加，后以逍遥丸调理 1 个月，复查肝功能：谷丙转氨酶 40 单位以下。按：肝脉布两胁，肝气郁滞，脾受肝制，运化失健，湿滞中焦。故投以木香顺气散加味，疏肝理气，健脾利湿。方中延胡索、丹参加强疏肝理气、活血化痛的作用，服药 2 个多月，诸症消除。

⑤胆道蛔虫病　张某，男，14 岁，学生。患者上腹阵发性疼痛 3 天，于 1981 年 5 月 15 日急诊入院。3 天来，右上腹及脐周呈阵发性绞痛伴呕吐，钻顶样疼痛，坐卧不安，呻吟不已，每隔十多分钟发作一次。查体：体温 37.2℃；血常规：白细胞 6.5×10^9/L，中性粒细胞 68%；便常规：蛔虫卵 0～1 个，巩

膜不黄染。诊断：胆道蛔虫症。邀中医会诊，症见胃脘偏右剧痛，痛如刀割，不痛则如常，呕吐数次，饮食不进，痛苦病容，溲赤，苔腻，脉弦。辨证：乃肝胃湿热内郁，蛔虫上扰胆腑，气滞不通。治以理气安蛔止痛。用木香顺气散加乌梅15克，花椒10克，黄连2克。服药3剂，疼痛消失，夜能入睡。按：胆道蛔虫症的病机为脾胃湿蕴，肝胆失疏，蛔虫扰动，气机闭逆。中医根据蛔虫的特性运用本方，选加酸、苦、辛的药物。案中乌梅之酸、黄连之苦、花椒之辛，加之木香理气止痛，适应胆蛔的发病机理，故能安蛔止痛而立功。

⑥呕吐　徐某，女，34岁，农民。1982年7月6日就诊。患者妊娠两个多月，施行人工流产术后两天，自觉胸脘胀闷，泛泛呕吐，每餐食后，均呕吐过半，胸脘始舒。钡餐胃透未发现异常。查体：体温37.3℃，血压：126/80mmHg；肝功能正常；舌红苔白腻，脉象弦细。辨证：乃肝气不舒，外邪乘胃，胃失和降。投木香顺气散加藿香、制半夏各10克，连服3剂，药尽病愈。按：此例乃人工流产后，精神紧张，外邪乘胃，胃气失和，肝失疏泄，浊气上逆。治用木香顺气散加味，和胃止呕，药后呕吐完全控制，未再发作。

⑦气厥　杨某，女，38岁，1978年6月3日初诊。患者10天前因夫俩打架，突然昏倒，不省人事，经针灸苏醒，此后一遇情志不畅，即昏厥不知，口噤不吐沫，四肢僵冷不抽。查体：血压100/80mmHg，发病前觉心胸闷乱，气闭欲绝，旋即倒地，约半小时方醒，醒后胸胁胀满，纳谷不香，时而悲哭，手足发麻，溲赤便调，舌红苔薄黄，脉沉弦。辨证：病由忿怒伤肝，情志刺激过甚，以致气机逆乱，上壅心胸，蔽塞神明，属气厥重证。治宜疏肝解郁，行气宣窍。用木香顺气散去苍术、砂仁，加郁金、石菖蒲、白芍各10克，服药9剂，未再昏厥。按：本例患者由于情志内伤，气怒成厥，属气厥之实证，故以木香顺气散，疏理气机，加郁金、石菖蒲醒神开窍，药切病机，故气厥霍然。

7. 易黄汤临床应用举隅

易黄汤出自《傅青主女科》，由山药、芡实、黄柏、车前子、白果5味药组成。本方为脾虚湿热带下而设，具有健脾除湿、清热止带之功。谢老用此方灵活加减，治疗泌尿、生殖系统诸症，每收良效，兹介绍如下。

①膏淋　许某，男，49岁。1983年5月26日诊。患者患膏淋已半年余，近因劳累发作，服用八正散等方未见好转。症见小便混浊不清，白如米泔，甚则尿下浊块，上有浮油，尿道灼痛，伴有头目昏眩，面黄肢倦，舌苔腻黄，脉象细缓。查乳糜试验阳性反应，血液检查未找到微丝蚴。胸透：两肺清晰。此乃病久脾虚，湿热之邪留恋下焦，清浊互混，脂液外流。治以益气健脾，清热除湿。方用易黄汤加味：山药10克，芡实15克，黄柏10克，车前子15克（包煎），白果12个（去壳），薏苡仁15克，太子参10克，川萆薢10克，茯苓10克。上药连服12剂，小便乳白减少。服至24剂，小便转清，头昏，肢倦消失，复查乳糜试验阴性，病告愈。按：乳糜尿一症，临床殊少良法，本例以易黄汤健脾利湿，加入萆薢、薏苡仁等品，分清化浊。此方既有利湿清热之功，又有益气健脾去浊之能，相辅相成，使湿浊去而脾气固，故诸恙悉退矣。

②热淋　张某，女，37岁。1978年7月25日诊。患者患热淋已4个多月，近因受凉而诱发，症见小便频数，溲时不爽，尿道涩痛，小腹胀满时痛，伴有带下，腰酸腿软，纳少乏力，小便黄，大便干，苔腻微黄，诊脉濡数。查尿常规：蛋白（+），脓细胞（++），红细胞（+）。此乃脾肾两虚，湿热下注膀胱，气化失司，水道不利。治以清热利湿，通淋。用易黄汤加味：山药、黄柏、芡实、甘草、石韦各10克，车前子（布包）、萹蓄、生地黄各15克，白果10个（去壳），生大黄（后入）8克。服药3剂，尿频，尿痛好转，小便通利，仍守原方进治。服12剂后，诸症消失，查尿常规已正常。按：其病系由膀胱湿热所致。投用易黄汤清热除湿，酌加通淋之品，双管齐下，而收佳效。

③带下　唐某，女，45岁。1978年7月24日诊。患者带下如淋，色白灰黄，质稠黏滞，量多气腥，外阴瘙痒，经常头晕腰酸，身倦乏力，纳谷不香，舌淡苔白，诊脉缓弱。妇科检查诊为慢性盆腔炎。此乃脾肾虚损，湿热内蕴，流注下焦，带脉失约。治以健脾补肾，利湿止带。方用易黄汤：山药10克，黄柏10克，槟榔10克，苦参15克，枯矾10克，每日煎水熏洗2次。服药9剂后病愈。按：带下的产生多与肝、脾、肾三脏有关，关键是脾虚。脾虚生湿，湿郁化热，湿热累伤任带二脉，固约无权，成为本证。此例带下系属本虚标实，其脾虚为本，湿热为标，故投用易黄汤标本同治，获其佳效。方中山药、芡实健脾益肾固本；黄柏、车前子清热化湿解毒；白果固任止带，补中寓通。本方尤其适于虚多实少之错杂证。

④蛋白尿　张某，女，29岁。1980年7月31日诊。一年来患者经常浮肿、

腰痛，小便短少。经用补肾药后，浮肿渐消，尿蛋白仍时有出现。尿常规：蛋白（+++）。症见肢困乏力，面色少华，除目胞晨起微肿外，并无明显浮肿，纳谷不香，苔腻微黄，脉弦缓。此乃脾肾两虚，湿热内蕴，精微下渗。治以健脾补肾，利湿清热。用易黄汤加味：山药10克，黄柏10克，芡实20克，车前子20克（布包），白果10个（去壳），山萸肉、茯苓各10克。服药12剂，尿蛋白（+），腰痛减，饮食增加。又按原方继服10剂，复查尿蛋白阴性。后以六味地黄丸调理巩固。按：本例患者浮肿、蛋白尿已一年，反复不愈，兼见腰痛、肢倦、面色少华、纳呆等脾肾两虚、湿热内蕴之证，故用易黄汤健脾除湿，清下焦之热，配山萸肉补肾填精固摄，茯苓淡渗利湿，服药30余剂，疗效满意。

8. 升陷汤治疗小便失常

升陷汤出自张锡纯《医学衷中参西录》，该方由黄芪、升麻、柴胡、桔梗、知母组成。功能升阳举陷，适用于大气下陷、气短不足以息等症。谢老根据《灵枢·口问》“中气不足，溲便为之变”立论，常用此方治疗中气不足所致的小便失常疾患，获得满意效果，介绍如下。

①小便失禁　即小便不能控制，自行排出，滴沥不绝。此乃脾肾两虚，大气不足，精气虚衰，致使关门不固，摄纳无权而成。用升陷汤健脾补肾，益气固涩。黄芪20克，升麻、柴胡、桔梗、知母各10克，补骨脂、菟丝子、桑螵蛸各15克，红枣15枚，水煎服。另用成药补中益气丸、金匮肾气丸，早中晚各服8丸。

②小便频数　指小便次数频繁，尿量或多或少，尿道无痛感。病由素体亏虚，脾气下陷，膀胱失约所致。用升陷汤提补中气。黄芪20克，柴胡、升麻、桔梗、知母各10克，加党参、益智仁各10克，红枣10枚。若见夜频夜甚，加制附片10克（先煎），肉桂6克。

③小便不畅　指排尿困难，甚则小便闭塞不能，欲解不得，此症又称“癃闭”。病由中气不足，膀胱气化不利。用升陷汤益气升阳，化气行水。黄芪20克，柴胡、升麻、桔梗、知母各10克，加乌药10克，肉桂、通草各6克，车前子20克（布包）。

④睡中遗尿　指夜间熟睡时，小便不自觉排出，醒后方知，常见于学龄儿童。病由脾虚中气不足，肾阳衰微，膀胱失约而成。用升陷汤升阳举陷，补益

脾肾。黄芪20克，柴胡、升麻、桔梗、知母各10克，加补骨脂、石菖蒲、益智仁、桑螵蛸各10克。

病例：张某，女，18岁。1983年10月30日就诊。患者每晚不自觉遗尿1~2次，醒后方觉，冬天尤甚，曾用羊脂线结扎“三阴交”穴位，以及针灸治疗无效，患者精神倦怠，头昏眼花，面色无华，舌淡苍白，脉象细缓。给予升陷汤加党参、补骨脂、益智仁、桑螵蛸各10克，红枣15枚。连服35剂，遗尿告愈。按：《内经》云：“上焦脉虚则不约，下焦脉虚则遗尿。”谢老根据前人“久病必虚”的理论，辨为脾肾虚寒，中气不足，气虚下陷，投以升陷汤加味，升阳举陷，补益脾肾。治疗月余，使遗尿痼疾，竟获痊愈。

9. 正气天香散的临床新用

正气天香散，系金刘河间方，由香附、乌药、陈皮、苏叶、干姜5味药组成。功能解郁散寒，调气和血。此方为治疗妇女痛经的良方。谢老宗其方义，变散成汤，临床用于内、妇科多种病证，收效良好。兹举验案如下。

①呃逆　周某，男，29岁，农民。1978年6月19日初诊。患者一月前因生气后胃痛复发，呃逆泛恶，经治疗胃痛已减，而呃产出更甚，连续不已，除睡眠外，几无片刻休止。经针灸服药不减，呃声频频，伴有腹胀，畏寒喜暖，嗳气纳减，大便正常，苔白腻，脉弦缓。X线食道钡餐透视：未发现异常。证属情志不遂，中阳不振，膈气上逆，胃失和降。治以温中散寒，理气降逆。投正气天香散加味：香附、乌药、陈皮、干姜、高良姜、丁香、降香各10克，苏叶6克。服药2剂症减，又进5剂，呃逆痊愈。按：本例有胃痛病史，中阳素虚，肝气怫郁，膈气不畅，胃失和降，上逆而呃。用正气天香散加味温中利膈，和胃降逆，使胃降气顺，膈气升降自如，呃逆得止。

②胃脘痛　苏某，女，34岁，农民。1980年9月4日初诊。患者胃痛3年，不时而发，6天前劳动受寒，又饮生冷，胃痛发作，脘腹喜热怕凉，手足欠温。曾服复方氢氧化铝、颠茄酊及注射阿托品等，痛未减轻，又服中成药胃乐宁片未效，食纳减少，嗳气吐酸，舌苔白腻，边有紫色，诊脉弦细。钡餐透视：呈瀑布型胃，黏膜正常，未见龛影及充盈缺损。证属寒邪伐中，气滞血瘀，胃失和降，而成胃痛。法当温中散寒，疏肝和胃，化瘀止痛。用正气天香散加延胡索、白术各10克，高良姜、炙甘草各6克。服药5剂，胃痛减轻，吐酸亦少，饮食稍增。宗原方再服12剂，胃痛消失。按：胃痛原因多端，临床

只要辨证为胃寒疼痛，无论病程长短，选用正气天香散均有较好的疗效。

③寒疝　林某，男，43岁，农民。1980年7月14日初诊。患者左侧睾丸肿痛十余天，痛引少腹，劳则加重，行走不便，阴囊发凉，自服止痛片，其痛不减，坠而且胀，恶心纳呆，舌淡苔白，诊脉沉弦。此系肾阳不足，厥阴中寒，寒凝经脉，阳气失运而成。治以温肝散寒，理气止痛。投正气天香散加橘核子、延胡索、小茴香各10克，肉桂5克。服药3剂，腹中觉热，矢气频频，睾丸肿痛减轻。继服5剂，肿痛消失。按：疝的名称很多，《内经》有七疝之称。其病多为寒凝肝脉，气滞不行，以致少腹掣引睾丸而痛。谢老根据古人“治疝必先治气”的原理，使用正气天香散加肉桂、茴香、延胡索等暖肝散寒、理气止痛之品，使气行寒散，肝脉和调，疝痛乃消。

④痛经　李某，女，28岁，工人。1980年7月8日初诊。患者婚后3年未孕，每逢经前少腹冷痛，行经时腹痛增剧，量少色黯红，四肢发冷，伴胃痛泛恶，嗳气纳减，选用痛经丸及调经药未效，舌苔薄白，脉沉弦。证属寒凝血瘀，胞络失畅之痛经。治以温经散寒，行气止痛。以正气天香散加柴胡6克，当归、延胡索、艾叶各10克。服药9剂后，行经时腹痛已解。嘱患者每逢经前服药5剂，连服3个月。按：痛经一症，属寒者居多。本例痛经系由寒积胞宫，气滞血瘀所致，血得热则行，得寒则凝，寒凝血涩，故导致痛经。选用正气天香散加味，暖宫散寒，理气活血，果获良效。

⑤气厥　李某，女，24岁，农民，已婚。1983年7月31日初诊。患者半月前夫妇吵架后，当即胸脘气憋如塞，旋即昏倒不知，手足发冷，口噤牙闭。经针灸苏醒。以后如此郁怒昏仆两次，来院求治。症见手足厥冷，面色发白，胸脘塞闷，两胁发胀，食欲不香，时而悲哭，舌苔薄白，脉沉弦。此乃郁怒伤肝，气机逆乱，心胸壅阻，神明蔽塞，发而为厥。治以疏肝解郁，行气宣窍。用正气天香散加柴胡6克，郁金10克，沉香4克。服药6剂，未再昏厥，后以逍遥丸调理之。按：本例平素情志善郁，加之精神刺激而致气机逆乱，阴阳失调，卒然昏厥，此属气厥之证，投正气天香散加味，疏肝行气，开郁宣窍，药切病机，故气厥霍然。

⑥经期乳房胀痛　印某，女，32岁，1987年7月3日初诊。患者月经错后，每逢行经，则乳房硬肿腹痛，手不能触，甚至不可近衣，少腹发凉，经水量少色暗，伴胸闷嗳气，情绪急躁则加重，舌苔薄白，脉弦细。证属肝气郁滞，宫寒血阻。治以疏肝理气，散寒祛瘀。服正气天香散加柴胡6克，橘叶、

赤芍、当归、绿萼梅各10克，嘱其从乳房胀痛起服，至行经时停服。连用3个月，经期乳胀告愈。按：本案乳胀肿痛，起于肝气郁结，病发后又有虚寒见症，当属肝郁乳胀无疑，故用正气天香散解郁散寒治其本，伍以柴胡、绿萼梅、橘叶疏肝理气，当归、芍药活血调经，共奏解郁散寒，温通经脉，使肝郁转舒，寒凝得解，经水得下，胀痛乃除。

正气天香散为辛温理气之剂，清·汪讱庵云："乌药、陈皮，入气分而理气，香附、紫苏入血分而行气，引以干姜，使入气分，兼入血分，用诸芳药辛温，以解郁散寒，令气调而血和，则经行有常，自无痛壅之患。"本方性皆辛温，药力集中，其功专效宏，是为痛经而设的方剂。临床凡属肝郁气滞血瘀引起的多种病证，皆可选用本方灵活加减。

10. 宣痹汤的临床妙用

宣痹汤出自清·吴瑭《温病条辨·中焦篇》，由防己、杏仁、滑石、连翘、栀子、薏苡仁、半夏、晚蚕砂、赤小豆皮9味药组成。原方主治湿聚热蒸，蕴于经络，症见寒战热炽，骨骼烦疼，舌色灰滞，面色萎黄。谢老用此方灵活加减，治疗多种病证，收效甚佳，举例如下。

①风湿热痹　宋某，男，32岁，1983年7月18日初诊。患者患风湿性关节炎1年余，近又发作。腕、膝、踝关节红肿热痛，活动加剧，步履艰难，体温38℃，心烦，纳呆，溲赤便干，舌红苔薄黄，脉濡数。实验室检查：白细胞1.1×10^9/L，血沉36mm/h，抗"O"500单位以上，心率快。证属风湿热痹，治以祛风除湿，清热通络。用宣痹汤加减：防己、滑石、连翘、栀子、半夏、晚蚕砂、苍术、黄柏、牛膝、川芎各10克，薏苡仁、赤小豆各20克。服药5剂后，发热已退，关节肿痛大减。守原方每日1剂，继服35剂而愈。血沉、白细胞计数、抗"O"均正常。按：《素问》云："其热者，阳气多，阴气少，病气胜，阳遭阴，故为痹热。"患者原有经络气血瘀阻宿疾，复感风寒湿邪，郁而化热，流注关节肌肉所致，故以宣痹汤去杏仁，加三妙、川芎，服之俾风湿热邪悉除而病愈。

②黄疸　顾某，女，28岁。1978年7月13日初诊。患者1周前自觉全身酸楚，四肢乏力，胸闷恶心，恶寒发热，初按感冒治疗3天，寒热不解，体温37℃，饮食减少，右胁疼痛，腹胀厌油腻，巩膜、皮肤轻度黄染，溲赤便干，苔白腻根微黄，脉弦稍数。尿液检查：胆红素（+++）。肝功检查：黄疸指

数12单位，谷丙转氨酶160单位。证属黄疸。治以利湿消毒，兼解表邪。投宣痹汤加减：杏仁、滑石、连翘、防己、栀子、制半夏、晚蚕砂各10克，薏苡仁、茵陈、车前子各15克，麻黄5克，赤小豆30克。水煎服，每日1剂。另用肝炎冲剂、板蓝根冲剂，每次各1包，日服2次，交替服。服药5剂，体温正常，黄疸渐退。宗原方去麻黄，连服25剂，黄疸消除，诸症若失，肝功能正常。按：本例黄疸初起，寒热身酸，形似感冒，为外有表寒，里有湿热之证，故予清热利湿药中加入麻黄以解表邪，使湿热之邪从内外而解。

③黄带　唐某，女，45岁，1978年7月24日初诊。患者3个月来带下如淋，色黄质黏稠，气味臭秽，阴部瘙痒，伴有心烦，口苦，精神不振，腰酸，溲赤，舌苔薄黄而腻，脉细滑。妇科检查：宫颈糜烂，滴虫性阴道炎。证属湿热下注。法当利湿清热止带。方用宣痹汤加味：防己、杏仁、滑石、连翘、山栀、半夏、晚蚕砂、黄柏各10克，龙胆草6克，薏苡仁、赤小豆各20克。另配外洗方：蛇床子、槟榔、黄柏、苦参、枯矾各10克，每日煎水熏洗2次。共服药12剂，带下已除。按：本例带下，色黄质稠，其味秽臭，证属黄带，属湿热为患。故用清热利湿的宣痹汤加龙胆草、黄柏以增强清利下焦湿热之力，药切病机，而收速效。

④风水浮肿　陈某，女，18岁，1982年5月7日就诊。1周来，患者发热身痛，无汗，眼睑浮肿，继则遍及颜面及下肢，晨起较甚，伴有咳嗽，纳呆，舌质红，苔薄腻，脉浮数。体温38.5℃，血压120/75mmHg。尿常规：蛋白(++)，红细胞少许，颗粒管型少许。X线透视：肺纹理增粗。此乃风邪犯肺，通调失司，卫气壅遏所致。治以疏风解表，宣肺利水。用宣痹汤加减：防己、杏仁、滑石、连翘、栀子、半夏、晚蚕砂各10克，麻黄、生姜皮各5克，薏苡仁20克，赤小豆30克。先后调服17剂，汗出肿消。后以胃苓汤加减，巩固疗效。按：本例乃风邪犯肺，肺气不得宣发，通调失司而发病。故以宣痹汤宣通化湿、健脾利水，佐加麻黄、姜皮行解表宣肺、祛风消肿之力。后以胃苓汤在将愈之际、邪祛正虚之时，健脾利水，标本兼顾。

11. 凉膈散治疗五官疾病

凉膈散出自宋代《太平惠民和剂局方》，由大黄、芒硝、甘草、栀子、竹叶、薄荷、黄芩、连翘组成。功能泻火解毒，凉膈清热。主治上、中二焦邪热炽盛，烦躁口渴，胸膈烦热，便秘溲赤之症。谢老源其方义，变散成汤，用治五官疾患，每获良效，介绍如下。

①急性结膜炎　症见双目红肿灼痛。病由火邪热毒，上冲于目所致，用凉膈散泻火解毒，清上泄下，药用生大黄（后入）、芒硝（冲服）、栀子、竹叶、黄芩、连翘各10克，薄荷、生甘草各6克，加黄连3克，龙胆草6克，水煎服。

②脓耳　症见耳内胀痛或流脓。病由湿热邪毒上蒸耳窍所致。用凉膈散通腑泄热，解毒排脓，生大黄、芒硝、栀子、黄芩、竹叶各10克，连翘15克，生甘草6克，加金银花15克，龙胆草6克，水煎服。

③鼻窦炎　症见鼻寒流浊涕，腥臭难闻，头昏头痛，病由风热郁遏，上熏清窍，壅塞鼻道。用凉膈散清上泄下，加藿香、白芷、苍耳子各10克，宣窍化浊。

④急性扁桃体炎　症见咽喉肿痛，一侧或两侧扁桃体肿大，病由风邪热毒，壅于咽喉所致。用凉膈散加板蓝根、金银花各15克，泄热解毒，利咽消肿。

按语：凉膈散是表里双解、泻火通便的方剂，取其上下分消、以通为用之意，谢老用于治疗五官疾病，经实践证明可收到较为满意的效果。本方药性苦寒，凡脾胃虚弱者慎用，如因病情需要，亦当注意中病即止，切勿太过。

12. 胃关煎加减治疗慢性泄泻

胃关煎出自《景岳全书》，是明代医家张景岳所创，由熟地黄、白术、干姜、吴茱萸、炒扁豆、山药、甘草7味药组成。功能补益脾肾、滋阴涩肠，适用于脾肾虚实，久泻腹痛等症。本方药虽7味，但配伍精当，组方严谨。谢老用此方灵活加减，治疗因肝逆、脾虚、食滞、肾虚而致的泄泻，投之莫不应手取效，兹就临床应用，简介如下：

①肝逆泄泻　肝主疏泄，喜条达，若恼怒伤肝，肝郁不达，横逆乘脾犯胃，脾胃受制，运化失常，而致腹痛泄泻。《景岳全书·泄泻》谓："凡遇怒气便作泄泻者，必先怒时挟食，致伤脾胃，故但有所犯，即随触而发，此肝脾二脏之病也，盖以肝木克土，脾气所伤而然。"肝木乘脾之泄泻，见症较为复杂，用药亦须灵活，谢老在临床常以胃关煎去熟地黄，加木香、白芍等，治疗肝逆乘脾之腹泻，均能应手取效。脾虚神疲加党参。

病例：谢某，女，52岁。1980年8月4日初诊。患者腹泻半年余，多处求医，疗效不显，症见脘腹胀满，嗳气纳呆，大便稀薄，每日2~3次，泻前腹痛，泻后痛减，舌苔薄白，脉弦缓。此乃久泻伤脾，兼之素性急躁，肝旺可知，是以脾虚木乘而痛泻时作。治以抑肝健脾，方选胃关煎加减。处方：炒白术、干姜、炒扁豆、白芍、山药各10克，吴茱萸3克，木香、柴胡、甘草各6克。服药5剂，便次减少，腹痛亦减轻，食欲增加，守原方又服10剂而康复。

②脾虚泄泻　张景岳说："泄泻之本，无不由于脾胃。"慢性泄泻，多缘脾胃运化失健，日久因泻致虚，因虚而泻，互为因果。盖胃为水谷之海，而脾主运化，胃主受纳，若饮食失节，寒温不适，或体虚久病，以致脾胃虚寒，中阳不健，运化无权，清气下陷，水谷糟粕混杂而下，故泄泻作矣。其症大便稀溏，日泻3~5次，迁延反复，饮食减少，稍进油腻食物则便次增加，神疲倦怠，舌淡苔白，脉缓弱。治宜健脾升阳，散寒暖中。选用胃关煎随症加减，屡建奇功。

病例：韩某，男，45岁。1978年7月8日初诊。患者素体阳虚，曾因饮食所伤，而致胃痛腹泻，日泻3~4次，粪中无完谷，病已日久，面色萎黄，食欲不振，形瘦神疲，舌苔薄白，脉细弱。钡剂灌肠透视：诊为慢性结肠炎。此乃久泻伤正，以致脾胃阳虚，运化无权，泄泻作矣。方用胃关煎去熟地黄，加党参、茯苓各10克。服药5剂后，便次减少为2次，食纳增加。宗原方又12剂，大便成形，日行一次，诸症消失。

③食滞泄泻　胃为仓廪之官，主消化水谷，若饮食失节，伤及脾胃，脾失健运，水谷停而为滞，形成泄泻。诚如《景岳全书》所载："饮食不节，起居不时，以致脾胃受伤，由水反为湿，谷反为滞，精华之气不能输化，乃致合污下降，而痢作矣。"症见腹痛肠鸣，大便臭如败卵，泻后痛减，脘腹胀满，嗳腐吞酸，不思饮食，舌苔垢浊或厚腻，脉滑而数。治以消食导滞，健脾止泻。用胃关煎去熟地黄，加神曲、山楂、谷麦芽，每获良效。如腹痛胀甚，大便泻下不畅者，加枳实、大黄、槟榔，以推荡积滞；积滞化热加连翘、黄连；呕吐加半夏、白蔻仁。

病例：陈某，男，29岁。1980年7月13日初诊。患者3个月前曾患腹胀腹痛，肠鸣泄泻，治疗尚未痊愈，昨日又进冷饭馊菜，饱食过量，今日脘腹胀满，便泻腐臭，泻后痛减，恶心欲吐，不思饮食，舌苔腻浊，脉滑。此由饮食不慎，宿食内停，阻滞肠胃，脾失健运，水谷停滞而成。治宜健脾消食导滞。处方：用胃关煎去熟地黄，加焦楂曲各15克，白蔻仁3克（后入）。服2剂症减，4剂泻止。

④肾阳虚泻　肾主二便，为封藏之本，有赖脾气培养。若肾阳虚衰，命火不足，则不能温煦脾土，运化失常，而引起泄泻。如《景岳全书·泄泻》指出："肾为胃之关，开窍于二阴，所以二便之开闭，皆肾脏之所主，今肾中阳气不足，则命门火衰……阴气盛极之时，即令人洞泄不止也。"其症每至半夜或黎明时，肠鸣腹痛，大便溏泻，完谷不化，腹部微寒，有时作胀，腰膝酸软，食欲不振，舌淡苔白，脉沉细。当以温肾暖脾为主治，用胃关煎加味，多能得心应手。若久泻滑脱不禁者，应加收敛止泻药，如赤石脂、粟壳等。

病例：曹某，男，61岁。1980年7月12日初诊。患者腹泻半年，日泻3～4次，黎明前少腹胀痛，肠鸣即泻，泻后则安，稍食生冷油腻则泻甚，且入厕即泻，夹有完谷不化，形寒腹冷，神疲纳减，面色不华，舌淡苔白，脉象沉细，经用土霉素、四环素、庆大霉素，初时有效，继用效差。证属脾肾阳虚，命火不足，不能助脾腐熟水谷，则水谷不化而致泄泻。治以温补命门，兼补脾阳。用胃关煎加制附子（先煎）、补骨脂、肉豆蔻、党参各10克。服药6剂，肠鸣腹痛减轻，食欲增加。继服15剂，大便正常，诸症消除，随访半年未发。

13. 泻黄散治疗口腔疾病

泻黄散又名泻脾散，出自《小儿药证直诀》，由藿香、栀子、防风、石膏、甘草组成，有清泻脾胃伏火之功。主治口唇干燥、口疮、口臭、烦热易饥等证。本方临床应用广泛，谢老源其方义，变散成汤，用治口腔疾患，每获良效：

①口疮（口腔溃疡）　症见口舌生疮，破溃糜烂，灼热疼痛。此系心脾积热，上熏于口所致。用泻黄散清心泻脾。药用藿香10克，生石膏40克（先煎），栀子10克，防风10克，生甘草6克，加黄连4克，生地黄20克，连翘10克，淡竹叶10克。

②口臭　症见口味发臭，晨起尤甚，不可近人。此乃胃火偏盛，脾有伏火，上冲于口腔。用泻黄散清脾泻火。药用生石膏50克（先煎），藿香、栀子、防风各10克，生甘草6克，加荷叶、佩兰各10克，黄连4克。

③唇疮（唇炎）　症见嘴唇生疱，红肿痒痛，疱破而成溃疡。此乃内有脾火，又感燥邪，熏灼于上。用泻黄散加生地黄20克，牡丹皮10克，麦冬10克，以泻脾润燥。

④牙宣（牙周炎） 症见牙龈肿痛，腐烂渗血，口气热臭，发热口渴等症。此乃胃火炽盛，火性上炎于口所致，用泻黄散清胃泻火，加生地黄20克，玄参10克，牡丹皮10克，黄连4克，生大黄10克（后下）。

以上药物均为每日1剂，水煎服。

14. 五味消毒饮的临床新用

五味消毒饮出自《医宗金鉴·外科心法要诀》，由金银花、野菊花、蒲公英、紫花地丁、天葵子组成。功能清热解毒，散结消肿。主治痈毒疔疮，局部红肿热痛等。谢老多年来广泛用于急性炎症疾患，收到满意的疗效。

①急性扁桃体炎 中医称为“乳蛾”，多由外感风邪热毒结于咽喉而成。其临床以咽喉肿痛、吞咽困难、恶寒发热等为主要症状。治用五味消毒饮疏风清热、解毒利咽。金银花、野菊花、紫花地丁、天葵子各15克，桔梗、马勃各10克，薄荷6克，水煎服。若热毒炽盛，扁桃体化脓者，加玄参、连翘、射干各10克，解毒消肿；便秘加大黄、芒硝各10克，泄热通便。

②急性中耳炎 中医称“脓耳”“耳疳”，多由外感风热，郁而化火，结于三焦、胆经，聚于耳膜之内而成。其临床以耳道阵发性剧痛、恶寒发热、头痛为主要症状。治以五味消毒饮加龙胆草、栀子、夏枯草各10克，泻火解毒。

③急性腮腺炎 中医称“痄腮”“蛤蟆瘟”等，多由外感风热温毒所致。其临床以耳下腮部漫肿疼痛为主要症状。治用五味消毒饮加玄参、牛蒡子各10克，薄荷5克，发散风热，解毒消肿。若大便秘结加大黄、玄明粉各10克，清热通便；睾丸肿痛去牛蒡子，加橘核、川楝子各10克，疏肝散肿。

④肺炎 中医称“风温”，多由外邪侵袭肺卫，卫气被郁，肺失清宣而成。其临床以发热、咳嗽，或伴气急、胸痛等为主症，是肺部的急性炎症性疾病。治用五味消毒饮加杏仁、桔梗各10克，薄荷5克，清宣肺气。若见高热、咳喘、气急鼻扇加麻黄6克，生石膏40克，清热平喘；胸痛加瓜蒌皮10克，宣胸利气。

⑤急性乳腺炎 中医称“乳痈”，多由乳汁淤积，乳络不通或肝气郁结，胃热壅滞而成。其临床以乳房肿硬疼痛、发热恶寒等为主要症状。治用五味消毒饮加路路通、天花粉、瓜蒌仁各10克，疏肝理气，通乳消肿。若乳汁不畅，乳房胀甚者加穿山甲、王不留行各10克，散结通乳；高热烦渴加石膏40克（先煎），知母10克，清热泻火；便秘加大黄、芒硝各10克，泻火通便。

⑥急性黄疸性肝炎　属中医黄疸中的“阳黄”证，多由饮食不慎，脾不健运，肝胆失疏，复感时邪而发病。其临床以身黄、目黄、小便黄、发热、脘闷、干呕、纳呆等为主要症状。治用五味消毒饮加茵陈、板蓝根各20克，生大黄10克，清热解毒，利湿消毒。若腹胀、便溏湿重者加苍术、厚朴各10克，健脾化浊；有表证者加藿香、佩兰、豆豉各10克，或用麻黄连翘赤小豆汤解表清里；寒热往来加柴胡8克，黄芩10克，以和解之。

⑦急性阑尾炎　中医称“肠痈”，是外科常见的急腹症之一，多由饮食不节，寒温不调，或食后暴急奔走，大肠传导失司，糟粕留滞，致阑尾气血瘀阻而成。其临床以右下腹疼痛、恶心呕吐、发热等为主要症状。治用五味消毒饮加牡丹皮、桃仁、大黄各10克，清热通腑，散瘀消肿。若气滞腹痛明显者加木香、延胡索各10克，行气止痛。

⑧宫颈炎　属中医“带下”范畴，多由于肝胆湿热下注所致。其临床以白带增多如水样或黄稠如脓、外阴瘙痒等主要症状。治用五味消毒饮加龙胆草、黄柏、泽泻各10克，清热利湿解毒。若外阴瘙痒，用蛇床子、苦参、槟榔、生明矾各15克，煎水熏洗，杀虫止痒。

15. 玉屏风散的临床新用

玉屏风散出自《世医得效方》。由防风、白术、黄芪3味药组成。功能益气固表，祛邪止汗。主治气虚自汗，体虚感冒。多年来将此散改为汤剂，广泛施于多种疾病，收到满意的疗效。

①过敏性鼻炎　中医属“鼻渊”范畴，多由肺气虚弱，卫气不固，风寒侵袭鼻窍引起。其临床以连续喷嚏、鼻塞流清涕等为主要症状。治用玉屏风散加味，补肺散寒。药用防风10克，黄芪15克，白术15克，加藿香10克，辛夷10克，苍耳子10克。若反复发作者加党参15克，大枣15枚；头痛加川芎10克，白芷10克。

②产后乳汁过少　产后无乳或乳少，中医叫作“缺乳”，或称“乳汁不行”。该病多由产后气血亏虚，或脾胃虚弱，运化不健，以致乳汁生化之源不足而成。其临床以乳汁缺乏或量少为主症，伴有头晕、心悸、面色不华等。治用玉屏风散加味补气养血，健脾通乳。药用黄芪20克，防风10克，白术15克，党参15克，王不留行10克，当归10克，通草10克。若兼便溏、纳减，加神曲15克；头晕、面黄加熟地黄、何首乌各15克；乳房胀痛，精神抑郁者，

加柴胡 8 克，青皮 10 克。

③风湿性关节炎　中医属“痹证”“痛风”范围，多由正气不足，表卫不固，风寒湿邪乘虚侵入，经脉凝涩，气血闭阻而成。其临床以关节疼痛，肌肉麻木，局部肿胀或变形为主要症状。治用玉屏风散加威灵仙 15 克，鸡血藤 15 克，党参 10 克，川芎 10 克。若有风邪者加羌活 10 克，独活 10 克，秦艽 10 克；有寒邪者加制附子 10 克（先煎），细辛 1 克；有瘀血者加红花 10 克，乳香 10 克，没药 10 克；有湿邪者加防己 10 克，木瓜 10 克，蚕砂 10 克；关节变形显著者加炮山甲 10 克，皂角刺 10 克；关节红肿有热者加黄柏 10 克，知母 10 克。

④慢性肠炎　中医学属“久泻”的范围，多由脾气虚弱，运化失健，日久而成泄泻。其临床症状为大便次数增多，粪便稀溏，反复发作，长期迁延。治用玉屏风散加党参 10 克，炒扁豆 10 克，茯苓 10 克，补脾运中，止泻。若兼畏寒腹痛加制附子 10 克（先煎），干姜 10 克；如久泻气虚脱肛者加柴胡 10 克，升麻 10 克；滑泄不止加诃子肉 10 克，赤石脂 10 克。

16. 金铃子散在痛证治疗中的运用

金铃子散由金铃子、延胡索组成。两药一气一血，一寒一湿，共奏疏肝利胆、行气活血、杀虫、除疝、调经止痛等作用，为治疗痛证的要方。多年来，谢老将金铃子散改为汤方，用于疗诸痛，疗效满意。

①肝病胁痛　女患，39 岁，1982 年 4 月 1 日初诊。患者患慢性肝炎两年余，曾经某院确诊为肝硬化，经常肝区隐痛，4 天前因急躁气怒，胁痛加重，脘腹发胀，嗳气不畅，食纳减少，舌苔白腻，边有紫点，脉弦细而涩。肝功能检查：黄疸指数 5 单位，麝香草酚絮状试验（＋＋），硫酸锌浊度大于 14 单位，高田氏反应（＋），谷丙转氨酶 100 单位。证属肝郁不舒，气滞血瘀，不通而痛。治以行气活血，散瘀止痛。处方：柴胡 6 克，金铃子、延胡索、郁金、赤芍、白芍、制香附、桃仁、红花、炒枳壳各 10 克，紫丹参 15 克，服药 24 剂，胁痛消失，肝功能复查正常，后以逍遥丸固之。

②胆石绞痛　女患，17 岁，学生，于 1984 年 11 月 8 日就诊。右上腹阵发性剧烈疼痛，经某院 B 超检查，胆囊内见 3 枚强光团，大小分别约 0.8 毫米 ×0.8 毫米，14 毫米 ×0.6 毫米，1.0 毫米 ×0.8 毫米，囊壁粗糙，提示：胆囊炎、胆结石。症见发热不恶寒，体温 37.8℃，巩膜黄染，胃脘发胀，右胁下

阵阵绞痛，拒按。痛时辗转不安，牵引后背，口苦不思食，尿黄便秘，舌苔黄腻，脉弦。证属肝胆失疏，湿热蕴结，久而成石。治以疏肝利胆，排石止痛。处方：茵陈15克（后下），柴胡5克，黄芩6克，金铃子、延胡索、郁金、生大黄（后入）、芒硝（冲）各10克，金钱草、海金沙（包）各30克，木香6克。上方共服23剂，另服胆石冲剂（本院制）20袋，每次1袋，日服2次，先后3次排出结石3枚，大小如B超所示，诸症平息，复查B超结石阴影消失。

③蛔虫腹痛　女患，9岁，因上腹部阵发性疼痛2天，于1978年12月12日急诊入院，住院号782205。代诉：两天来上腹部阵发性疼痛，钻顶样疼痛，痛时翻滚啼哭，辗转呻吟，坐卧不安，大汗淋漓，每隔十多分钟或半小时即发作一次，疼痛间歇期如常人。检查：体温39℃；血常规：白细胞1.78×10^9/L，中性粒细胞92%，粪检有蛔虫卵，巩膜不黄染。诊断：胆道蛔虫症，胆道感染。西医给予吗啡等止痛药，疼痛不减。邀中医会诊，患儿胃脘偏右剧痛2天，时痛时止，痛时屈膝抱腹，剧痛不休，面容痛苦，饮食2天未进，尿黄便秘，苔腻脉弦。证属肝胃郁热，蛔虫上扰胆腑。处方：金铃子、延胡索、花椒各10克，乌梅15克，槟榔、木香、黄芩各5克。共服药3剂，疼痛消除，于12月17日痊愈出院。

④疝气痛　男患，6岁，1982年9月9日初诊。小儿左侧睾丸肿痛十余天，痛牵少腹，哭痛时加重，行走不便，饮食如常，苔白脉细。此乃寒凝肝脉，肝脉络阴器，上抵少腹，故睾丸肿痛。治疗：温肝散寒，理气止痛。处方：金铃子、延胡索、胡芦巴各6克，橘核10克，小茴香、乌药、青皮各5克，肉桂2克。服药6剂，睾丸肿痛全消。

⑤妇女痛经　女患，23岁，已婚，1981年4月27日初诊。患者每至经前小腹胀痛，经后痛止，平素行经量多色紫红，伴有胸闷胁胀，嗳气纳呆，舌苔薄白，脉沉弦。证属肝郁不舒，血滞不畅。处方：金铃子、延胡索、当归、川芎、白芍、制香附、乌药各10克，柴胡6克，甘草5克。服药6剂，腹痛止。嘱患者每至经前服药5剂，连服3个月。

⑥急性阑尾炎肿痛　女患，33岁，4天前右侧下腹部疼痛，呈持续性，伴有发热，无呕吐。查体：体温38.8℃；腹平坦，右下腹部有轻度压痛及反跳痛；血常规：白细胞1.71×10^9/L，中性粒细胞92%，淋巴细胞8%。诊断：急性阑尾炎。西医给予抗生素。邀中医会诊。症见右少腹疼痛，触之痛甚，腹

部拒按，恶寒发热，饮食减少，尿赤，舌苔黄腻，脉弦数。证属湿热蕴结大肠，气血凝滞而成。处方：金银花、连翘、金铃子、延胡索、桃仁、赤芍各10克，木香、制乳没各5克，大黄10克（后入）。服药8剂，腹痛消除，体温正常，饮食日增，能下床缓步，于1979年4月8日痊愈出院。

17. 柴胡清肝汤加减治疗肝脓肿

肝脓肿，中医称“肝痈”，是肝脏感染性疾病。本病多因肝火、温热之邪壅结肝脏，或因闪挫跌仆，致气血瘀阻，聚而成痈。谢老用《医宗金鉴》柴胡清肝汤加减，治疗肝脓肿，效果满意。一般服药3～5剂，寒热渐清，疼痛日减。服药10～15剂，脓肿基本消失。

药物组成：柴胡8克，黄芩10克，连翘20克，金银花20克，桃仁10克，川楝子10克，制乳香10克，制没药10克，赤芍10克，栀子10克，生大黄10克（后下），天花粉10克，薏苡仁20克，蒲公英20克。

用法：每日煎服1剂，每剂分2次早晚煎服，病重者，每日煎服2剂。服药后大便转稀或泻下。

加减法：偏于肝火重者加龙胆草8克，牡丹皮10克；偏于湿痰者去黄芩、栀子，加苍术、制半夏、陈皮各10克；食欲不振加麦芽、神曲各15克；脓已成者加败酱草、冬瓜仁各15克。

本方具有清肝泻火、理气解郁、散瘀消痈的作用，且有除湿热之效。方中加入乳香、没药、桃仁、大黄活血散瘀，通腑攻下；复加大剂量金银花、蒲公英、薏苡仁以清热解毒，散瘀消痈排脓。

病例1：肖某，女，39岁。1989年12月28日初诊。3周来，患者胃脘及右胁肋胀痛，恶寒发热，饮食减少，前医以感冒、胃病治疗1周，疼痛有增无减，胁肋膨满，按之痛剧。血常规：白细胞13×10^9/L，中性粒细胞71%，淋巴细胞29%。B超检查发现肝左叶的腹侧探及6.1厘米×3.1厘米的低回声区，边界清楚，后壁回声稍增强。确诊为肝左叶脓肿，建议手术治疗。患者畏惧手术，要求中医治疗。症见患者形体较瘦，面色晦滞，精神萎靡，食纳极差，发热两旬有余，体温38.2℃，右侧胸胁满痛拒按，动则更甚，脘腹发胀，胸闷气短，口干少饮，小便黄，大便不畅，舌苔黄腻，脉弦数。此乃湿热壅结肝脏，气血瘀阻成痈。治以清肝泄热，散瘀消痈排脓。处方：柴胡8克，金银花、蒲公英各20克，连翘15克，黄芩、天花粉、桃仁、当归、川楝子各10克，生大黄8克（后下），薏苡仁30克。另用小金片，每日3次，每次服4片。服药3剂，大便已畅，腹胀好转，体温下降至37.5℃，胃纳稍增，胁痛依然。原方去生大黄继服5剂后，身热已除，疼痛未平。仍守上方服至17剂，胁痛隐约，纳谷增香，精神转爽，黄腻苔渐退，脉弦不数。B超复查，肝左叶的浅层探及2.7厘米×1.2厘米的低回声团，为肝脓肿恢复期。为巩固疗效，上方续投5剂，后以益胃汤加减善后，一切症状消失，肝区已无压痛。B超复查，肝脓肿消失。

病例2：唐某，男，44岁。患者劳累受凉，突然畏冷发热，肝区疼痛，在当地医院治疗两周，疼痛未减，体温未降，病情加剧。于1990年11月27日来我科就诊。症见：胸膺及右胁肋处胀痛，肋下触有包块，拒按，畏寒发热，不思饮食，溲黄，便干，面容痛苦，精神萎靡，舌苔腻黄，脉弦数。查体：体温38.4℃，血常规：白细胞23×10^9/L，中性粒细胞89%，淋巴细胞10%，嗜酸性粒细胞1%。B超示肝左叶探及4.3厘米×5.3厘米的液性暗区，后壁效应增强，内见粗大的漂浮光点，肝右叶的后上方探及8.2厘米×6.0厘米低回声光团，后壁效应增强，并探及2.7厘米×3.0厘米的液性暗区，胆囊壁欠光，提示：肝内占位（肝脓肿性质待定）。辨证：肝火内郁，湿热壅结，气血瘀阻成痈。治以清肝泄热，散瘀消痈，排脓。处方：柴胡8克，赤芍15克，金钱草30克，黄芩、制乳香、制没药、延胡索、栀子、生大黄（后下）各10克，丹参、连翘、蒲公英、薏苡仁各20克。另用小金片，每次4片，每日3次。服药3剂后，大便溏泻数次，右胁胀痛减轻，精神转佳。原方继进6剂后，疼痛日减，食纳增加，体温正常。B超复查：肝左前叶探及2.5厘米×4.7厘米低回声光斑，肝右后叶探及6.4厘米×6.1厘米的低回声光团，后壁效应增强，提示肝脓肿。原方去大黄，又进10剂。血常规：白细胞正常。B超复查：肝右后叶探及4.2厘米×4.7厘米的低回声光团，边界清楚，后壁回声增强，提示肝脓肿恢复期。为巩固疗效，上方又投10剂，一切症状消除，肝区已无压痛。B超复查：肝脓肿消失痊愈，共服中药29剂。

18. 举元煎治疗脏器下垂

举元煎出自《景岳全书》，是明代医家张景岳所创，由黄芪、人参、白术、升麻、甘草5味药组成，适用于中阳不足、气虚下陷等证。本方药5味，配伍精当，组方严谨。谢老常以此方治疗脏器下垂之疾患，投之莫不应手取效。

①胃下垂　杨某，男，49岁，1978年7月17日初诊。患者胃脘胀痛一年余，曾以慢性胃炎医治，疼痛不减。病情有增无减，劳累则胀痛下坠，得食更甚，平卧乃舒，吸气方快，伴有头昏气短，小便清长，大便溏，舌淡苔白，脉细弱。消化道钡餐透视检查提示：胃下垂6厘米。证属中气不足，脾虚下陷。治以健脾举陷，用举元煎加味。用药黄芪30克，党参15克，炒白术、炙甘草、炒枳壳各10克，升麻、柴胡各8克，陈皮6克，大枣10枚。服药10剂后，脘痛显减。连服46剂，诸症皆消。钡餐透视复查：胃下垂已愈。按：本例久患胃疾，脾胃气虚，升降失司，中气不足，清阳下陷。李东垣《脾胃论》云："内伤脾胃，乃伤其气，伤其内为不足，不足者补之。"故用举元煎益气升阳举陷，配伍陈皮，大枣行气健脾，以收全功。

②肝下垂　游某，男，56岁，教师，1988年6月7日初诊。患者患肝炎病一年余，近两月来胃脘胀闷，右胁下似有物阻，轻度压痛，劳累加重，屡用葡醛内酯、肝必复、逍遥丸、柴胡疏肝汤等不效，胁痛脘胀反甚，伴有头昏乏力，食欲差，面色萎黄，舌苔白边红，脉细。肝功能检查正常。B超检查示：肝上界第7肋，肝肋下3.1厘米。诊断为肝下垂。证属脾胃虚弱，肝血不足，气虚下陷。治以益气补肝。处方：黄芪、党参、熟地黄各15克，白芍、白术、升麻、当归、炙甘草各10克，柴胡8克，红枣10枚。共服药40剂，诸症消除。B超复查：肝下垂恢复正常。后以补中益气丸巩固疗效。按：本例为肝脾不足、气虚下陷之病，前用疏肝理气中药及西药保肝药等未效，后以益气升陷之方，加入当归、熟地黄、白芍等品以补肝血，使气虚得补，肝血充足，则诸症尽愈。

③肾下垂　马某，男，43岁，工人，1986年11月15日初诊。患者右侧腰酸痛半年余，时轻时重，劳累后痛甚，时有坠胀，弯腰活动欠灵，伴头昏，腿软，食欲不振，大便正常，小便稍频，舌淡苔白，脉沉细。B超检查：右肾下垂。此乃肾气不足，气虚下陷。治以益气补肾，投以举元煎加山药、山萸肉、杜仲各10克，生熟地黄各15克，柴胡8克，大枣10枚，水煎服。另用金匮肾气丸、补中益气丸，早晚交替服之。进药40余剂后，腰痛明显好转，形体日充，B超复查，肾下垂恢复正常。按：本例为肾气亏虚，下元不足之病变。患者腰痛迁延日久，致邪恋正虚，气血亏损，脾气中伤，导致肾气不足之虚证。投用举元煎升举下陷之气。配伍山药、山萸肉、杜仲、地黄等，补益肾气，少佐柴胡、大枣以助参、芪升举下陷之气，补而不滞，药中肯綮，故获良效。

④子宫下垂　杨某，女，29岁，农民，1978年12月19日初诊。患者产后方两个月，因挑重担而致子宫脱出阴道口外，约有鸡蛋大，卧则尚能收缩，站立行走则甚，妇科检查为子宫脱垂。患者体质较弱，头昏眼花，精神不振，四肢无力，舌淡苔薄白，脉细弱。该患者孕育第2胎，正气未复，用力过重，致中气下陷而成脱垂之证。宗《内经》“陷下则举之”之旨。处方：党参、黄芪各20克，升麻、柴胡、甘草各6克，炒白术15克，当归、枳壳各10克。服药5剂，患者自觉气力有所增长，精神转佳。继服16剂，子宫脱垂痊愈。后以补中益气丸善后调理。按：本例子宫脱垂，兼有脾虚之象，投以益气升清之方加当归兼理血分。共服药20余剂，竟奏全功。

⑤眼睑下垂　郭某，女，22岁，农民，姜堰市大泗乡人。1990年12月28日就诊。患者生产后一月余，突感周身无力，舌不能伸出，双侧眼睑下垂，睁眼、视物困难，需仰头观望，曾去外地某医院检查，诊为重症肌无力，经服中西药未效，病情日重。症见头昏身倦，舌伸无力，两腿疲软，精神萎靡，午后嗜卧，食欲不振，苔白脉细。证属产后正气未复，脾胃虚弱，气血不足。治以益气健脾。处方：党参、山药各15克，黄芪、薏苡仁各20克，升麻8克，炒白术、茯苓、陈皮、炙甘草各10克，红枣10枚。另服成药补中益气丸，每次8颗，每日服3次。服药6剂后，精神转佳，两眼渐开。连服16剂，眼睑下垂恢复正常，舌伸自如。按：本例患者乃产后体弱未复，中气不足，脾胃虚弱，卫外之力下降，外邪客入，致使眼睑弛缓下垂等症。谢老用升举之法，获效显著。

⑥脱肛　陈某，男，36岁，木工，1979年8月7日初诊。患者脱肛3个多月，曾在当地治疗未愈，每次大便时脱出约两寸许，便后需用手托送，患者形瘦懒言，精神不振，食欲减少，舌苔白，脉细缓。证属脾虚中气下陷。投举元煎加味：党参、黄芪各20克，白术、茯苓、枳壳各10克，升麻、柴胡、甘草各8克，大枣10枚，水煎服。进25剂，脱肛乃愈。按：本例证属中气下陷，投以举元煎加柴胡、大枣、枳壳、茯苓升举其气，使下陷阳气得以升提，其脱肛自得还纳。

⑦狐疝　程某，男，51岁，1981年9月6日初诊。患者患疝气一年余，因挑重物而引起，左侧睾丸肿胀疼痛，平卧则入腹，立则下坠，行走不便，近因劳累加重，小腹沉痛，睾丸坠胀难忍，伴气短，身倦，舌质淡，脉沉细。证属气虚下陷，寒凝肝脉。治以益气升陷，暖肝散寒，举元煎加味：黄芪、党参、

白术、升麻、炙甘草、青皮、橘核、炒延胡索、小茴香各10克，肉桂5克。服药3剂，气短、坠胀均减轻，左侧睾丸较前缩小，守原方调治一月病愈，追访一年未复发。按：王旭高谓“大凡治疝……当先举其下陷之气，稍佐辛温，是亦标本兼治”。本例患者年逾半百，中气不足，治以参、芪、升、术，培中举陷；青皮、橘核、肉桂、茴香理气散寒，温通经络，使中气得补，阳气得升，暖肝散寒，坠疝自复。

19.《金匮要略》泻心汤在眼耳鼻喉科的应用

《金匮要略》泻心汤，由大黄、黄连、黄芩三药组成，主治气逆血热，有泻火解毒、燥湿泄热之功，临床应用广泛。谢老以本方加味，治疗眼、耳、鼻、喉科多种病证，多获良效。

①目赤肿痛　唐某，女，27岁。1978年7月16日初诊。3天来右眼突然畏光红痛，流泪刺痒。查体：右眼球结膜充血，眼睑肿甚，有黄白色分泌物，伴有头痛，口渴，尿赤，便秘，舌红苔黄，脉弦数。证属火邪疫毒，上冲于目。治宜平肝泻火，清热解毒。用泻心汤加味：大黄10克（后入），黄连5克，黄芩、龙胆草各6克，夏枯草、菊花各10克，生地黄、生石决（先煎）各20克，水煎服。2剂后，便泻稀粪数次，眼睑肿消，结膜充血好转，头痛亦解。原方继进3剂，诸症悉除。按：目赤，俗称“赤眼”“火眼”，多由心肝之火兼挟湿热上攻所致。《类证治裁》谓：“凡赤而肿痛，当散湿热；赤而干痛，当散火毒。”本例目肿痛诸症，足证明心肝之火亢盛，今用泻心汤加龙胆草、菊花、枯草、生地黄等共奏泻火解毒之效。

②喉蛾　马某，男，8岁，1984年5月6日初诊。其母代诉：患儿发热3天，咽喉肿痛，服退热消炎等药，身热未退，烦渴欲饮。查体：体温38.4℃，双侧扁桃体Ⅲ度肿大、有脓点，悬雍垂充血，小便黄赤，大便3日未解，唇干，舌红苔燥黄厚，脉滑数。证属热毒之邪达咽并搏结于喉。治宜泄热解毒，利咽消肿。处方：黄连2克，黄芩5克，生大黄（后入）8克，玄参、连翘、板蓝根、牛蒡子各10克，薄荷5克，水煎服。服两剂后，大便已解，体温正常，咽喉肿痛减轻，效不更方。继进3剂，诸症悉平。按：本病发于一侧称“单乳蛾”，发于双侧为“双乳蛾”，多由肺胃之火上升，或热邪袭于咽喉，气血壅滞而成。今以若寒泻火的泻心汤加入连翘、板蓝根等解毒消肿，药中肯綮，获效颇捷。

③鼻衄　蒋某，男，25岁，1983年7月1日初诊。10天来，患者鼻出血，近3日出血次数增多，每次衄血15～30毫升左右，用药棉堵鼻则血从口中溢出，血色深红。出血前先有鼻痒，头胀，衄后头目晕眩，心烦口渴，面红眼赤，胁胀，食减，尿黄，便秘，舌红苔薄黄，脉弦有力。查体：体温37.6℃，血压120/75mmHg。证属肝火亢盛，扰心动血，血热妄行而衄。治宜清肝泻火，凉血止血。用泻心汤加味：黄连5克，大黄（后入）、黄芩、牡丹皮各10克，生栀子8克，生地黄、白茅根各20克，水煎服。连服5剂，鼻衄未再犯，疾愈。按：本案乃心肝火亢，血随火升，上溢鼻窍而致衄。《金匮要略》云："心气不足，吐血衄血，泻心汤主之。黄芩泻上焦火，大黄引火下行，生地黄平血逆，合山栀止衄，茅根凉血止血，药证合拍故效著。"

④耳疖　谢某，男，50岁。1985年9月20日初诊。3天来，左侧耳窍烘热瘙痒，用火柴棒挖耳解痒，旋即暴肿，耳窍窒塞不通，起黄豆大疮肿，疼痛昼夜不宁，肿热延及耳根，说话、张口、咀嚼均痛剧。伴头痛，发热（体温38℃），口苦，口渴，食减，溲赤，便秘，舌红苔黄，脉弦有力。此乃肝胆火毒，上冲耳窍，血凝毒滞而成。治宜清热泻火，解毒消肿。处方：黄连5克，大黄12克（后入），黄芩10克，龙胆草、生栀子各8克，柴胡、木通各6克，蒲公英15克，水煎服。3剂后，肿痛显减，大便泻稀3次。原方继进3剂，耳内肿痛全消。按：《素问》载"少阳热胜，耳痛溺赤"。本案系肝胆郁火，上壅耳窍，加之搔挖伤耳染毒。今用泻心汤加味，泻火解毒，共进6剂，肿消毒散，其疾自愈。

20. 六味异功煎的临床新用

六味异功煎出自《景岳全书·新方八阵》，由人参、白术、茯苓、甘草、陈皮、干姜6味药组成。功能益气健脾，温中和胃。谢老用此方灵活加减，治疗因脾胃气虚而致的多种疾病，每能得心应手。

①口甜　刘某，男，42岁，1982年3月4日初诊。患者1个月来常觉口中发甜，唾涎沫亦有甜味，伴有头昏乏力，肢倦纳减，舌淡苔白腻，脉濡缓。辨证：脾虚失健，浊邪上泛所致。因脾恶湿，开窍于口，故口味发甜治宜益气健脾，芳香化湿。用六味异功煎加味：党参、白术、茯苓、陈皮、藿香、佩兰各10克，甘草、干姜各6克。服药6剂，口甜消失。继服2剂，诸症悉除。按：口甜，又称"口甘"。《素问·奇病论》云："此病名曰脾瘅……治之以兰。"

本例由脾虚所致，故投六味异功煎加藿香、佩兰益气健脾，芳香化湿而获效。说明此病不单由脾胃湿热所致，也可因脾胃气（阳）虚而成。因而治法上不能单以清利化湿为度。

②妊娠呕吐　李某，女，23岁，1982年6月30日初诊。患者怀孕两个月，恶心呕吐，日渐加重，饮食不进，吐出稀水黏液，曾服西药未效，伴头昏眼花，胃脘不适，神疲肢倦，面色无华，形体渐瘦，舌苔白，脉细缓无力。证属脾胃虚弱，冲气上逆，胃失和降。治宜健脾和胃，降逆止呕。投六味异功煎去干姜，加藿香10克，砂仁3克，大枣6枚，连服5剂，呕吐即止。按：本案脾胃素虚，孕后血盛于下，冲脉之气上逆，胃失和降，以致呕吐不止。用六味异功煎加减，补脾胃之虚，降上逆之气而止呕。

③更年期乳泣　刘某，女，49岁，工人，1985年11月6日初诊。自诉有慢性胃病史，3个月来自觉两乳发胀，见有乳汁自出，质稀薄，乳房平软，伴有带下头昏，神倦气短，面黄少华，四肢欠温，舌苔薄白，脉象细弱。证属脾虚气血不足，阳明胃气不固所致。治以益气健脾，养血回乳。用六味异功煎加黄芪20克，山药、当归各10克，红枣10枚，共服药20剂告愈。按：乳房属足阳明胃经，脾胃为后天之本，气血生化之源，乳汁又为气血所化。此例因更年期脾胃虚弱，气血两伤，气机失固而成。用六味异功煎加连归、黄芪、山药补脾胃，益气血，摄固回乳，其病乃愈。

④带下　鲁某，女，40岁，工人，1978年3月21日初诊。患者4个月来带下频多，色白质稀如米泔，终日绵绵不断，每日均需垫纸，曾服白带丸未效，伴头昏乏力，纳少眠差，面黄，下肢浮肿，大便溏，舌淡苔白腻，脉缓弱。妇科检查诊为慢性盆腔炎。此乃脾虚失运，久而为湿，下注为带。治以益气健脾，除湿止带。选六味异功煎加白果10个，芡实15克。山药15克，连服6剂带下减少，饮食增加，精神好转。又服8剂，带下告愈。按：《沈氏女科辑要·带下》说："带下状如米泔，或臭水不黏者，乃脾家之物，气虚陷使然。"本例患者脾虚湿聚，流注下焦，损伤任、带二脉，故投此方益气健脾止带，服药14剂，收效甚捷。

21. 加味四逆散治疗经行乳房胀痛

妇女经行前后或正值经期出现两乳作胀，连及胸胁，或两乳头胀硬痒痛，甚至不可触衣，称"经行乳胀"。发生的原因，多由七情所伤，肝气郁结，气血运行不畅，脉络欠通所致。其证有虚、有实。实者多痛于经前或经期，按之有块，经行后胀痛渐止，其块渐消；虚者多痛于行经以后，按之乳房柔软无块，但患者自觉乳房胀满不适。治疗此症，根据乳房胀痛的病理特点，予以疏肝理气、开郁通络之法。采用加味四逆散治之，疗效较著。

加味四逆散的组成：柴胡 8 克，枳实 10 克，白芍 10 克，甘草 6 克，制香附 10 克，青皮 10 克，绿萼梅 10 克，丝瓜络 10 克。水煎服，每日 1 剂，每剂煎两次，早晚分服。

加减法：若乳房胀硬，有结节成块者，加生牡蛎 30 克，夏枯草 10 克，软坚散结；胁肋胀痛，加川楝子、延胡索各 10 克，行气止痛；口干口苦，脘腹嘈杂酸冷，加牡丹皮、栀子各 10 克，左金丸 10 克（温开水冲服），清肝和胃；五心烦热，腰膝酸软，舌红少苔，加生地黄 15 克，枸杞子、女贞子各 10 克，滋养肝肾；食欲不振，加谷、麦芽各 15 克，砂仁 3 克，陈皮 10 克，醒脾开胃。

按：加味四逆散，是《伤寒论》四逆散方加香附、青皮、绿萼梅、丝瓜络组成。本方具有疏肝理气、开郁通络的作用。方中柴胡、白芍归经入肝，疏肝解郁；枳实行气散结，调畅中焦；甘草缓急止痛。加香附增强疏肝理气、调经止痛之效；绿萼梅疏散条达；丝瓜络行血通络；青皮辛温入肝，功能疏肝破气，消积化滞。诸药合用，理气而不伤阴，使肝木条达，气血调和，脉络通畅，则诸症可除。

注：①在行经期间，注意情志调畅，勿急躁，戒暴怒；②忌食生冷、辛辣刺激等食物；③于行经前一周开始服药。

22. 小柴胡汤的运用经验

谢老医疗教学数十载，勤求古训，善用经方，而以小柴胡汤为尤。他认为经方当以小柴胡汤适用范围最广。在他的临床生涯中，除了用小柴胡汤治少阳正证、变证、热入血室等外，还广泛而卓有成效地施用于血管神经性头痛、呕吐、胆汁反流性胃炎、胆囊炎、月经不调、急性肾盂、肾炎等病证，屡获良效，并积累了丰富的经验。

①血管神经性头痛　陈某，女，31 岁，1993 年 3 月 2 日初诊。患者头痛 2 年，病初一侧太阳穴处及耳尖上疼痛，继而两太阳穴处皆痛，时轻时重，每因情志刺激诱发，经期头亦痛甚。曾经祛风止痛中药及针灸治疗，其效不显，舌苔薄白稍厚，脉弦数。脑电图检查：为血管神经性头痛。此乃风邪侵袭少阳经

脉，上扰清空而致头痛。治以疏风散邪，和解少阳。给予小柴胡汤加川芎10克。药用白芷10克，当归10克，服5剂，头痛减半。服至12剂，头痛乃愈。按：本例患者病虽在头部，而邪在少阳，治疗应从整体出发，从头痛的部位和兼症进行辨证，法当清解少阳为主，止头痛为辅。故用小柴胡汤和解少阳，酌加辛香活血之品，以助消散外邪。

②呕吐　韩某，女，29岁，工人，1988年5月6日初诊。患者于半年前突然呕吐一次，别无他症，未经治疗而呕止，后反复发作，短者五六日，长者月余即发一次，近来发作较频，每次发作，始吐食物，继则吐黄苦水，或干呕不止，钡餐透视示慢性胃炎。经某医院诊为"神经性呕吐"。服西药氯丙嗪可暂缓，中药用过芳香化湿、理气调中之品，亦未奏效。来院诊治，症见恶心呕吐频作，形体消瘦，精神萎靡，胸闷心烦，发作前有恶寒发热、口苦等症，大便稍干，小便正常，舌淡苔白腻，脉细滑。脉症相参，证属少阳呕吐。投小柴胡汤合温胆汤加减。处方：柴胡8克，太子参15克，黄芩10克，姜半夏10克，茯苓10克，陈皮10克，姜竹茹10克，砂仁3克（后下），代赭石20克，甘草6克，生姜5片。服5剂后，呕吐减轻，继服10剂，呕吐已平。按：本例呕吐属少阳呕吐，给予小柴胡汤加减，服后竟快速治愈，关键在于辨证精确，用药得当。凡由少阳之邪引起的呕逆，必有心烦、胸闷等症。

③胆汁反流性胃炎　王某，男，41岁，1984年2月15日初诊。患者胃痛两个多月，经胃镜检查示胆汁反流性胃炎、慢性浅表性胃炎。服过快胃片、多潘立酮等药，疗效不显。症见胃脘及右胁疼痛，嗳气泛酸，胸闷干呕，神疲纳差，时有恶寒，小便微黄，大便调，舌苔薄黄，脉弦。此乃肝失疏泄，胆邪犯胃，用小柴胡汤加味。处方：柴胡8克，黄芩10克，制半夏10克，太子参10克，陈皮10克，姜竹茹10克，佛手10克，代赭石20克，甘草6克，生姜3片，红枣10枚。服药5剂，胃痛减轻，唯食纳不香。原方加神曲15克，麦芽15克，再服7剂，诸症悉除。按：胆汁反流性胃炎，属中医"胃痛"范畴。本例胃痛，多由肝气犯胃所致。清·沈金鳌云："胃痛邪干胃脘痛也，唯肝气相乘为尤甚……故治胃痛多以疏肝理气为治。"谢老用小柴胡汤加味，从肝胆论治，达到治愈胃痛的目的，符合"治病必求其本"的原则。

④月经不调　单某，女，31岁，农民，1980年3月6日初诊。患者婚后数年未育，自月经初潮时，即患痛经，每至经潮，小腹胀痛，痛甚不能起床，量多色红，挟有血块，烦躁易怒，屡经治疗，疼痛不能改善，伴两胁胀痛，食纳

欠佳，二便调，舌苔白，脉弦。此乃肝气郁结，瘀血内阻所致。治以疏肝解郁，理气止痛。治以小柴胡汤加当归10克，制香附10克，延胡索10克。服药21剂，诸症痊愈。按：本例患者婚后多年未育，自初潮一直痛经，继续治疗，服行气破血、调经止痛之药，均未获效。今拟小柴胡汤加当归、延胡索、香附而愈。本方加味，即可疏肝解郁，又能活血调经，用之临床，每多获效。

⑤急性肾盂肾炎　凌某，男，29岁，工人，1990年11月10日初诊。患者昨日起突然寒战高热，周身不适，头痛，胸闷，恶心泛吐，口干，腰部酸痛，小便频数，昼夜20余次，尿时涩痛，舌红苔薄黄，脉象弦数。体温39.2℃；血常规：白细胞增高；尿常规：上皮细胞0～2个，红细胞（++），白细胞（+++），蛋白（+）。诊断为：急性肾盂肾炎。此乃湿热之邪，蕴结于焦，兼感外邪。治以解表利湿清热。处方：桑叶10克，菊花10克，金银花10克，连翘10克，木通10克，滑石10克（布包），淡竹叶10克，山栀10克，车前子10克（布包），半夏10克，生甘草10克。服药2剂，体温降至38.0℃，高热虽减，但转为寒热往来发作，改用小柴胡汤加黄柏10克，石韦10克，萹蓄10克，连服5剂，寒热解，诸症消，小便化验正常。按：急性肾盂肾炎，属中医“湿热淋病”范畴。本例初用辛凉疏解、清热利湿之剂，服药2剂，表热虽减，而邪传少阳，引动肝胆湿热，出现往来寒热等症，故改用小柴胡汤加味，和解枢机，解毒利尿，共服药7剂，遂告痊愈。

23. 龙胆泻肝汤的运用经验

谢老长于治疗内科疾病，辨证用药有其独到之处，临床应用龙胆泻肝汤治疗头痛、鼻衄、失眠、阳痿、胆道蛔虫症、呃逆等证，屡获良效。

①头痛　王某，女，38岁，工人，1991年3月8日初诊。患者左侧头部间断性疼痛4年余，曾服过氟桂利嗪、索米痛片、硫必利及谷维素等药，未见明显好转，头痛以左侧耳尖上部为主，严重时涉及耳根。伴口苦咽干，便结，面赤，舌红苔腻，脉弦。证属肝胆湿热之邪循经上冲所致。治以清热利湿，泻肝通络止痛，用龙胆泻肝汤加减：龙胆草10克，栀子10克，黄芩10克，泽泻10克，川芎10克，木通10克，金银花15克，石菖蒲6克，生大黄6克。水煎服，每日2次。4日后复诊，症状大为减轻，发作时间较短。原方再进5剂，头痛告愈，随访半年未再发作。按：该病所发部位，正是胆经循行之处，参合脉证，当属胆经病变，肝胆相表里，清肝胆之邪，疏肝胆之气，故

有本方药至病除。

②鼻衄　李某，男，33岁，1990年6月12日初诊。患者素患鼻衄，近来因吵架发为大衄，纯血鲜红，血涌量多，发作数次，曾采用止血剂及鼻腔填塞方法治疗，疗效不佳。诊时症见右侧鼻腔反复出血，伴头昏胀痛，右侧头部有跳痛感，口气臭秽，口干苦欲饮，舌质红，苔黄厚腻，脉弦滑数。证属肝火上炎，迫血妄行。治拟泻肝清热，凉血止血，龙胆泻肝汤加减：龙胆草10克，木通10克，泽泻10克，黄芩10克，栀子10克，生地黄10克，桑白皮10克，牡丹皮12克，夏枯草、仙鹤草各15克，柴胡5克。服药3剂后，鼻衄已止，头胀痛缓解，仍口鼻干燥。复方再进5剂，诸症均除，后改用龙胆泻肝丸以巩固疗效。按：素患鼻衄，阳络已伤，因事不遂，暴怒伤肝，化火上逆，木火刑金，灼伤脉络，血行上窍，肝为将军之官，体阴而用阳，主疏泄喜条达。故取本方以平逆肝阳，凉血清热，采用标本缓急之法，收效亦捷。

③阳痿　周某，男，28岁，工人，1990年11月30日初诊。患者新婚两个多月，因阴茎萎软不举不能同房。追问其病史，患者5年来一直在南方某省做工，因居住潮湿，出现阴囊发红微肿，汗出瘙痒，并有下肢酸困，舌苔黄稍腻，脉弦数。此属湿热下注，宗筋弛纵所致。治拟清化湿热，药用龙胆草10克，栀子10克，泽泻10克，牡丹皮10克，生地黄10克，木通10克，萆薢10克，黄柏12克，苦参15克。服药6剂病情减轻，继服10剂而诸症悉愈。次年春节前患者告之已喜得一子。按：该病所发部位正是肝经循行之处。患者久居湿地，日久生化湿热，蕴结肝经，而致宗筋弛纵。参合脉症，本病当属湿热所致，故采用清化湿热法，获效显著。

④胆道蛔虫症　仇某，男，28岁，供销员。1990年11月2日初诊。患者右上腹部钻顶样绞痛3天，呈阵发性加剧，坐立不安，大汗淋漓。在本院门诊作B超检查：发现胆囊颈部见有9厘米左右的蛔虫影，确诊为胆道蛔虫症。病发后曾服食醋数口及中药汤剂乌梅均未奏效。疼痛仍然，每隔半小时发作1次。伴有发热，目黄，口苦，大便3日未行，舌红苔黄厚腻，脉弦滑而数。证属肝胆湿热，胆道阻滞，不通则痛。治拟清热利湿，通腑止痛。处方：龙胆草10克，栀子10克，黄芩10克，连翘10克，川楝子10克，生大黄（后下）10克，茵陈20克，黄连4克，柴胡6克，甘草6克。服药2剂泻下蛔虫3条，腹痛已减，目黄明显消退。宗原方去生大黄、黄连，加广木香10克，使君子10克，又服5剂，疼痛已除。数日后反复查B超，胆囊内未见蛔虫影。按：患者

形体肥胖，嗜食肥甘。结合病史，辨证为肝胆湿热，故选用以龙胆草为主药的龙胆泻肝汤。因非大苦不能安其蛔，非大寒不能清其热。采用苦寒清下并进，使肝胆得疏，腑气通畅。药证合拍，故愈。

24. 孔圣枕中丹的运用经验

谢老擅治内妇科疑难杂症，遣方用药，灵活变通，临床常常巧用孔圣枕中丹治疗心脑病证，每有独到之处。孔圣枕中丹，又名孔子枕中散，出自《备急千金要方》，由石菖蒲、远志、龟甲、龙骨组成，本方药仅4味，其镇静安神、宁心益智、补肾健脑之功显著。谢老常以此方改为汤剂，临床中用治惊悸、夜游、梦交、失眠、儿童多动症等，每能应手取效。

①惊悸　丁某，女，19岁，1991年4月8日就诊。一月前夜晚上学回家，途中突受异物惊吓，嗣后常感心悸易惊，神思不定，虚烦不眠，梦中惊叫，伴胸闷气短，四肢无力，面色无华，舌淡，脉沉细。心脏听诊心律不齐，心电图检查为窦性心动过速。此乃素体虚弱，加受惊吓，心气虚怯，阴血暗耗，心神失宁，而为惊悸。治以益气镇惊，宁心安神。用孔圣枕中丹加味：石菖蒲10克，远志10克，龟甲20克（先煎），龙骨30克（先煎），黄芪10克，熟地黄15克，炒酸枣仁10克，茯神20克，每日1剂，水煎服。服5剂后，惊悸好转，继以原方6剂，诸症悉平。按：本例惊悸，属心气虚怯，心血不足，加受惊吓，神无所主，如《校注妇人良方》薛己按：“人之所主者心，心之所主者血，心血一虚，神气不守，此惊悸所由作也。”谢老用益智宁心的孔圣枕中丹加酸枣仁、茯神以增强安神镇惊之功，熟地黄养血，候心血滋养有源，心气得养，神有所归，其惊得镇，疾自平矣。

②夜游　李某，男，12岁，1955年9月12日就诊。近两个月来，患者常于半夜熟睡后，梦中惊叫数声，随后起床外出，四处走动，持续5～10分钟，再又安睡，翌日醒后不知夜间所为，每隔四五天发作一次。曾服多种镇静药不效。症见患者面色发黄，食纳不香，头晕心悸，舌淡红，苔薄白，脉细稍滑。此乃心血亏虚，神魂不藏所致。治以养心安神，祛痰通窍。用孔圣枕中丹加淮小麦30克，胆南星20克，当归10克，甘草5克，大枣20枚。服药5剂，夜游已控制，食欲增进，仍诉头晕心悸。守原方继服5剂，症状消失，睡眠安然。按：本例梦游，伴头晕心悸，食少面黄，舌淡，均为心脾血虚之候。心藏神，血虚使心失所养，神明无主，肝乏血藏，则魂不潜摄，故发为惊叫、夜

游。谢老用孔圣枕中丹加入胆南星，以安神定志、祛痰醒脑，甘草、淮小麦、大枣、当归合龙骨养阴血、安魂魄。方精药当，夜游自愈。

③梦交　高某，女，45岁，1990年12月29日就诊。患者有胃病及肾炎病史，近两个月来，每晚入寐之后即梦异性入床与之交媾，至吓醒为止，精神恍惚，胆怯心惊，常入幻境，如见鬼神，精神萎靡，身体日渐疲惫，白带增多，头晕眼花，食欲不振，记忆力下降，舌淡苔白，脉沉细。此乃阴阳俱虚，阳浮于上，精孤于下，而成梦交。治宜安神定志，调其阴阳。用孔圣枕中丹加桂枝6克，白芍10克，龙齿20克（先煎），五味子10克，夜交藤15克，每日1剂，早晚分服。服药5剂，症状减轻。继服12剂，梦交未作，胆怯、幻觉消失，后用归脾汤调理1周善后。按：《金匮要略·血痹虚劳病脉证并治篇》有“男子失精，女子梦交”，即指此病而言。梦交一症，总缘阴阳不能固密，守候失调而成。阳无阴涵养，浮越于外，阴无阳固摄，不能内守，男成失精，女成梦交。本例患者曾用安定等药未应，经辨证，谢老投以孔圣枕中丹配伍桂枝、龙齿、白芍、夜交藤、五味子调气血、和阴阳，使阳能固摄，阴能内守，神能归舍，梦交乃愈。

④儿童多动症　程某，男，12岁，1991年4月6日就诊。患儿平素好动，上课时思想不集中，小动作多，学习成绩差，作业不得完成。据家长云：患儿由早至晚整天无休息之时，起床后就不安宁，吃饭坐不住，外出活动任性，不避危险，多动妄为，家长屡次责罚训斥皆无效，食欲不减，舌苔白，脉弦滑，脑电图检查正常。证属肝阳旺盛，痰热扰心，心神失宁，阴阳失调。治以平肝潜阳，豁痰镇惊，宁心安神。用孔圣枕中丹加入胆南星10克，磁石30克，石决明20克，柏子仁10克。服药25剂，效果显著，学习成绩提高，动作减少，能静坐上课，自控能力增强。按：本病多见于儿童时期，系肝阳旺盛，痰热扰心，心失守舍而致。孔圣枕中丹有安神定志之功，加石决明平肝潜阳，加胆南星、磁石豁痰镇惊，痰祛则风息，心宁而气顺，药证合拍，故多动症迅速得平。

（二）自拟方拾萃

1. 自拟泻脾除秽汤治疗口臭

组成：生石膏40克（先煎），藿香20克，佩兰20克，防风10克，山栀

10 克，黄连 3 克，荷叶 10 克，白蔻仁 5 克，生甘草 10 克。

功能：清胃热，泻脾火，去秽浊，除口臭。

主治：口内出气臭秽，张口说话有臭味，晨起尤甚，不可近人，伴口干口苦，大便干燥，小便短赤，舌苔薄黄，脉数。

用法：用水煎服，每日 1 剂，每剂煎 2 次，早晚分服。严重口臭者，每日煎服 2 剂。

方解：口为肺胃之门户，脾气通于口，心气通于舌，若脏腑功能失调，发生病变，常常会引发口中味觉异常。其因多由脾胃积热所致。《素问·六节脏象论》云："脾有伏热，故口疮口臭。"巢源方《诸病源候论》载："臭由五脏六腑不调，气上胸膈……蕴积胸膈之间而生于热，冲发于口，故令臭也。"《医学入门》说："脾热则口甘或臭……口臭者，胃热也。"指出口臭由于脾热和胃热。谢老根据口臭的病理特点，以脾胃伏火为主，故从泻脾清胃立法，自拟泻脾除秽汤，治疗此症效果满意。方中用石膏、栀子泄脾胃积热。《素问·六元正纪大论》说"火郁发之"，脾胃既有郁热，则宜升发其火，故用防风疏散脾中伏火；藿香芳香悦脾，理气和中，振复脾胃之气机，并助防风疏散脾中伏火；佩兰、白蔻仁化湿浊，除秽臭；黄连苦寒，直折胃腑之火；荷叶清热化湿；甘草和中泻火，调和诸药，使泻脾而无伤脾之虑。诸药合用，具有清胃热，泻脾火，去秽浊，除口臭效能。

加减运用：若肺痈吐脓血而口臭者，加鱼腥草 20 克，金银花、金荞麦各 15 克，以清肺热；食滞口臭，可用枳实导滞丸、保和丸之类消食导滞；食韭蒜后口臭者，用连翘、茶叶各 15 克泡茶饮之；口舌生疮引起口臭者，加生地黄 20 克，木通 6 克，竹叶 10 片，生甘草 10 克，导心火下行；牙龈肿痛溃烂口臭者，用生地黄 30 克，牡丹皮 10 克，升麻 5 克，清胃火；便秘加生大黄 10 克，通腑泄热。

2. 自拟散瘀消痞汤治疗肝脾肿大

在中医书籍里，虽然没有肝脾肿大这个病名，但在中医学各家文献中记载了许多有关肝脾肿大相类似的临床体征，如"胁痛""积聚""癥瘕""痞块"等。从这些文献中所记载的多数是指肝脾肿大。谢老从事肝胆病的中医治疗研究数十年，在消除肝脾肿大、缩短疗程、提高疗效方面有一些心得体会，临床采用自拟"散瘀消痞汤"治疗肝脾肿大，收效显著。

散瘀消痞汤组成：炙鳖甲 30 克（先煎），穿山甲 10 克（先煎），延胡索 10 克，牡蛎 30 克（先煎），红花 10 克，赤白芍各 15 克，三棱 10 克，䗪虫 10 克，木香 8 克，柴胡 6 克，丹参 20 克，陈皮 10 克。每日煎服 1 剂，早晚服，连服 40 剂，进行 B 超复查。

加减：若体虚者加党参、黄芪各 15 克，益气扶正；乙肝病毒阳性者，加大青叶、白花蛇舌草各 20 克，清热解毒；食欲不振者加麦芽、神曲各 15 克，以健脾开胃；谷丙转氨酶增高者，加五味子 10 克；若出现肝硬化伴腹水者，可加大腹皮、槟榔、猪苓、茯苓皮、泽泻各 10 克，行气利水。

谢老治疗的病例经临床观察，各项化验指标、肝脾肿大均有一定程序的好转。在服药的同时，另加成药鳖甲煎丸、大黄䗪虫丸、逍遥丸，早晚各服 2 次。

病例：刘某，男，36 岁，1988 年 5 月 7 日初诊。患者既往患慢性肝炎一年，常感右胁疼痛，脘腹胀闷，近两个月病情加重，肝区轻度压痛，舌苔腻，边有紫色，脉弦细。肝功能：谷丙转氨酶 53 单位。表面抗原：阳性。B 超检查：肝上界在 6 肋，肝肋下 3.6 厘米，诊断：肝大。此乃肝气郁久，气滞血瘀，瘀血停聚而成。治以行气散瘀，消癥化积。用散瘀消痞汤，水煎服。另用大黄䗪虫丸、逍遥丸，早晚分服。前后共服中药 65 剂，治疗 3 个月，肝功能复查谷丙转氨酶 30 单位，表面抗原阴性，B 超复查：肝肿大消失而愈。按：《灵枢·五脏》云：“邪在肝，则两胁中痛。”慢性肝炎的病理基础是肝郁气滞，疏泄失职。本案肝郁日久，瘀血内阻，运用散瘀消痞之剂，配合大黄䗪虫丸、逍遥丸以增强疏气活血散结之力，治疗 3 个月使瘀血消去，新血流行，痞块消失而愈。

3. 自拟消炎利胆汤治疗胆囊炎

谢老自拟消炎利胆汤治疗胆囊炎，效果满意。一般服药 3 ~ 5 剂，疼痛可止，服药 15 ~ 20 剂，炎症基本消失或明显减轻。

消炎利胆方的组成：柴胡 8 克，黄芩 10 克，郁金 10 克，金钱草 30 克，炒枳实 10 克，延胡索 10 克，生大黄 10 克（后下），木香 10 克，炙甘草 6 克。

用法：每日煎服 1 剂，每次分两次早晚煎服。服药后大便转稀或泻下，停药后则泻止。

加减法：伴有胆囊结石者加鸡内金 15 克，海金沙 20 克（布包），芒硝 10 克（冲服）；胁肋胀痛者加青皮 15 克；体虚者加党参 10 克；恶心呕吐加黄连 3

克，制半夏10克；食欲不振加神曲、白术、炒麦芽各15克；有黄疸者加茵陈20克。

本方具有疏肝利胆、消炎止痛的作用。经谢老多年临床实践，证明疗效确切，对非胆囊炎患者用之无效。在服药前，需做B超检查以明确诊断。

4. 自拟五花饮治疗郁症

郁症，则指五志过激，七情所伤，气机阻滞不伸所引起的病证。气为无形之体，无处不至，何处淤滞，则何处经络壅遏，出现病证。患者除表现心境郁闷、意志消沉外，常可出现以胀为主的病证，如胁肋支满，小腹胀痛，胸脘痞闷，纳谷不香，嗳气频频，甚则悲忧善哭，或精神恍惚，女子月事不行等症状。本病类似现代医学的神经官能症疾病。谢老从事内科临床数十年，此类患者日有所遇，经长期实践，采用自拟五花饮治疗，每获良效。

五花饮组成：厚朴花、佛手花、绿梅花、旋覆花、代代花各10克，用开水浸泡代茶，或煎服。

加减法：在应用时，如兼有痰热者，加贝母、瓜蒌皮、黄芩各10克，清热化痰；咽喉红痛加射干、青黛各10克，清热利咽；胁胀加柴胡6克，川楝子10克，疏肝理气；如气郁化火，性躁易怒，口苦而干，加牡丹皮、栀子、龙胆草各10克，清泻肝火；若精神恍惚，心神不宁，悲忧善哭，合甘麦大枣汤同用，养心安神。

病例：赵某，女，31岁，1987年7月27日初诊。患者因夫妻不睦引起精神抑郁，神志恍惚，胸闷胁胀，恶心不出，终日沉默不语，饮食减少，舌苔薄腻，脉弦细。服药两周，效不满意。给予五花饮原方，煎服5剂，症状改善，继服5剂，配合思想疏导，郁结顿开，诸症消除而愈。按：五花质轻，轻扬升散，功能开郁理气，宽胸化痰，方中厚朴花芳香化浊，行气开胸；代代花理气解闷；佛手花理气化痰；绿梅花疏肝解郁，和胃化痰；旋覆花降气消痰。全方性味和平、清淡，具有理气不伤阴、宣通不滋腻、清火不伤中的特点，对郁症患者颇为适宜。

5. 自拟散结消核汤治疗乳核

乳核多见于中青年妇女，中老年男性亦常见，本病类似现代医学慢性囊性乳房病，多由肝郁气滞，血瘀痰郁而成。临床多发于一侧或两侧乳房中央，肿核多呈圆形硬结，或呈扁圆形，大者如桂圆，小者如桃仁，质硬不坚，推之可动，边界清晰，皮色不变，触之有胀痛或刺痛感，伴胸闷不舒，脉多弦滑。谢老自拟散结消核汤治疗，每多获效。

散结消核汤组成：柴胡 8 克，赤白芍各 10 克，青皮 15 克，乳香 10 克，没药 10 克，夏枯草 10 克，牡蛎 30 克，海藻 10 克，三棱 10 克，橘核 10 克，制香附 10 克，当归 10 克，浙贝母 10 克。水煎服。

加减法：乳房痛甚者，加延胡索 10 克；肿块大者，加炮穿山甲 10 克；胁胀加川楝子 10 克；急躁易怒，加牡丹皮、栀子各 10 克；若见舌红、口渴伤津者，加生地黄 20 克，麦冬 10 克，天花粉 10 克。按：本方具有疏肝解郁、活血化瘀、软坚散结、化痰消核止痛之效。方中用柴胡、青皮、白芍、香附疏肝解郁，理气止痛；海藻、牡蛎、夏枯草清肝泻火，软坚散结，消痰核；三棱破血祛瘀；当归、赤芍补血活血；乳香透窍理气，没药化瘀理血，二药并用，宣通脏腑，疏通经络，为活血散瘀、消肿定痛之要药；橘核理气止痛，散结消核；浙贝母化痰散结。全方性味平和，理气不伤阴，散结不败胃，对乳核、乳癖、乳痰等病证，均可用之。

6. 自拟固肾缩尿汤治疗老年人尿频

尿频，是老年人常见之病。老年人由于肾阳不足，宗气下陷，脬气不固，膀胱失约，而引起尿次频多，夜间尤甚，给一些老年人带来烦恼，有些老人甚至不敢走亲、访友、外出旅游，以及参加一些社交等活动。谢老根据老年人脾肾阳虚的特点，结合临床体会，拟固肾缩尿汤治疗老年人尿频，收效良好。

固肾缩尿汤的组成：益智仁 10 克，覆盆子 10 克，金樱子 15 克，胡桃仁 30 克，熟地黄 30 克，山萸肉 20 克，淫羊藿 10 克，党参 20 克，炒酸枣仁 10 克，红枣 10 枚。水煎服，每日 1 剂，每剂煎 2 次，早晚分服，连服 10～20 剂。如儿童夜间尿床，亦可用本方治疗，用量酌减。

加减法：若出现小便失禁，出而不觉，或夜间遗尿，可加桑螵蛸 20 克，升麻 10 克，升阳固涩。另用中成药金匮肾气丸、补中益气丸（浓缩），各服 8 丸，每日服 3 次，开水送服。

按：本方具有固肾缩尿、益气升阳、安神定志之效。方中用益智仁、覆盆子、胡桃仁、金樱子补肾固精，缩小便，用于肾气不固而致的小便频数、遗尿等证。如《本草拾遗》载："益智仁益气安神，治夜多小便者。"《本草衍义》

载："覆盆子益肾脏，缩小便。"重用熟地黄、山茱萸大补肾水，涩小便。用党参、红枣益气升阳，提下陷之宗气；淫羊藿能温补脾肾，治老年人小便频数、遗尿等症，显著疗效。如《开宝本草》谓"仙茅主老人失溺"。加酸枣仁安神定志，有缓解尿频之功能。本方配伍严谨，选药得当，对老年人尿频，颇为适宜。但由于老年人身体多病，体质较差，服药难以速效，必须坚持守方，方可见功。

病例：许某，男，60 岁。1998 年 4 月 10 日，患者因尿频 4 个多月，前来就诊。经 B 超检查：前列腺轻度增生，双肾、膀胱正常。数月来，患者尿次频多，量少而急，日轻夜重，每日约 20 余次，睡眠受扰，伴头昏，腰酸，下肢乏力，舌淡苔薄，脉细缓。诊断为老年性尿频。证属脾肾两虚，中气不足，膀胱失约。治用固肾缩尿汤，益气升阳固涩。处方：熟地黄 30 克，山茱萸、胡桃仁、党参各 20 克，益智仁、覆盆子、炒酸枣仁各 10 克，金樱子 15 克，红枣 10 枚。水煎服，每日 1 剂。服药 8 剂后，尿频减少为十余次，头昏亦好转。原方继服 20 剂，一个月后，尿频基本正常，后以中成药金匮肾气丸、补中益气丸，继续巩固两个月。

7. 自拟平肝定眩汤治疗梅尼埃症

梅尼埃症，属中医"眩晕"范围。临床以头晕目眩，眼花缭乱，视物不明，站立不稳，如坐舟车，飘摇不定，房屋旋转欲倒，恶心呕吐，汗出等为其主要特征。本病多见于中年妇女，多由情志抑郁、忧思恼怒等精神因素所致，或嗜食辛辣、饥饱不节、失眠劳倦、风邪上犯等而成。本病的发生多与肝有关。谢老自拟平肝定眩汤治疗此症，用之每获佳效。

平肝定眩汤的组成：石决明、龙骨、珍珠母、生牡蛎各 20 克，天麻、钩藤、白芍、黄芩、菊花、白蒺藜各 10 克。每日煎服 1 剂，早晚分服，连服 10～15 剂。

加减法：若肝火偏盛，加龙胆草 8 克，牡丹皮 10 克，清肝泄热；便秘加大黄 10 克，通腑泄热；偏阴虚者，加生地黄 15 克，枸杞子 10 克，龟板 20 克，滋养肝肾；痰多色黄加贝母 10 克，黄芩 10 克，清热化痰；失眠多梦加夜交藤 15 克，茯神 10 克，镇静安神；呕吐甚者加半夏、竹茹各 10 克，和胃止呕。

本方具有平肝定眩、潜阳镇静之功。方中用石决明、龙骨、牡蛎、珍珠母平肝潜阳，四药皆质重性寒，镇肝潜阳，凉肝息风；天麻甘平，息风平肝；菊花疏风清热；钩藤甘，微寒，白蒺藜辛平，寒能清热，辛能散郁，二药相伍，有清肝热、疏肝郁、平肝阳之效。本方组方严谨，药以合方，方以合法，法以合证，对梅尼埃症患者颇为适宜。

8. 自拟通络下乳汤治疗缺乳

产后乳汁甚少或全无称为“缺乳”，亦称“乳汁不行”，多见于新产之后，少数人哺乳期亦可发生。该症虽无疼痛之苦，却影响乳儿喂养，如不及时治疗，亦可发生他病。

引起乳汁不足的原因，多由产后气血亏虚；或脾胃虚弱，生化不足，无乳可下；或情志不畅，肝气郁结，乳络壅塞不通。临床以乳汁缺乏或量少为主症，伴头晕、心悸、面色不华等。谢老自拟通络下乳汤治疗缺乳，效果满意，轻者服药5~8剂，重者服药10~15剂，乳汁即增多。

通络下乳汤的组成：当归10克，川芎10克，桔梗10克，黄芪20克，通草10克，王不留行10克，路路通15克，水煎服。另用猪蹄一只，煎汤入药同服。每日1剂，每剂煎2次，早晚分服。

加减法：若面色苍白，食少便溏者，加党参、神曲、炒白术各15克，益气健脾；乳房胀硬，精神抑郁者，加柴胡8克，青皮、白芍、漏芦各10克，疏肝解郁，通络下乳；身热加金银花15克，黄芩10克，以清热；乳房胀硬，酌加丝瓜络15克，以助通经活络之力。

本方具有益气补血、通络下乳之效。方中用当归、川芎、黄芪益气养血；桔梗、通草理气通络；路路通、王不留行通络下乳；猪蹄补血通乳。综合全方，为补气养血、通络行乳之剂。凡产后气血不足，脾胃虚弱而引起的乳汁甚少的病证，用之有一定的通乳疗效。若乳房红肿胀痛而乳汁不通、势欲成脓者，当按外科乳痈处理。

9. 自拟养血润肠汤治疗产后大便难

产后大便艰涩，或数日不解，或便时干燥、疼痛，难以排出者，称“产后大便难”，也属新产三病之一。早在《金匮要略·妇人产后病脉证并治》中即有记载。本病多由产后失血过多，营血暴伤，当津液亏耗，肠道失于滋润，“无水行舟”而成大便难。谢老用自拟养血润肠汤治疗，每多获效。

养血润肠汤的组成：当归10克，生地黄15克，桃仁10克，枳实10克，火麻仁10克，肉苁蓉10克，柏子仁10克，何首乌10克，槟榔8克，水煎服。

每日1剂，每剂煎2次。

加减法：若兼阴虚内热者，加玄参10克，麦冬10克，地骨皮10克，以养阴清热，润燥通便；气血两虚者，宜用八珍汤加杏仁10克，郁李仁10克，以补气养血，润肠通便；嗳气不出加陈皮10克，砂仁4克（后下），以疏调气机；大便带血加槐花10克，阿胶10克，凉血止血。

按：本方具有养血滋阴、润肠通便之效，经长期实践，用之每获良效。此方不仅用于产后大便难对其他病引起的大便难都可应用。方中当归、生地黄滋阴养血；肉苁蓉、枸杞子滋肾益精；火麻仁、桃仁、柏子仁、何首乌润肠通便；配枳实、槟榔理气宽中，破滞荡积，疏通腑气。诸药合用，具有益气养血、滋阴润燥、通便的作用，凡属血枯肠燥而引起的大便艰难均可选用。

病例：钱某，女，27岁，农民，1983年8月24日初诊。患妇剖腹产二十余天，恶露未净，大便干燥难出，脘腹发胀，饮食减少，曾服西药通便剂，大便未通，口干欲饮，脐下按之硬满，舌苔薄腻，脉细。辨证：此乃产后气血亏虚，津枯肠燥，以致腑气不通。给予养血润肠汤，加泽兰、玄参各10克，煎服3剂，大便通畅而愈。

10. 自拟芎芷三花汤治疗鼻炎

鼻炎包括急慢性鼻炎、副鼻窦炎、肥厚性鼻炎、过敏性鼻炎、萎缩性鼻炎等。中医学称之为“鼻渊”“鼻鼽”。本病多为风热上扰清窍所致。谢老自拟芎芷三花汤，屡经应用，均获良效。

基本方：由川芎15克，白芷、辛夷花、野菊花、金银花各10克组成。开水浸泡代茶或煎服。功能疏风清热，通利鼻窍。

加减法：若风寒重者，加荆芥、防风各10克；风热偏甚加桑叶10克，薄荷6克；鼻流浊涕加黄芩10克；头痛鼻塞较甚加苍耳子10克，细辛2克；气虚加党参、黄芪各10克；阴虚加沙参、麦冬各10克。

本方以川芎、白芷治头痛为主药，花类药性升，轻扬向上，辛夷为古今医家推崇治鼻病的专药，佐以金银花、野菊花疏散风邪，清利头目，合而升清降浊，疏风解表，通利鼻窍。

11. 自拟平肝定瞬汤治疗儿童眨眼症

眨眼，又称“目扎”，多发生于儿童时期，本症虽无疼痛之苦，却影响儿童目视和美容，如不及时治疗，亦可变生其他眼疾。本症发生的原因，多由饮食失调，损伤脾胃，或用眼过度，暗耗阴血，日久致脾虚肝旺，肝开窍于目，如肝经火旺，火郁化风，以致开合失常，而成眨眼。

临床表现：除了以眨眼频繁为主症外，常伴见张口弄鼻，或作怪脸、摇头、耸肩、厌食好动等证候。西医称为精神性习惯性抽动。中医有“动者风之象”，小儿肝常有余，脾常不足，故见反复不自主的频繁眨眼。

基本方：眨眼的治疗当以平肝息风、止痉定瞬为法。采用自拟平肝定瞬汤治之。谢老以此方治疗儿童眨眼症，疗效满意。药由石决明10克，全蝎3克，夏枯草10克，菊花10克，白术10克，枸杞子10克，白芍10克，炙甘草5克。以上剂量可随儿童年龄大小适应增减，水煎服，每日1剂，每剂煎2次，早晚分服，一般服药10～15剂，眨眼可控制。

加减法：若面黄体弱，食少便溏者，加党参、神曲各10克，益气健脾；肢体抖动者，加天麻、钩藤各10克，镇痉息风；血虚加当归、生熟地黄各10克，以养血；兼阴虚内热者，加青蒿、地骨皮、麦冬各10克，养阴清热。

本方为治疗儿童眨眼症的有效方剂，方中石决明平肝息风，止痉定瞬，辅以全蝎镇痉，其效更著；夏枯草、菊花清肝明目，又能疏散肝经风热；白术健脾；枸杞子补益肝肾；芍药、甘草为柔肝止痉的妙药。诸药合用，具有平肝、柔肝、清肝、健脾、息风止痉、定瞬的作用。凡小儿眨眼均可加减运用，用之可获有热得清、肝风得平之效。

12. 自拟息风止痉汤治疗面肌痉挛

面肌痉挛是指半侧面部肌肉不规则抽搐，多为阵发性，妇女更年期较为多见。临床初期，仅见眼睑轮匝肌间歇性抽搐，逐渐发展至口轮匝肌、面颊、颧、鼻翼部抽搐颤动，时作时止，不能自主控制，患部皮肤麻木，或伴头晕目眩等症，有的患者虽经多方治疗，亦无显效。重者振跳频繁，甚则可伴口角牵动，病程迁延，日久不愈，十分痛苦。本病属于中医学中“胞轮振跳”范畴。

本病发病的原因，中医认为多因情志抑郁、肝风内动，或血虚生风，上犯清空，扰乱面部经脉，气血运行不畅，络脉失养，营卫不和所致。本病的特点与面瘫相反，面瘫表现为肌肉松弛而处之于“静”的状态；面肌痉挛则表现为肌肉紧张、抽掣跳动而处之于“动”的状态。热则动，寒则静，故本病多属热证，热郁于内，成痰生风，风痰上扰，遂成本病。

中医治疗以柔筋息风、豁痰止痉为法，消除其筋惕肉瞤之症。

常用方药：自拟息风止痉汤。防风10克，白僵蚕10克，蝉衣10克，白附子10克（先煎），制南星10克，钩藤10克，天麻15克，全蝎10克，地龙10克，白芍15克，炙甘草10克。用法：每日用水煎服1剂，每剂煎2次，早晚分服。

加减法：若见头痛目眩、肝阳上亢、血压高者，加石决明20克，白蒺藜10克，菊花10克，怀牛膝10克，平肝降压，潜风息风；如年老阴血不足、虚风内动者，加当归10克，鸡血藤10克，生熟地黄各15克，以养血息风；情怀不畅，加柴胡6克，郁金10克，绿萼梅10克，以疏肝解郁；便秘，加大黄10克，芒硝10克，或肉苁蓉10克，蜂蜜30克，润肠通便；有痰，加半夏10克，橘红10克，豁痰息风；久病体虚，加党参10克，黄芪10克，白术10克，益气补虚；有瘀血症状者，加红花10克，丹参10克，活血散瘀；失眠，加远志10克，酸枣仁10克，夜交藤15克，宁心安神。

针灸：太阳、阳白、下关、颊车、曲池、合谷、太冲、中渚、外关、神门、足临泣、昆仑等穴，每次选用4～5个穴位，每日或隔日针灸一次，轻刺激手法，留针半小时。有痰加丰隆；血虚加血海、三阴交；头痛加百会。

西药：可用卡马西平100毫克，每次服1片，每日服1～2次。

单验方：①用全蝎、蜈蚣、地龙各等分为末，每服3克，每日服2次，开水送下。②白芍15克，蝉衣10克，甘草10克，水煎服。③天麻、钩藤、防风各10克，水煎服。

服药期间，要保持心情开朗，舒畅愉快，由于本病与精神因素有关，七情过劳会使病情加重，影响疗效。忌食辛辣刺激性食物，如烟、酒、辣椒、葱、蒜等，以免动火助邪。避免过劳和寒风的侵袭。要注意情绪安定，充足的睡眠。

13. 自拟胆蛔定痛汤治疗胆道蛔虫症

胆道蛔虫症，属急腹症之一，系蛔虫钻入胆道，引起胆道阻塞而发病。临床表现以右上腹部疼痛，阵发性加剧，有“钻顶”样的特殊感觉。剧痛时面色苍白，身出冷汗，肢冷，常伴呕吐，有时吐出蛔虫。本病在农村的成人及儿童中发病率较高，属中医“腹痛”“蛔厥”范畴。病因多由饮食不节，误食粘有虫卵的生冷果食品，损伤脾胃，生湿酿热，有利于蛔虫生长繁殖。虫居肠中，湿热内扰，窜入胆道而发病。胆道被虫阻塞，气机不利，不通则痛。

诊断依据：腹痛位于右上腹部。阵发性剧痛、绞痛，钻顶样疼痛感，疼痛停止如常人，恶心呕吐或吐出蛔虫，大便化验找到蛔虫卵。

应急措施：食醋60克，加温水适量，和匀顿服，4小时后再服1次。

中医治疗：安蛔止痛。

方名：胆蛔定痛汤。

药物组成：乌梅15克，川楝子12克，川花椒10克，槟榔6克，广木香6克，细辛1克，黄连2克。（此为成人量，小儿酌减）

功能：安蛔、驱虫、定痛。

主治：胆道蛔虫病及蛔虫痛。症见脘腹疼痛，或剧痛，痛时辗转不安，时作时止，烦闷呕吐，得食则呕，甚至呕蛔，舌苔白腻，脉象沉弦。

服法：每日服1剂，每剂煎两次。重者每日可煎服2剂。

说明：本方对胆道蛔虫病有较好的疗效，且无不良反应。几年来，在门诊病房经治400余例，一般服药1～2剂后，即能缓解疼痛，服3～4剂痛可除。服药期间，忌食荤腥油腻食物及刺激食物。

加减法：体虚者加党参10克；肢冷汗出者加制附片6克（先煎），桂枝6克；呕吐甚者加鲜生姜3片；大便干燥加生大黄10克（后入）。

单验方：①用乌梅20克，川楝子10克，水煎服。②苦楝根皮30克，槟榔15克，使君子10克，水煎服。③乌梅丸，每次4克，日服3次，醋水送服。④针灸：针刺阳陵泉穴下约2寸，用重刺激。②针合谷、足三里，呕吐加内关。

病例：鲍某，女，47岁，农民。患者因上腹部阵发性疼痛两天，于1978年12月3日急诊入院。主诉：两天来上腹部阵发性绞痛，痛如钻顶样，痛时翻滚，起坐不安，汗出淋漓，呻吟不已。疼痛限于胃脘部及上腹部右侧，每隔十多分钟或半小时即发作一次。疼痛间歇期，安如常人，伴有恶心呕吐。检查：体温37.3℃；血常规：白细胞5.6×10^9/L，中性粒细胞69%；巩膜不黄染，上腹部轻度压痛。诊断：胆道蛔虫症。西医给予驱虫、止痛药，疼痛不减。邀中医会诊：患者胃脘偏右剧痛两天，时痛时止，不痛则如常，痛时屈膝抱腹，号痛不休，面容痛苦，恶心呕吐，饮食两天未进，便秘，溲赤，苔腻，脉弦，舌面有花斑点。辨证：肝胃郁热，蛔虫上扰胆腑，气机失疏。治拟安蛔定痛，佐以通腑。用胆蛔定痛汤加大黄9克（后入）。服药2剂，大便泻蛔虫3

条，腹部剧痛已减，呕吐已止，夜能入睡，并进食两碗。宗原方去大黄、黄连，又服药4剂，疼痛已除，于12月10日痊愈出院。按：胆道蛔虫症类似中医学文献中记载的“蛔厥”。其机制不外脾胃湿壅，肝胆气滞，蛔虫扰动，气机闭逆。中医根据蛔虫得酸则静、得苦则泻、得辛则伏的特性，处方首用乌梅之酸，酸能制蛔；黄连之苦，苦能下蛔；细辛、蜀椒之辛，辛能驱蛔。加木香理气止痛。本方对蛔虫引起的脘腹疼痛，可收良效。

14. 自拟定痫汤治疗癫痫病

癫痫为发作性大脑功能失调疾病，包括大发作、小发作等多种类型。大发作以突然昏仆，不省人事，两目上视，手足抽搐，牙关紧闭，口吐涎沫等为主要特征，数月或数日发作一次；小发作可一日数次或十多次，发无定时。本病属中医“痫证”范围，民间俗称“羊痫风”。

发病原因：本病的发生多与精神、饮食及先天等因素有关。惊恐郁怒，心肝之气不舒，气郁生痰，化火动风，风痰内阻，或因饮食不节，脾运失健，水谷精微凝聚成痰，以致火升风动，痰气上逆，蒙蔽清窍，突然发作。

诊断依据：本病发作的特点为间歇性、阵发性的神志丧失，四肢抽搐，面色苍白，牙关紧闭，口角流涎，甚至二便失禁，口中并发异常声音，少顷即能苏醒，醒后除有短时间的头晕头痛、精神疲倦外，饮食起居如常人。

应急措施：①迅速解开衣扣、腰带，让患者平卧或侧卧，使呼吸通畅。②用张口器张开上下颌，在其间垫一纱布，如无张口器，可用裹纱布的压舌板及类似物代替，以免咬伤舌头。③针刺人中、内关、神门等穴，强刺激，留针或不留针。④必要时氧气吸入。

中医治疗：豁痰开窍，息风定痫。药用定痫汤（经验方）。处方：生明矾1克，荆芥5克，郁金10克，胆南星10克，远志10克，法半夏10克，炙全蝎6克，僵蚕10克，朱茯神10克，石菖蒲10克。此为成人量，小儿酌减。每日煎服1剂，每剂煎服2次。一般服药5~10剂后，即能减少发作。

加减法：若持续发作，抽搐不止，加钩藤15克，石决明30克；便秘加大黄10克；情志不畅加佛手10克，绿萼梅20克。

单验方：①用郁金、明矾各等分，研细末，蜜为丸，每次服5克，每日2次，开水送下。②蝉衣、白僵蚕、全蝎、蜈蚣各等分，研末和匀，每服2克，每日2次，开水送下。③礞石滚痰丸，每次服3克，每日服2次。④朱砂1克，明矾1克，制香附10克，木香10克，郁金10克，研末和匀，每次服2克，日服2次。

服药禁忌：①服药期间，不能参加过重体力劳动或繁忙的脑力劳动。②忌食荤腥，避免精神刺激。③忌饮浓茶、烟酒、咖啡、生冷、辛辣等。

15. 自拟安胃止呕汤治疗妊娠恶阻

妊娠早期出现恶心呕吐，食入即吐者，称为恶阻，又称妊娠阻病、子病。妇女怀孕2~3个月期间，常可出现晨起呕吐、神疲嗜倦等症，这是早孕常有现象，不属病态。若呕吐频作、饮食难进、食入即吐，则应积极治疗，否则会影响孕妇的健康和胎儿的发育。治宜益气健脾、和胃降逆、止呕安胎。谢老用自拟安胃止呕汤，治疗妊娠恶阻，效果满意。

药物组成：党参10克，炒白术10克，茯苓10克，陈皮10克，藿香10克，砂仁3克（后下），炙甘草6克，鲜生姜5片，大枣10枚。

用法：每日用水煎服1剂，每剂分早晚两次煎服（频服），重者每日煎服2剂。

加减法：若偏于热者加竹茹10克，黄连3克，以清热祛火、降逆止呕；挟痰者加半夏10克，豁痰止呕；如呕甚伤津、舌红口干者，加北沙参、石斛各10克，以养阴和胃止呕。本方为五味异功散加藿香、砂仁、生姜、大枣而成，意在健脾和胃、降逆止呕，配合芳香化浊之品，使浊邪下降，脾健胃和，以达止呕之效。此方不仅用于妊娠恶阻，对其他病引起的呕吐均有一定的疗效。方中藿香、砂仁、生姜疏邪化浊、健脾和胃止呕；党参、甘草益气和中；白术、茯苓健脾渗湿；陈皮理气行滞。诸药合用，具有健脾胃、行其滞、化湿浊、调其气、平呕吐的功效。凡属脾虚而引起的呕吐均可应用。

16. 自拟化瘀消癥汤治疗肝硬化

谢老从事医教工作七十余载，学识渊博，经验丰富。兹将谢老用化瘀消癥汤治疗肝硬化的经验整理介绍如下。

（1）治疗方法

化瘀消癥汤组成：炙鳖甲、生牡蛎各30克（先煎），丹参、赤白芍各20克，红花、䗪虫各15克，三棱、莪术、炮穿山甲、延胡索、佛手各10克，每日1剂，水煎2次分服。

化瘀消癥汤主治早、中期肝硬化。适应证为：①有慢性肝炎、肝脾肿大病史，或有血吸虫感染史，或长期嗜酒等。②B 超提示有肝硬化。③有肝硬化的临床体征，肝功能障碍，门脉高压，腹水不重，舌质红，或淡红有紫点、紫斑，脉弦细或细涩等。④亦可用于慢性迁延性或活动性肝炎、肝脾肿大质硬者。对子宫肌瘤、腹腔其他积聚肿瘤亦可加减使用。

本方连续服用 40～60 剂后，复查 B 超、肝功能。

临床兼气虚者加党参、黄芪各 20 克益气扶正；乙肝病毒阳性者加大青叶、白花蛇舌草、半枝莲等清热解毒；食欲不振者加麦芽、焦楂曲消食开胃；谷丙转氨酶增高者加五味子降酶；形寒畏冷、四肢厥逆者加淫羊藿、紫河车温补肾阳，提高免疫功能。若肝硬化伴有腹水者加用大腹皮子、茯苓、猪苓、泽泻各 10 克行气利水；若腹水严重，腹部胀急，腹大如瓮，利水不应，形体尚壮实者加黑白丑、商陆各 10 克，或用大戟、芫花、甘遂、沉香各等分，焙于研末，每服 2 克，日服 2 次，隔日服之，以泄肠逐水，腹水减少辄停服。如伴有齿、鼻衄血较多者，酌减䗪虫、红花、三棱、莪术用量，加用凉血化瘀止血之品如茜草、三七粉等。

（2）方药分析

化瘀消癥汤用力专效宏、善消疟母之鳖甲及化痰软坚之牡蛎为主入肝散结消癥，配伍三棱、莪术、炮穿山甲、䗪虫、红花、丹参、赤白芍、延胡索行气破血，祛瘀通络，佐以佛手调气以助血运，共奏疏肝行气、破血祛瘀、软缩肝脾、消癥散结之功。陈士铎《石室秘录》云：“血鼓之证，其由来渐矣……饮食入胃，不变精血，反去助邪，久则胀。胀则成鼓矣，倘以治水法逐之，则证犯非水，徒伤元气；倘以治气法治之，而证犯非气，徒增饱满，是愈治而愈胀矣，宜消瘀荡秽汤……故血去而病即安也。”

（3）验案举隅

陈某，男，42 岁，1995 年 3 月 27 日初诊。患者两胁疼痛按有肿块 3 个多月，夙患慢性乙型肝炎，性情急躁忧虑，刻下两胁疼痛，有时刺痛，固定不移，痛处拒按，嗳气时作，有时恶心，纳食减少，小便短赤。查肝肋下 2 厘米、质硬，脾肋下 4 厘米。舌淡红边紫，脉弦有力。B 超示肝硬化，肝功能：谷丙转氨酶 68 单位，余项尚正常。此由肝气郁久，气滞血瘀，瘀血停聚成癥。治以化瘀消癥汤行气祛瘀，消癥散结。处方：炙鳖甲、生牡蛎各 30 克（先煎），丹参、赤白芍各20克，䗪虫15克，红花、炮穿山甲、三棱、莪术、炒延胡索、佛手各10克，垂盆草20克，焦楂曲各15克，水煎2次，上、下午分服。守方加减，先后服药60余剂，患者胁痛、癥块消失，复查B超、肝功能（－），病情向愈，随访未复发。

17. 自拟生津止渴汤治疗老年人口干症

人到老年，气血亏虚，津液不足，津窍输送津液的功能减退，涎腺分泌的唾液减少，不能输送津液以滋润口腔而引起口干。有的老年人在睡眠时习惯张口呼吸，致使口中津液易于耗散，口腔失其滋润引起口干；有的因使用某些药物而产生伤津耗液、抑制津窍输送津液等不良反应而引起口干。

口干症的临床表现，除了口舌干燥渴饮为主症外，并见舌红少津、肢倦乏力、汗多气短、脉象虚细等气津不足的证候。其病理机制主要与肺、脾、肾气虚有关。如肺气虚弱则宣发布津功能减退，脾气虚弱则运化功能减弱，肾气虚弱则津不上承。此三脏功能减退是形成老年人口干症的主要病理因素。

口干症的治疗当以益气养阴、润燥生津为法。采用自拟生津止渴汤治之。谢老以此方治疗老年人口干症，取得良好的效果。

基本方：太子参10克，麦冬10克，五味子10克，乌梅10克，玉竹10克，生地黄20克，水煎服，每日1剂，每剂煎2次，早晚分服，一般服药10～15剂，口干基本消除。

加减法：根据病情，可随症加减。如兼肾阴亏虚者，口干喜饮、尿多、腰膝酸软，可加用六味地黄丸服之，滋阴补肾；阴虚火旺，口渴多饮，失眠多梦，便干溲赤，手足心热者，可用知柏地黄丸，滋阴降火；如脾胃虚弱者，口干少饮，纳减，消化欠佳，可选用补中益气丸，温补脾胃；若兼胃热者，心烦口渴喜冷饮，尿黄、便燥，加黄连、生石膏、知母，清热生津。

本方为治疗老年人口干症的有效方剂。方中太子参益气生津，健脾补肺，肺气足则能布津于口腔以润燥；脾气旺则能运化水谷精微以资津液之源。麦冬甘寒养阴生津，清虚热而除烦；五味子酸甘，甘能养阴，酸能生津；与麦冬配合，酸甘化阴，能促进“津窍”（涎腺）分泌津液，津足则能润燥。五味子又能补益肺、肾之气，肺气足则能收摄耗散之元气。经云“肺欲收，急食酸收之”，使元气能归纳于肾，肾气足则津能上承以润燥。乌梅生津止渴；玉竹滋阴润燥，除烦止渴；干地黄甘苦性凉，功能滋阴清热。诸药合用，具有益气养阴、生津润燥、止渴之功效，对老年气虚津液不足之口干症，用之甚宜。本方乃从肺、脾、肾虚着眼，取益气、生津、养阴法以求本图治，使气阴恢复，润肺生津。

（三）验方

1. 治口中唾液增多验方

唾为脾之液，脾虚中寒，水湿不运，聚而为涎，上泛为唾。兹介绍一方如下。

组成：党参 15 克，干姜 10 克，炒白术 10 克，姜半夏 10 克，陈皮 10 克，炙甘草 6 克，鲜生姜 3 片，红枣 10 枚。

功效：温中健脾，和胃化痰。

主治：脾胃虚寒，兼有痰湿，口干唾液增多等症。

用法：每日早晚水煎服，每剂煎 2 次。一般服药 5 ~ 10 剂，即可生效。

2. 口臭

组成：木香 6 克，党参 10 克，六神曲 10 克，枳壳 6 克，炒白术 10 克，茯苓 10 克，草果 6 克，白扁豆 10 克，大腹皮 10 克，法半夏 10 克，山药 10 克，陈皮 6 克，砂仁 3 克，甘草 3 克。

功效：理气健脾，利水通滞。

主治：口臭

用法：水煎服，每日 1 剂，每剂煎 2 次，早晚分服。

3. 回乳验方

组成：炒麦芽 30 克，牛膝 10 克，当归 10 克，桃仁 10 克，红花 10 克，制香附 10 克，蒲公英 10 克。

功效：行气活血，回乳消胀。

主治：小孩断乳后乳房胀痛，坚硬有块，或皮肤红发热。

用法：水煎服，每日 1 剂，每剂煎 2 次，早晚分服。一般服 3 次即可回乳，多则 5 剂。

4. 黄水疮外用验方

组成：槟榔、黄柏、苍术、花椒、煅明矾（枯矾）各等分。制法：上药前4味炒黄，共研细末，再加入枯矾拌匀，瓷瓶收贮。

功能与主治：清热除湿，止痒杀菌。主治皮肤湿疮，坐板疮，阴囊湿疮，一切黄水疮，破流黄水者，瘙痒无度。

用法：将药末用麻油或菜油调成稀糊状，放火炉上加热，涂擦患处，每日擦2～3次。

按：本方对黄水疮颇有特效，且用后无不良反应。一般用药3～5天，即能收湿止痒、结痂。用药期间，忌食鱼虾及辛辣刺激等食物。

5. 治妊娠呕吐验方

组成：藿香10克，党参10克，炒白术10克，茯苓10克，陈皮10克，甘草6克，鲜生姜5片，大枣10枚。

加减：若偏于热者，加竹茹10克，黄连3克；挟痰者加半夏10克；如呕甚伤津，舌红口干者，加北沙参、石斛各10克。

主治：妇女怀孕后3～4个月，出现恶心呕吐，头昏倦卧，甚或恶闻食气，食入即吐。

服法：每日水煎服1剂，每剂分2次早晚煎服（频频顿服），重者每日煎服2剂。

6. 治风火虫牙痛方

组成：羌活10克，独活10克，细辛1克，防风10克，生地黄20克，川芎10克，白芷10克，生石膏30克（生煎），露蜂房6克，花椒10克。

功效：疏风清热，消肿，杀虫止痛。

主治：风火虫牙疼痛，一侧或两侧牙龈红肿，或见龋齿，遇冷热刺激则痛甚者。

用法：水煎服，每日1剂，每剂煎3次，早中晚分服。另外，可用此煎剂含口内3～5分钟漱口吐出，有止痛作用。

7. 治菌痢小验方

组成：马齿苋 30 克（鲜者用 50 克），木香 10 克，黄连 6 克，赤芍 15 克，白芍 15 克。

功能：清热化湿，行气导滞，解毒除痢。

主治：急性细菌性痢疾（中医称“湿热痢”）或慢性痢疾急性发作。症见腹痛下坠，便下脓血，里急后重，或恶寒发热，或暴泻无度，舌苔黄腻，脉滑数等。

用法：上药煎汤内服，每日两剂，每剂煎两次，分 4 次服。此为成人量，小儿酌减。

8. 小便不通的外用验方

组成：生田螺肉 5～10 个（如无田螺，以螺蛳代替，量加倍），葱白 100～150 克，麝香少许（如无麝香，可用冰片 1 克代替），面粉适量。

功能：通利小便，开经络，通诸窍。

主治：小便不通。

制法：先将田螺肉同葱白捣烂，加入面粉制成饼状，后加麝香（或冰片）。

用法：将药饼敷于脐中，药饼上放一纱布，用 100 克食盐放锅内炒热，趁热在药饼上熨。

方解：本方香窜通窍。方中田螺咸寒，味甘，入膀胱、肠胃经，能清热利水，引热下行，通二便；配葱白发表通阳，利小便。李时珍云：“葱管吹盐入玉茎中，治小便不通，及转脬危急者极效。”以食盐咸寒，清火利小便。《名医别录》谓：“卒小便不通，炒盐纳脐中。”用麝香辛温香窜，开经络，通诸窍。各药合用，使尿道通畅而愈。

按：本验方如法施治，屡建奇功，一般敷脐 1～3 次即可见效。

9. 胆道蛔虫病协定处方

方名：胆蛔定痛汤。

组成：乌梅 15 克，川楝子 12 克，川花椒 10 克，花槟榔 6 克，广木香 6 克，细辛 1 克，黄连 2 克。（此为成人量，小儿酌减）

功能：安蛔、驱虫、定痛。

主治：胆道蛔虫病及蛔虫痛。症见脘腹疼痛，或剧痛；痛时辗转不安，时作时止；烦闷呕吐，得食则呕，甚至呕蛔；舌苔白腻，脉象沉弦。

服法：每日服1剂，每剂煎两次。重者每日可煎服2剂。

说明：本方对胆道蛔虫病有较好的疗效，且无不良反应。几年来，在门诊病房经治四百余例，一般服药1～2剂后，即能缓解疼痛，服3～4剂痛可除。服药期间，忌食荤腥油腻食物及刺激食物。

（四）组方遣药及膏方

1. 谈中医的理法方药

中医学的理法方药是一个完整体系，理、法是方、药之据，方、药是理、法之具。坚持理法方药的一体化原则，才是中医学的生存之道，也是实现中医学可持续发展的必由之路。说起中医学，大家都习用或喜用“博大精深”来表述。但大道至简，这门具有自然科学与人文科学双重属性特色鲜明的学科，其实孜孜以求的只有4个字——理、法、方、药。

（1）理：中医的生理学与病理学

中医学认为，人体是一个以五脏为中心的有机整体，通过经络、气血等途径，与四肢百骸、五官九窍等建立了密切联系。由于受古代生产力水平的限制及思维方式的影响，中医学对脏腑系统的认识并未局限于形体本身上，而是通过感悟、联想，在更广阔的空间赋予其丰富的功能含义，这也就有了“实体脏”与“功能脏”的区别，并使脏腑系统具有了三重属性，即生理属性、自然属性与社会属性。

在健康情况下，机体呈现的是一种脏腑燮和、藏泻有度、气血盈畅、升降相因、寒温适宜、燥湿相济的“阴平阳秘”状态。一旦遇邪气侵扰，在正邪相争的过程中出现阴阳失去平衡，此即为发病状态。换言之，疾病是正不胜邪、阴阳失衡的结果，并且从整体观念的角度来理解，任何局部病变都应是整体病变在局部的反应。

具体而言，疾病发生的一般模式是：病因作用于病位，导致该病位的生理功能失常，出现相应的病理变化。如风寒型咳嗽，其发病过程为风寒袭肺，肺失宣肃，肺气上逆而咳。而根据一个病变的相关信息，如主症、体征、病机、病因、特殊表现即可确定相应“病”的诊断；根据综合分析病因、病位、病性等，则可得出“证”的结论。

证，是疾病在某一阶段病理实质的概括，反映的是病变当前阶段的主要矛盾。辨证就是把四诊所收集的资料，通过归纳、分析，辨别疾病的病因、病性、病位及邪正之间的关系，进而概括、判断为某证。这是中医学说“理”以揭示疾病本质的特有方式，也是“治病求本”的具体要求。

由于不同类疾病有着各自的发生及演变规律，因而在辨析时又产生了不同的辨证方法，如适用于内伤病的脏腑辨证、八纲辨证，适用于外感病之六经辨证、卫气营血辨证、三焦辨证等。

（2）法：临床具体的治疗方法

中医治疗学建立在中医发病学基础上，是中医临床辨治思维的重要体现，具有非常丰富的治疗思想与方法。一般可分为3个层次：

治疗法则是指根据中医发病学的原理，确立的具有普适性的治疗方法，主要包括扶正祛邪、调理阴阳、三因制宜等。

治疗原则是指在中医治疗法则的指导下，根据病证的特点，确立适用于一个病或一类病证的治疗方法。前者是根据一个“病”自身的病机要点或演变规律制定的治疗大法，如内科病证中感冒的“解表达邪”，胃痛的“理气和胃止痛”，泄泻的“运脾化湿”，黄疸的“化湿邪、利小便”，血证的“治火、治气、治血”，消渴的“润燥清热、养阴生津”等。再如治疗温热病，叶天士根据温热邪气由浅入深的发展规律，提出对卫气营血4个阶段宜分别采取“汗、清、透、散”的治疗原则；吴鞠通则根据温热病由上而下的三焦传变规律，提出应宜采用“轻、平、重”的治疗原则。

后者则是根据对“证”的归纳分类制定的相应治疗方法，如实则泻之、虚则补之、寒者热之、热者寒之等。尽管临床病变纷繁复杂，多种多样，但其常见的证候类型之间却有明显的规律可循，即同一种病理变化可见于多个病证中。以“证”作为治疗切入点，中医学确立了“证同治亦同”的原则，并由此产生了“异病同治”“同病异治”的现象。对此，清·程钟龄在《医学心悟》中说：“论病之源，以内伤外感四字括之；论病之情，则以寒、热、虚、实、表、里、阴、阳八字统之；而论治病之方，则又以汗、和、下、消、吐、清、温、补八法尽之。”所言之“八法”，实际上是指针对八类证的治疗原则。

治疗方法是指在中医学治疗法则、治疗原则的指导下，针对病证某一类型所制定的具体治疗措施。一般说来，一个病证完整的治疗方案应包括治本与治标两方面内容。治本之法，着眼于解决病变的主要矛盾，要求“据证立法”；治标之法，则着眼于解决病变当前的主要痛苦，可理解为对症治疗，如止咳、止痛、止泻、平喘、安神定悸、利胆退黄、利水消肿、舒筋通络等。

在对一个病证的整体及当前状态充分了解的基础上，确立了治疗策略或选择了治疗切入点，其后如何实现治疗意图或治疗目标的任务，就落在选方用药的环节上。

（3）方：治疗疾病的主要手段

治疗方剂是中医学治疗的主要手段或形式。“方从法出”“方即是法”及“方随证设”的说法，都充分说明了方剂与证候及治法之间的密切关系，即方剂的组成一定要契合中医学的发病与治疗原理。

方剂是药物的有机组合。医者在组方时应做到细致分析，弄清病变的主次矛盾或主次环节，并周密谋划，区分出君臣佐使，力求既能突出主题，显现出协同作用，又能物尽其用，扬长避短，即所谓“方有合群之妙用”。这一过程犹如管理一个团队，每个个体都有自己的角色，既要明确定位，各司其职，各尽其能，又要服从大局，密切配合，团结协作，为实现共同的目标而发挥最佳的群体效用。

中医学历代医家通过用心体会、反复验证，创制出了众多方剂。《中医方剂大辞典》收录了近十万首方剂，可以说这些都是临床经验积累的结晶，值得借鉴学习。当然，这些曾经的验方，甚至是秘方，都有着明确的适应证，因此欲取其效验，必须要辨证准确，用之得当。

（4）药：组成方剂的基本元素

中药取材于自然界的植物、动物与矿物，属天然药物。由于秉承不同、成分有别而具有“四气”（寒、热、温、凉）及“五味”（酸、苦、甘、辛、咸）之偏，借此可以用来纠正疾病之偏，因而中药治病的原理可以概括为“以偏纠偏”。

“药有个性之专长”，即每一味药物都有着性味、归经及功能等方面的特点。不难理解，只有做到谙熟个性，“用药如用兵”，且能知己知彼，才能用药用神，药中肯綮。当然，由于每一味药物的个性不同，配伍之后发生的变化又千差万别，因而为中药的临床应用留下了广阔的体验、感悟空间，也为之积累了异常丰富的用药经验，甚至因好用或善用某药而获得谑称，如“张熟地黄”

(张景岳)、“严附子”(严观)、“余石膏”(余师愚)、“徐麻黄”(徐小圃),等等。

不可否认，中医历代也重视一方一药的研究，但这种“效在于药”的现象绝非主流，不能显示中医治病的规律和对疾病认识的全貌。如黄连止痢，在民间早沿用，但宋代寇宗奭即指出：“今人多用黄连治痢，盖执以苦燥之义，亦有但见肠虚渗泄，微似有血便即用之，又不顾寒热多少，唯欲尽剂，由是多致危困。若气实初病，热多血痢，服之便止，不必尽剂；若虚而冷者，慎勿轻用。”因此，必须在中医理法的指导下，结合有特殊疗效的方药，易“对症用药”而为“对证用药”，才能取得更好的疗效，这就是“效在于法”。

至于时行的对中药有效成分及有效组分的分离提取，从积极的角度讲，它提高了用药的准确性与针对性，但由于中药是复合成分，发挥的是多重作用，因而这种提取物与原药已相去甚远，决然不能等同。

由上述可知，中医学的理法方药是一个完整且完善的体系，可谓环环相扣，自然而然，浑然一体，理、法是方、药之据，方、药是理、法之具。坚持理法方药一体化原则，并做到原则性与灵活性相结合，才是中医学的生存之道，也是实现中医学可持续发展的必由之路。

2. 谈中医药的引经药

引经是归经与配伍理论结合的发展，通过配伍，有些药物可改变其他药物的作用方向或部位，或使其作用侧重或集中于特定的方向和部位，甚至可直接影响和引导正气及病邪。古人云：“引经之药，剂中用为向导，则能接引众药，直入本经，用力寡而获效捷也。”由此可见，引经学说是中医药理论的重要组成部分，是前人在长期医疗实践中逐步总结、归纳的结论，《读书笔记》曰：“兵无向导，则不达贼境；药无佐使，则不通病所。”因此，临床在辨证论治的基础上，酌情加入引经药，常能取得事半功倍的捷效。

(1) 引药上行

《本草求真》云：“桔梗系开提肺气之品，可为诸药舟楫，载之上浮。”每每临证处方思用，余味无穷，诸如参苓白术散，借桔梗载诸药上浮，引归于肺，而达益肺利气，借肺之布精而养全身，如把它当作平喘之品删掉不用，则违背了立法本义，疗效难著。清·王清任所创血府逐瘀汤以桔梗载众祛瘀之品而能除胸中之瘀；《伤寒论》“三物白散”亦用桔梗引巴豆上升，方能祛除胸中寒实，并有学者通过实验揭示了桔梗在该方剂中的“引向”作用，如果去掉桔梗，则仅能涤除腹水而不能荡涤胸水。临床亦有“诸根多降，桔梗能升”之说。

（2）引药下行

《本经逢原》云：“丹溪言牛膝能引诸药下行，筋骨痛风在下者宜加用之。”从历代医家的推崇至现今高校教材均明确地提到了牛膝的“引药下行”之功。故牛膝可作为身体下部疾病的引经药使用，临床上治疗风寒湿引起的痹证、坐骨神经痛、中风半身不遂、下肢肌痿无力等症，常随方加用之，疗效颇著。旋覆花亦是治疗呃逆上气的一味“引药下行”之品，但临床有“诸花皆升，旋覆独降”之说。

（3）引血下行

《中药学》谓：“牛膝能引血下行，以降上炎之火，或止上部出血。”镇肝熄风汤重用牛膝为君，即取其引血下行之功，以防“气之与血，并走于上，则为大厥”。临床观察到，该方删除牛膝而用于高血压患者，对眩晕一症的改善大为逊色。

（4）引邪下行

玉女煎中牛膝引邪热下行，以降上炎之火，四妙散中的牛膝是一味引湿热下行之品，当然，对其壮筋骨的功效也不可一概而论。

（5）引气上升

《中药学》谓：“升麻有升阳举陷之能，长于升举脾胃清阳之气，常与柴胡同用。”柴胡、升麻二药在补中益气汤中引清气上升，从而使该方显益气升提之功，治疗中气下陷之证。日本学者报道，去掉升麻、柴胡，该方只有补益气血之功，而不能益气升提，升举下陷之脏器。

（6）引气归元

焦树德教授《用药心得十讲》载：砂仁可“引气归元”。一些慢性肺源性心脏病、心衰反复发作，表现为肺肾气虚或虚多实少者，平时服用七味都气丸加砂仁，对改善肺肾功能，增强免疫机能，减少复发有显著疗效。

（7）引火归元

众所周知，金匮肾气丸中的肉桂即是一味“引火归元”之品，对虚阳上越的戴阳证及虚火上浮的格阳证，每于汤液、丸散剂中配之即能得到满意疗效。

(8) 引药入病所

引诸药入病所的药物，临床使用十分广泛，如桑枝引诸药达肩、臂、手指等；如羌活引诸药达上肢；独活引诸药达下肢；少阳头痛专柴胡；头顶疼痛用藁本；太阳头痛选苍术等。

(9) 引邪外达

柴胡可开邪热内闭，使邪气从内达外，为医家临证所习用。

3. 略谈膏方的运用

膏方又名膏剂，属中医传统剂型之一。在我国两千多年前《黄帝内经》中即有膏方记载。唐代孙思邈《备急千金要方》中就有膏方四十多部。膏方是在复方汤剂的基础上，根据人的不同体质、不同的临床表现辨证论治，立方遣药，君臣佐使合理配伍，构成一剂全面考虑体内气、血、阴、阳变化的调理处方。经过浸泡、煎煮、浓缩、收膏等工序，精制加工而成。兹就膏方的运用，略述于下。

(1) 运用膏方的时令

根据中医“春夏养阳，秋冬养阴”的理论，以及“春生、夏长、秋收、冬藏”的特点，秋冬季节是进补的黄金时期，因为秋冬季节天气转冷，人体的消化功能逐渐增强，胃肠吸收活动旺盛，有利于营养物质的吸收。这时用膏方进补，有利于增强体质，减少春天疾病发生。现代研究发现，冬令进补膏方，可有效调节人体免疫功能，增强人体抗自由基的能力。

(2) 膏方的作用

膏方属滋补药类，因其起到补益作用，也有人称其为滋补药，由于选料众多，临床可治疗各种虚证。所谓“虚则补之，损者益之”和“形不足者，温之以气，精不足者，补之以味”，都是治疗虚证的基本原则，也是滋补法的理论根据。

膏方的作用在于补益人体气血阴阳的不足，协调阴阳的偏胜，使之归于平衡。在具体运用上，根据不同的药物配伍，具有益气补虚、健脾助运、温中散寒、滋养肝肾、补血活血、养阴润肺、安神宁心、调经止痛、容颜祛斑、扶正祛邪、标本同治、养生防病，以及抗衰老等作用。

（3）膏方的适应范围

膏方经过中医辨证，选择多种药物组成方剂，并开出适宜的膏方。常用于气血衰弱、脏腑功能减退或亚健康状态，通过调补气血阴阳之不足，减少疾病的发生，起到预防保健作用，对老年人还有延年益寿的功效。

此外，一些慢性病经年累月不愈，如慢性支气管炎、肺气肿、心脑血管病、慢性肝病、慢性胃病、慢性肾炎、贫血、低血压、男子性功能障碍、女性月经不调、更年期综合征、面部黄褐斑、失眠多梦、头昏眼花、身倦乏力、手脚怕冷、腰膝酸软，以及各种癌症手术、放疗、化疗后体质衰弱者，均可适用膏方，一边施补，一边施治，既巩固疗效，又增强体质，对治疗和康复都有好处。

（4）运用膏方的注意事项

膏方不是人人都能服用，运用时应注意脾胃功能和体质的盛衰。中医非常讲究平衡，“虚则补之，实则泻之”。当人体正气亏虚时，适度进补是有必要的，而人体内患有病邪时，如果进补，就会助邪留寇，破坏身体阴阳平衡而产生疾病，所以盲从用膏方进补要不得。如果肠胃不好，出现纳呆、腹胀、腹泻等不良反应，可先用健脾调胃的中药“开路方”，使肠胃功能康复再服。服膏方的过程中，出现感冒症状、头疼发热、咳嗽等，应立即暂停服用膏方，待病好再服。

（5）服用方法

膏方用少量开水溶化后，于每日早晨与晚上睡前空腹服用最佳，此时胃肠空虚，吸收力强，药物容易发挥作用。胃肠功能不佳者，可在饭后服用。成人每次1～2汤匙，约30克，每日1～2次。

（6）膏方的优点

膏方既能治病，又可防病，滋补力强，安全可靠，功效持久，服用方便，减少煎熬中药的烦琐。

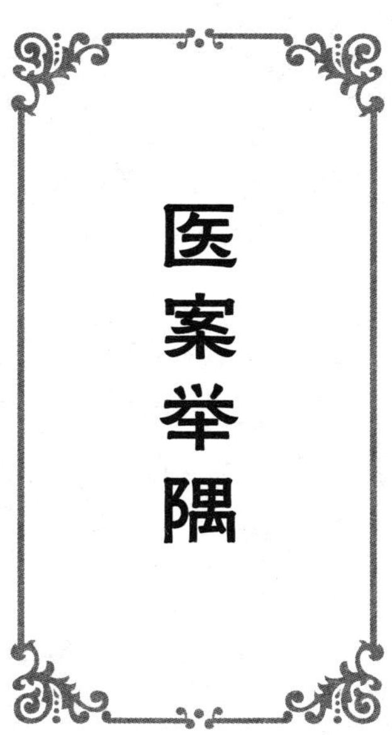

医案举隅

一、内科案例

1. 黑苔

（1）病例1

杨某，男，40岁，1982年8月3日初诊。患左肾囊肿，一年前已手术切除，术后体质良好，唯舌苔发黑，黑如淡墨，拭之不退，历经数医，迭进清热、化湿、祛痰等剂，未见寸效，反见苔黑加重，舌干少津，口渴不欲饮，伴有腰部酸痛，两腿发凉，食纳欠香，脉象沉细。辨证：左肾切除年久，肾阳不足，肾主水，属少阴，阴寒过盛，真阳不能蒸腾津液，以致舌黑而干。治以温补肾阳。处方：制附片6克（先煎），肉桂3克，生熟地黄各15克，云茯苓10克，淮山药10克，山萸肉10克，泽泻10克，淫羊藿10克，杜仲10克，炒白术10克。服药3剂，黑苔退至一半，又服3剂，黑苔退净。

（2）病例2

王某，女，39岁，某厂医，于1984年11月3日就诊。患左上肺结核数年，经西医治疗基本已愈。胸透：结核病灶已钙化，唯低热不清，舌苔发黑，转中医治疗。诊见形体较瘦，手足心热，腰膝酸软，头昏无力，口燥咽干，胃纳欠香，大便干结，舌红苔黑，脉细稍数。辨证：乃肺阴不足，久则肾阴亏虚，津液耗伤，以致苔黑等诸症。治以滋阴益肾。处方：生熟地黄各15克，山药10克，山萸肉、牡丹皮各10克，泽泻10克，茯苓10克，枸杞子10克，知母10克，麦冬10克，怀牛膝10克。服药4剂，黑苔渐化，头昏腰酸减轻，又服3剂，黑苔退净，诸症悉除。

按：以上两例同是黑苔，均用补肾法而愈。例1为肾阳不足，而前医从痰饮、火热、湿浊施治，致使肾中真阳极虚，阴寒过盛之状，用温补肾阳法获愈。例2为肾阴不足，精血亏虚而致的黑苔，用滋阴补肾法收效。说明黑苔不单纯属痰、属热、属湿等，临床属肾亦不少见。但治疗时肾阴、肾阳又不可不辨。临证必须辨证精确，才能效若桴鼓。

2. 黄汗

李某，女，年龄35岁，1982年7月16日初诊。自诉：去年夏季，因天气炎热，在田间劳动，汗出较多，午后突受暴雨所侵，周身潮湿如水浴，至晚身酸不适，稍有畏寒，10天后，身肤出现汗色发黄，初起两腋窝黄汗较显，渐至全身汗黄，汗出沾衣染如柏汁，洗之不去，但身目不黄，伴有头昏腰酸，胸闷体倦，口内时而渗水，食欲不振，大便两日一行，小便少，苔白腻微黄，脉沉细。辨证：属黄汗。病由劳累汗出，暴雨浸湿所致。水湿之邪，郁于肌表，阳气不得宣泄，营卫运行受阻，湿热熏蒸，溢于肤外，而为黄汗。治以解肌固表，健脾除湿。仿《金匮要略》芪芍桂酒汤加减。处方：路党参10克，黄芪15克，白芍15克，桂枝8克，薏苡仁20克，茯苓10克，炒苍术10克，泽泻10克，淮山药10克，牡蛎30克（先煎），车前草两棵，水煎服。服药3剂，身出黄汗减少，头昏腰酸亦好转。原方又进6剂，黄汗已除，汗色如常，余症亦瘥，继服2剂以巩固之。随访，黄汗再未复发。

按：黄汗是临床较为罕见之症。本病出自《金匮要略·水气》，如原文："胸中窒，不能食，反聚痛，暮躁不得眠，此为黄汗。"又云："黄汗之为病，身体肿，发热汗出而渴……汗沾衣，色正如柏汁，脉自沉……以汗入水中浴，其水从汗孔入得之，宜芪芍桂酒汤主之。"本病临床特征是：汗出沾衣，黄如柏汁，同时尚有发热，骨节疼痛，胸中窒，脉沉迟等症。本例患者，根据汗出色黄沾水，洗之不去，以及胸闷体倦，口中渗水等，故诊断为黄汗。病由汗出雨侵，湿热郁蒸，致使汗液呈黄色。何氏《医碥》说："寒水遏郁汗液于肌肉，为热所蒸而成黄汗。"故治疗以固表和营、健脾除湿之法，用《金匮要略》方加减，共服药11剂，黄汗即除。方中以党参、茯苓、苍术、薏苡仁健脾祛湿，牡蛎固涩止汗。诸药合用，固表和营，祛逐水湿。

3. 手颤

孙某，女，65岁，退休职工。1984年6月10日初诊。患者原有高血压病，治疗已控制。1年前，两手颤抖，手指发麻，曾在某医院治疗，给予安定、谷维素、氯丙嗪等药治疗，病情一度好转。3个月前，因劳累手颤抖加重，继服上药未效。诊见两手呈有节律颤抖，左手颤甚，手指端发麻，握力减退，不能持物，伴有头摇，心悸，面色皖白，说话声颤，舌质偏红、苔白，脉细。血压150/82mmHg；血常规：血红蛋白20g/L。证候分析：系阴血不足，心肝血亏，虚风内动，筋脉失养所致。治以养血息风。处方：熟地黄、白芍各20克，当归15克，川芎、天麻、钩藤各10克。服药9剂，两手颤抖明显减轻，手能持物，语言正常，唯手麻、头摇未减。守原方加地龙10克，全蝎3克，连服10剂，手颤头摇完全消失，余症亦瘥。追访1年未复发。

按：肝藏血、主筋，肝血不足，不能濡养筋脉，以致虚风内动，即所谓血虚生风，治疗以四物汤为主。方中熟地黄滋阴补血，当归养肝和血，白芍和营理血，川芎行气活血，四药合用，具有养血濡筋之功。四物汤配合天麻、钩藤、地龙舒筋通络平肝，全蝎镇痉息风，药证相符，故取效迅速。

4. 面抽

李某，男，42岁。1978年11月16日初诊。2个月前，患左侧口眼㖞斜，经针、药治疗已愈，但后遗面部抽动。诊见面颊、嘴角、眼睑、鼻翼常不自主地向一侧频繁抽搐颤动，患部皮肤麻木，伴头晕目眩，服用西药镇静剂未见明显好转，舌红苔白，脉象沉细。此乃血虚络脉失濡，虚风内动。治以养血通络，祛风止抽。处方：熟地黄、白芍各20克，川芎、地龙各10克，蜈蚣2条，当归、僵蚕各15克。服药5剂，头晕目眩已减，面抽依然，舌脉同上，仍守原方加入全蝎3克，鸡血藤20克。又服2剂，面抽次数大减，但患部皮肤仍感麻木。继服上方半月，抽搐已止，麻木感消失。3个月后随访未复发。

按：本例患者面瘫后，由于阴血不足，虚风内动，络脉失养，营卫不和，故出现筋脉拘挛抽颤、肌肤麻木等症，因而养血祛风乃当务之急，故选用四物汤以补血养肝。用熟地黄滋阴养血，当归补血养肝，白芍和营养肝，川芎活血行滞，方中加入僵蚕、全蝎、蜈蚣之类，用以达到缓攻搜剔，使风祛邪除而收全功。

5. 气厥不语

卜某，女，28岁。1980年5月12日，患者因爱人骤病身亡，日夜悲哭不止，次日突然悲哭昏倒，不知人事，牙关紧闭，四肢逆冷，急送来医院急诊。经西医抢救，人事稍知，但神糊不语，转来中医治疗。症见神志模糊，呼叫不语，手足欠温，诊脉沉弦。病由肝气逆乱，上壅心胸，蒙蔽神识，而致气厥昏倒。给予解郁开窍、疏肝行气之法，用五磨饮子加味。处方：石菖蒲9克，广郁金9克，远志9克，檀香5克，广木香5克，沉香5克，台乌药9克，花槟榔5克，炒枳壳9克，制香附9克，化橘红9克。2剂水煎服。

复诊：服药后，手足转温，神志渐清，喂橘子水已知吞咽，唯不能言语，继以疏肝解郁、豁痰开窍之法。处方：广木香6克，檀香6克，沉香5克，制香附10克，台乌药10克，远志10克，郁金10克，石菖蒲9克，制南星9克，清半夏9克。每日1剂，连服10剂。

三诊：服药后，已能喂进流质饮食，呼之已能点头，心欲言而口不得语，表情呆钝，神思迷惘，目视不瞬，不时流泪，形似痴哑。此系肝气郁滞未畅，积于心胸，痰阻廉泉，以致不语。改用苏合香丸，另以五磨饮子加减煎汤送服，服至第二丸即能开口说话，诸症随之消失，自能持碗进食。后以逍遥丸加减，调理善后。

按：气厥是临床急症之一，属厥证病中的一种，临床以突然昏倒、意识不清、四肢厥逆、移时逐渐苏醒为其主要特征，病情严重者也可有一蹶不复的危险。张景岳曾谓："厥逆之证，危证也，盖厥者尽也，逆者乱也，即气血败乱之谓也。"强调厥证的严重性。治疗应采取中西医积极抢救措施，不能延误时机。

本例乃属气厥之实证，初起使用疏肝理气解郁之五磨饮子，加入石菖蒲、郁金开窍之品，服后意识虽渐清，而十余日来一直不语，后改用苏合香丸，以五磨饮子煎汤送服，服三丸即开口说话。考苏合香丸乃温性急救回苏的常用丸剂，治疗痰湿秽浊阻塞气机的气厥、痰厥等证，有显著疗效。因其为温开之剂，故与安宫牛黄丸等凉开剂不同，临床上必须明辨。

6. 乙脑

患者，男，7岁。症见发热抽搐，体温39.2℃，面赤气清，神志昏迷，项强烦躁，尿短赤，舌红苔黄，脉数。经系统检查，确诊为流行性乙型脑炎，证属暑热内闭，热陷心包，肝风内动。治以清热息风，镇痉开窍。处方：大青叶20克，郁金、石菖蒲、石决明、钩藤、菊花各10克，金银花12克，全蝎2克，2剂水煎服。另用紫雪散、羚羊粉各10克，各用一半分两次冲服（鼻饲），药后体温为38.4℃，余症如前。守原方2剂，石菖蒲、郁金改为15克，另用抗热牛黄散1克，分2次冲服。药后体温降至正常，神志清醒，抽搐平，唯咽干口燥、舌红苔少津属余邪未清，改用养阴清热、生津益胃法调理善后。

7. 乙脑后遗症

高某，男，3岁。1982年8月2日初诊。患儿10天前以高热惊厥而入院，做腰椎、骨髓穿刺等检查，确诊为乙型脑炎（极重型）。经西医积极抢救后基本脱险，神志清醒，项强消失，抽搐停止，但出现头摇不停、眼球震颤，连续用镇静剂及对症处理十余日无效。转中医诊治。症见神志清晰，体温37.6℃（腋下），每隔四五分钟即头摇、眼球震颤一次，每次持续1~2分钟，口唇干燥，舌红少津，尿黄，便干，脉细稍数。辨证：阴血亏损，筋脉失养，阴虚动风。治以滋阴养血，柔肝息风。用阿胶鸡子黄汤加味。处方：阿胶（烊化）、石决明（先煎）、络石藤各10克，牡蛎20克（先煎），炙龟板15克（先煎），茯神5克，甘草3克，鸡子1只，3剂。另用羚羊粉5克，分两次开水冲服。服药后，体温降至37.2℃（腋下），舌红有津，头摇、眼球震颤减至20分钟一次，乳食有增，大便不干。原方再服5剂后，头摇已止，但眼球震颤未平。原方去络石藤，加菊花、钩藤各10克，再进5剂。服后已能自行站立和移步，眼球震颤亦止，于8月16日痊愈出院。

按：本例乃乙脑病案，余热未清，阴血亏虚。处方中以阿胶、鸡子黄滋阴养液以息风为主药；白芍、甘草、茯神酸甘化阴，柔肝息风；生地黄滋阴清热；石决明、牡蛎镇摄潜阳；络石藤通络舒筋；更加龟板、羚羊粉，增强滋阴息风之力。

8. 输尿管结石

（1）病例1

林某，男，52岁，工人，1986年6月14日初诊。1个月来，患者经常腰部酸痛，劳动后尤甚，伴有尿频、尿急、尿痛，偶有排尿不畅。经某医院检查，诊为前列腺肥大，服复方新诺明、甲硝唑、吡哌酸等疗效不显。昨晚8时许，突然左少腹及左肾区剧烈阵痛，辗转不安，小便涩痛，滴沥难出，尿黄夹血。尿常规：红细胞（++），白细胞0~1个。腹部平片检查：左侧输尿管下段有一块1.2厘米×0.9厘米巨大结石阴影。患者疼痛难忍，两天未解大便，腹胀，舌苔腻，脉弦数。诊为石淋、血淋。辨证系湿热内蕴下焦，结石阻滞尿路。治以通淋排石，利湿清热。药用八正散、三金汤加减。处方：木通6克，生地黄20克，瞿麦、滑石、泽泻、黄柏、生大黄（后入）、生甘草各10克，金钱草40克，海金沙30克（布包），乌药10克，3剂，水煎服。二诊，服药3剂，便泻两次，睡至深夜，会阴部胀痛较剧，向阴茎、龟头处放射，次晨6时许，小便排出约花生米大小的1.2厘米×0.9厘米巨大结石一块，呈灰黄色，质坚硬。排出后，小便通畅，诸症随之消失。腹部平片复查，已无阳性结石影。

（2）病例2

沈某，男，45岁，油厂工人，1984年10月27日初诊。自诉：一周前因喝酒后受凉，出现尿频、尿痛，腰部酸痛，昨日上午腰痛加剧，右侧腰痛拒按，疼痛辗转不安，痛向下腹部及髋骨部放射，小便频急，窘迫涩痛，注射阿托品等西药，疼痛不减，表情痛苦。尿常规：蛋白（+），白细胞0~3个，红细胞0~1个。腹部平片检查：右侧输尿管下段结石，约黄豆大小。大便干燥，舌苔腻黄，脉弦数。诊为石淋。辨证：湿热蕴结下焦，结石阻滞，气机不畅。治以清热利湿、通淋排石。八正散合三金汤加减。处方：滑石15克（布包），生地黄、车前子（布包）各20克，淡竹叶、冬葵子、石韦、生甘草梢、生大黄（后入）各10克，金钱草、海金沙（布包）各30克，鸡内金15克，3剂，水煎服。11月1日二诊，服药3剂后，腰及少腹痛减轻，唯便燥难下，守原方加芒硝12克（冲服），5剂。11月6日三诊，连服8剂后，便泻四五次，感觉右下腹不适，尿道骤然剧痛，下午1时许，尿道排出0.8厘米×0.6厘米大小表面粗糙结石一块，呈灰黄白色，排出后，疼痛立即缓解，一切症状消失。于11月7日摄片复查：两侧输尿管及膀胱相应区未见阳性结石阴影，复查尿常规阴性。

按：输尿管结石，属中医“石淋”“砂淋”“血淋”等病证范畴。其病机不外乎平素多食肥甘酒热之品，或因情志抑郁，气滞不宣，或因肾虚而膀胱气化不行，以致湿热内蕴下焦，日积月累，尿液受湿热煎熬，浊质凝结而成砂石。治法：多宜宣通清利，忌用补法，常用三金汤、加减八正散之类，通淋排石。

本文所治两例皆属湿热为患，治疗均以清利下焦、通淋排石的药物，经过短期服药，效果满意。如例1左侧输尿管结石，服药3剂，结石排出。例2右侧输尿管结石，服药8剂，结石排出。由此可见，中药对泌尿系统结石，有其一定的效果。方中金钱草清利湿热，利尿而能使结石排出；海金沙善泻小肠、膀胱血分湿热，功擅通利水道，为治淋病尿道疼痛之要药；鸡内金善于消食磨积，近代应用本品以消石、化石，临床证明确有良效；石韦有利水通淋之功，又有止血之效。硝、黄釜底抽薪，清热降火，去结石化源；滑石是主治石淋要药，近代报道治结石诸方配用滑石一味，疗效颇佳；生地黄滋阴而清虚热，佐少量的木通、车前子等苦寒清热、利湿通淋药，以助结石排出，为此标本兼顾，故收效较显著。

9. 肝硬化腹水

李某，男，49岁，教师。1988年5月9日初诊。患慢性肝炎3年余，1年前因慢性肝炎转为肝硬化腹水，往泰州市某医院治疗半年余好转出院。1个月前又因劳动、生气，旧病复发，两胁疼痛，纳呆，神疲，小便短少，不久出现腹水，日益增多，转侧不便，面色萎黄晦暗，腹部肿胀有水，腹围106厘米，下肢及足背无明显浮肿，颈部有蜘蛛痣1枚，手掌发红，巩膜无黄染。舌苔白腻、边有紫色，脉细弦。肝功能检查：麝香草酚浊度为8，麝香草酚絮状试验(+)，硫酸锌浊度试验为19，谷丙转氨酶60单位，表面抗原阳性。B超检查：肝波密集微小波，肝肋下2.5厘米，质硬Ⅱ度；脾肋下3.7厘米，腹水征(+)。诊断为肝硬化腹水。辨证：素有肝胃宿疾，此因气郁劳累而发病。气郁血瘀，而致脾肾功能失调，膀胱气化不利，形成肝硬化腹水。治以疏肝健脾，行气利水，散瘀消癥。处方：木香8克，砂仁3克（后下），猪苓、茯苓皮各15克，泽泻、大腹皮子、陈皮、冬瓜皮子、炒白术、三棱、党参各10克，鳖甲30克（先煎）。另用鳖甲煎丸、大黄䗪虫丸、逍遥丸，早中晚分服。服药6剂，尿量增多，肿渐消，精神爽，纳谷香，治守原方加减。服药127剂，治疗4个多月，症状基本消失。肝功能复查：均在正常范围。B超复查：肝脾较治疗前缩小2/3以上，已无腹水，后以香砂六君子汤加郁金、丹参、薏苡仁、石斛等调理善后。患者至今康健如常，能骑自行车。

按：本例乃肝脾俱病，继而伤肾。肝病则气滞血瘀，脉道瘀阻，脾病则水湿不能运行，肾虚既不能温运脾阳，又不能气化膀胱，造成水湿停滞而致此病。证属虚实夹杂，攻之不耐，补之不受，攻补兼顾，施以复发，可使正气不伤，水邪消退，是治疗本病最稳妥之法，酌加行气药，能加强利水疗效。

10. 急性胰腺炎

凌某，女，32岁，农民。1980年9月27日急诊入院。昨晚10点钟左右，突感左上腹疼痛，并阵发加剧，痛时放射至左肩，伴呕吐。查体：体温38.6℃，急性病容，表情痛苦，腹肌稍紧张，左上腹压痛，无反跳痛，巩膜无黄染，白细胞 $18.11\times10^9/L$，中性粒细胞82%，尿淀粉酶256单位，血淀粉酶256单位（温氏法）。西医诊断：急性胰腺炎（水肿型），给予青霉素、链霉素、阿托品等治疗。邀中医会诊，症见其左侧胁肋疼痛，痛引胸肩，呕吐三四次，不思饮食，发热不恶寒，小便短赤，苔厚腻而黄，脉弦数。辨证：湿热郁蒸，脾胃气滞。治以清热通便，理气止痛。处方：柴胡10克，黄芩10克，黄连2克，大黄10克（后下），番泻叶15克，木香6克，郁金10克，炒枳实10克，玄胡索10克。连服4剂，大便连泻四五次，疼痛减轻，呕吐止，体温37.8℃，进食少量，苔白腻，脉弦稍数。仍宗原方去黄连、番泻叶，服2剂，体温正常，左胁疼痛消失，食纳日增，精神转佳，唯胃脘部稍有胀感，时嗳气，苔白，脉弦。拟理气健脾调治。处方：柴胡5克，黄芩5克，白芍9克，茯苓9克，青陈皮各9克。服2剂，诸症消失。复查：尿淀粉酶16单位，血淀粉酶32单位。于1980年10月4日痊愈出院。

按：急性胰腺炎临床主要表现为剧烈的上腹痛及放射性痛，伴有呕恶、腹胀、便秘等。在中医学文献中早有类似的症状记载。如《金匮要略》："按之心下满痛者，此为实，当下之，宜大柴胡汤。"《伤寒论》："结胸热实，脉沉而紧，心下痛，按之石硬著，大陷胸汤主之。"本例按照中医"不通则痛，通则不痛""痛随利减"的治法，仿大柴胡汤意，取得满意的疗效。

11. 慢性支气管炎、肺气肿

某女，63岁，农民。1981年11月4日初诊。患者患慢性支气管炎20年，每至秋冬则发，近因天冷病又加重，迭服西药及定喘汤等，病情有增无减，咳嗽喘息，不得平卧，动则顺甚，痰多色白，形弱体寒，四肢不温，两腿微肿，食纳欠佳，大便正常，小便频多，舌淡苔白滑，脉象沉细。胸透：慢性支气管炎、肺气肿。证属肾阳亏虚，痰饮内伏。治以温肾化痰。处方：制附片6克（先煎），桂枝5克，熟地黄10克，泽泻10克，茯苓10克，山萸肉10克，山药10克，淫羊藿10克，橘红10克，白果10个，沉香3克，五味子3克，水煎服。药进5剂，喘息显减，吐痰渐少，腿肿亦消，唯肢凉依然。仍守原方加肉桂3克，服3剂，肢凉转温。又按原方去沉香，继服15剂，咳喘平息，纳谷增加。

按：慢性支气管炎、肺气肿，属中医"咳喘"范畴。本例咳喘年久，阳虚体衰，肺病及肾，肾为气之根，下元不固，气不得续，故喘息短气，动则喘甚，治宗金匮肾气丸加味，用桂附温肾阳，使阳归于阴，肾气得以固藏，连服15剂，即收近效。

12. 慢性肾炎

杨某，男，39岁，农民。患者患慢性肾炎两年余。近因周身浮肿、尿少，于1978年11月12日住院。入院后，尿液检查：蛋白（+++），上皮细胞0～1个，脓细胞2～3个，颗粒管型0～2个。血压：142/98mmHg，经检查后，诊断为慢性肾炎。邀中医会诊，症见面及全身浮肿，尤以腹部及下肢肿甚，精神萎靡，食纳不振，头晕眼花，腰部酸痛，面色㿠白，体倦乏力，大便调，小便短少，苔白，舌边稍有紫气，脉沉弦。辨证：脾肾阳虚，水湿内停，夹有瘀滞。治拟健脾温肾，佐以活血散瘀。处方：制附片6克（先煎），桂枝6克，黄芪9克，泽泻9克，茯苓皮、炒白术、车前子、防己、红花、丹参、牛膝、淫羊藿各9克，前后共服药20余剂，症状消失。复查尿蛋白（-）。于12月4日出院，共住院23天。出院后嘱患者服“三红一仁汤”调理善后（三红一仁汤：即红糖、红枣、红小豆、花生仁各120克，煮熟服之，每隔5天服一次，连服1～2月）。

按：慢性肾炎，中医称为“慢性水肿”。本例已迁延日久，屡经反复，正气渐伤，肺、脾、肾三脏失职，肺失通调，脾失转输，肾失开阖，水湿潴留。泛滥肌肤而成水肿。湿为阴邪，最易阻遏气机，伤人阳气，久则阳虚寒盛，寒凝气滞，血行不畅，以致气血瘀滞。根据临床见症，本例患者系久病致瘀。因此，在健脾温肾的基础上加用活血化瘀的方药，使瘀滞去，气血通畅，肺、脾、肾三脏功能恢复，水湿循其常道，则症状消除。本病例由于虚实夹杂，以虚为本。在瘀滞消除后，仍以补虚治本为主，以巩固疗效，通过临床实践，慢性肾炎用健脾温肾配合活血化瘀法，对减少尿蛋白、改善肾功能起到一定的作用。

13. 遗尿

朱某英，女，21岁，未婚，农民。1978年12月18日初诊。其母代诉：女儿自幼遗尿，至今不愈，每夜遗尿2～3次，尿时毫无感觉，冬日尤甚，劳累后，则夜间遗尿增多，被褥潮湿如雨淋，叠经针灸、中药、偏方等诸法治疗无效，苦难告人，常因遗尿而心情抑郁不乐，精神淡漠，食少神倦。患者现已成年，至今月经尚未来潮，平日常诉头昏，腰酸，诊脉沉细而迟，面色无华，精神不振，苔白，舌质稍有紫色。中医辨证：肾气虚弱，膀胱失约，加之久病情志不遂，肝气久郁，耗伤心脾，气血不足，导致瘀血内阻，治以益气补肾、活血通经。用桑螵蛸散合血府逐瘀汤加减。处方：桑螵蛸、益智仁各15克，党参10克，黄芪9克，覆盆子9克，杜仲9克，当归12克，川芎、赤芍、红花、牛膝、菟丝子、制香附各9克。3剂煎服。二诊：12月21日，诉自服药后，每夜遗尿1次，尿量减少。又宗原方续进3剂，服后遗尿已止。又守原方2剂，巩固疗效。前后服药8剂，遗尿痊愈。嘱患者服猪肾（猪腰子）10天，以调理善后。于12月27日，月经初次来潮。一年后随访，遗尿未发，月经按时来潮。

按：遗尿，系指有正常排尿功能的患者在睡眠时不能自行控制排尿而言。《内经》云："上焦脉虚则不纳，下焦脉虚则遗尿。"其病多因肾与膀胱气虚，不能控制小便所致。肾主封藏，开窍于二阴，职司二便，与膀胱互为表里，如肾与膀胱之气俱虚，则不能制约水道而遗尿。

本例患者自幼遗尿，病经二十一载，诸法治疗罔效，病情顽固。谢老根据"久病必有瘀"的论说和天癸未至的依据，结合舌质参考，辨证属肾气虚弱，膀胱失约而致遗尿。患者久病不愈，精神抑郁，积忧久虑，心脾两伤，气血不足，瘀血内阻，冲任二脉不通，导致月经不潮。《内经》所谓："二阳之病发心脾，有不得隐曲，女子不月。"故治疗从益气补肾、活血散瘀通经的方法着手，共服药8剂，治疗二十一载顽固性遗尿痼疾收到意想不到的疗效。

14. 小便失禁

李某，男，52岁，农民。1983年5月30日初诊。患者4个月来自觉周身疲倦，少气懒动，出现小便淋漓失禁不能控制，一有尿意即尿出，昼夜衣裤濡湿，腰腹坠胀，面色少华，纳少乏味，大便溏少，形体较瘦，舌淡苔白，脉缓弱。B超检查：无前列腺增生症。此属脾肾两虚，肾虚不能固涩，关门失约，脾虚则气陷，遗溺致虚。治以健脾补肾，益气固涩。处方：炙黄芪20克，柴胡、升麻、桔梗、知母、党参、补骨脂、山药各10克，桑螵蛸15克，红枣10枚。服药5剂，小便稍能控制，腰腹坠胀减轻，饮食增进；宗原方继进5剂，小便减少为每日四五次，症状基本消失，但仍倦怠。原方再服4剂巩固，后嘱服红枣煨黄芪，以善其后。

按：《明医指掌》云："小水不禁，出而不觉，赤者为热，白者气虚。"本患者年逾半百，尿失禁已达数月，可知脾肾已虚，大气不足，精气虚衰，致使关门不固，摄纳无权而成此症。揆之证情，当以益气固摄之法。方中重用黄芪益气升阳，加入桑螵蛸、山药固涩缩尿健脾，补骨脂温补肾气，继配红枣煨黄芪培补之品而善后。

15. 小便频数

陆某，男，44岁，1979年10月28日初诊。一月前，患者因发热后出现尿频尿急，一昼夜20多次，量少而急不可忍耐，夜间尤甚，睡眠受扰，精神欠佳，头昏纳呆，面色㿠白，小腹坠胀，腰部发酸，苔白脉细弱。辨证：患者素体亏虚，脾气下陷，中气不足，膀胱失约，不能缩尿，而成此证。治以提补中气，投升陷汤加味。处方：黄芪20克，柴胡、升麻、知母、茯苓、党参、益智仁、乌药、山药各10克，桔梗8克，红枣10枚。服药3剂，收效显著，昼夜尿量减少一半。守原方继进6剂，尿次正常。为巩固疗效，又进3剂。

按：本例尿频尿急，昼夜小便20余次，面白无神，苔白，脉细弱。辨证为脾虚下陷，脬气不固无疑，故予益气升清之法，选用升陷汤加补脾固涩之品，药证相投，9剂而愈。

16. 从脾论治蓝尿1例

李某，男，76岁，退休工人。1982年11月3日就诊。半年来，患者小便初起欠清，久置即变为淡蓝色，迭经渗透分利、益肾等法治疗，其效不显。伴有神疲少气，纳呆，面色不华，大便不爽，舌淡，苔薄白润，脉虚弱无力。血及尿常规检查无异常。辨证：患者年老体衰，长期卧床，脾气虚弱，中气不足，脾病及肾。治拟益气补中。处方：党参、焦白术、陈皮、当归、肉苁蓉、升麻、枳壳各10克，黄芪15克，炙甘草5克。连服10余剂，溲色渐清，久置亦不变蓝，精神好转，食纳增加。在原方基础上加减，连服百余剂，患者已能下床活动，体力增加，溲色转至正常，病告痊愈，随访一年未见复发。

按：考“蓝尿”一症，中医学中鲜见记载，其病因除药物、饮食外，皆由脾胃虚弱所致。盖脾主运化水谷，为后天之本，脾气虚馁，失其升清降浊之能，脾病及肾，水谷精微与糟粕相混，不行其正道，下流膀胱，蓝尿始成。

美国Holt研究认为，老年患者由于肠道功能减弱，致使色氨酸在胃肠道吸收不全，而被肠道中细菌转化为靛基质，并以尿蓝母形式随尿排出体外，遇空气氧化成靛蓝，从而使尿变成蓝色。这与《内经》中“中气不足，溲便为之变”的观点较为契合。

17. 流行性出血热少尿期

陈某，女，47 岁，农民。住院号 811673。患者因持续高热，全身不适，头痛腰痛，眼眶痛 5 天，于当地医疗站注射青霉素、链霉素，并予以补液，症状未减。近两日又出现呕吐，尿少，24 小时仅排尿一次，尿量约 150 毫升，色深似浓茶，于 1981 年 12 月 7 日晨急诊入院。入院时检查：体温 38.5℃，心率 108 次/分，呼吸 24 次/分，血压 150/90mmHg。神清，精神萎靡，呈急性重病容，面、颈、胸部皮肤潮红，球结膜轻度水肿，上腭黏膜有出血点 4 处，两腋下见线条状抓痕样出血点，颈软，肺呼吸音粗糙，心律齐，无杂音，腹部稍膨隆而软，肝肋下 1 厘米、质中，脾未及，肾区有叩击痛。实验室检查：尿蛋白（++），红细胞 3~5 个，颗粒管型 1~3 个；血红蛋白量 79g/L，白细胞 13.2×10^9/L，中性粒细胞 86%，血小板 10.8×10^9/L；大便隐血试验（++）；X 线检查心肺未见异常。诊断：流行性出血热（少尿期）。经抗感染，纠正水和电解质紊乱，处理急性肾功能衰竭，一日后，尿量未增，病情日趋加重。

12 月 8 日邀中医会诊。患者发热头痛，面红，目赤痛，泛泛欲吐，脘腹膨胀，腰部酸痛，便结，溲少，上腭黏膜及腋下皮肤见有瘀点，饮食不进，口渴，神萎，舌红，苔黄无津，脉象细数。辨证：为邪毒内陷，津液被灼，热结旁流，气化不利。病情危笃，急投通里攻下之加减承气汤，冀其通利转机为佳。处方：生大黄 15 克（后入），玄明粉 15 克（冲服），厚朴 10 克，连翘 12 克，麦冬 10 克，生甘草 6 克。一剂水煎服。

次日复诊，服药后便泻稀薄粪 3 次，溲 2 次，尿量约 320 毫升。唯口渴欲饮，食未思，守原方加北沙参 10 克，一剂煎服。

12 月 10 日三诊，药后便泻大量稀粪 4 次，溲赤 4 次，尿量增加到 1000 毫升左右，腹胀减轻，神情转佳。唯胃脘不适，饮食少思，舌红口干。此乃邪毒渐退，阴液未复，改用养阴益胃法。处方：北沙参、麦冬、玉竹、石斛、陈皮、连翘、白术、白芍、当归各 10 克，生地黄 15 克，玄明粉 9 克（冲服）。服药 3 剂，瘀点消失，腰痛明显减轻，精神渐振，小便增多，苔黄已退，思进饮食，后以益气养阴加减调治，共服中药 16 剂，化验正常，诸症消失，于 12 月 24 日病愈出院。

按：流行性出血热是一种自然疫源性急性传染病，属于中医学“温疫”“疫斑”的范畴。病情复杂多变，以高热、出血、低血压、休克和肾脏损害为主要特征，其中以少尿期最为凶险，变证多端。本例病者为出血热进入少尿期已两天，腹胀如鼓，溲少便结，邪热鸱张，症情险恶。谢老根据溲少、便结危重症情，按“大便行，小便立解”的机理，采用通里攻下的方法而使病情转危为安。

18. 失血日久发热

吴某，男，48岁，农民。患者夙患“胃痛”，经常吐酸，大便色黑，近半月来又增低热，体温波动在37.5～38.5℃之间。西医诊断为“上消化道出血”，治疗后大便转黄而热不降。刻下症：身热神疲，面色苍白，四肢不温，少气懒言，唇白无华，心悸不宁，食纳不香，舌淡苔白，脉沉而细。体温38℃；肝肋下1.5厘米，质软；血红蛋白65g/L，红细胞2.4×10^{12}/L，白细胞4.6×10^{9}/L。考虑为血虚引起的气虚发热，治以小建中汤合四物汤。处方：炙黄芪20克，炒白术10克，桂枝6克，当归10克，熟地黄10克，炒白芍15克，炒党参15克，川芎6克，陈皮6克，炙甘草10克。连服6剂，神疲略减，心悸稍宁，唯身热不解，面白肢冷如故。细审其因，此乃久病伤阳致阳气衰微。处方：炙黄芪20克，炒白10克，当归10克，熟地黄10克，炒白芍15克，炒党参15克，川芎6克，熟附片3克，肉桂3克，干姜3克，陈皮6克，炙甘草10克。煎后冷服。2剂后，四肢转温，身热降至37.5℃。继服2剂，身热除。后服归脾汤调理善后，随访半年，未见发热。

19. 胸痛

王某，男，68岁，退休干部。1990年8月19日初诊。患者有冠心病史二十余年，平素常服速效救心丸、异山梨酯等药，1个月前因受凉出现阵发性心前区疼痛，憋闷气促，每次发作约2～5分钟，发作间隙不定，每因情绪波动或劳累而作，含服硝酸甘油后症状缓解。症见四肢欠温，痛时头额出冷汗，恶心，痰涎多，不能食，舌淡胖嫩，苔白厚腻，脉细结代。心电图提示：心房纤维颤动，室性早搏。治疗拟健脾化湿、温通心阳，以平胃散合瓜蒌薤白半夏汤。处方：苍术10克，厚朴10克，陈皮10克，瓜蒌10克，薤白15克，半夏10克，桂枝6克，郁金10克，丹参15克，甘草6克，生姜3片。3剂后，胸痛减轻，呕止思食，效不更方。继服4剂，精神爽，期前收缩消失。宗原方加减治疗10日以巩固疗效。

按：患者花甲之年，阳气已虚，久患心病，心阳不振，寒湿外袭，阻遏胸阳，故胸痛不已。用平胃散以化湿健脾，配以温通心阳之瓜蒌薤白半夏汤，使寒湿自散，气机调畅，心脉得通。

20. 不寐

庞某，男，38岁，工人，1994年3月9日初诊。患者2个月来夜不能寐，服安定等药仍不能入睡，甚或彻夜不寐，头昏不思饮食。追问病史，患者有胃溃疡病史，2个月前因饮酒过量出现恶心呕吐，胃痛发作，先后服用甲氧氯普胺、西咪替丁及中药等均未见效。刻下症：头昏失眠，脘腹胀满，恶心，口淡无味，神疲无力，大便稀溏，舌苔白厚腻，脉滑。治宜健脾化湿、和胃安神，以平胃散加味。处方：苍术10克，白术10克，厚朴10克，陈皮10克，甘草6克，半夏10克，枳壳10克，炙远志10克，神曲10克，茯苓10克，竹茹10克，大枣4枚，生姜3片，水煎服，每晚临睡前服1剂。连进6剂，呕恶止，腹胀除，饮食增，夜寐达7小时以上。后以香砂六君子汤调理10天，病愈。

按：本例为饮食所伤，脾胃升降失职，湿浊中阻，上扰神明，神不守舍而致不寐，先用平胃散化湿和胃以治其标，再以香砂六君治其本。切中病机，故获捷效。

21. 眩晕

刘某，女，58岁，1996年7月6日初诊。患者有心脏病史十余年，3个月前头昏心慌加重送乡卫生院治疗，诊断为高血压病、冠心病，住院治疗半月余，略有好转，带药回家续服。今日病情又作，视其形体肥胖，面色萎黄，神疲懒言，苔白腻，脉滑数。询之头重昏蒙，口淡不渴，食少纳呆。此乃湿困中焦，脾阳不升。治宜燥湿温脾。处方：苍术10克，白术10克，陈皮10克，厚朴10克，藿香10克，半夏10克，白蔻仁4克（后入），茯苓10克，甘草6克，生姜4片。嘱忌食生冷瓜果。服药4剂，头重头昏减轻，白腻苔渐退，饮食增多。宗原方加减再进4剂，眩晕未作，精神较佳。

按：经云“因于湿，首如裹”。脾胃居中焦，为升降之枢纽，湿邪阻遏清阳，所以出现头重、昏蒙、神疲懒言、纳呆，乃虚中夹实。补剂留邪，病难愈；除湿运脾，邪自去。

二、外科案例

1. 破伤风

许某，男，36岁，农民。1974年4月3日因去田间劳动，被铁钉戳伤右脚后跟，当时出血约3毫升，自用手巾包扎止血。5天后自觉全身不适，形寒怕冷，伤口周围发麻，张口困难，经医疗站治疗未效，病情渐重，头向后仰，全身痉挛，于4月12日上午前来医院急诊入院，住院号74444。入院后检查：发育营养正常，意识清晰，颈部强直，口仅能张开1厘米，苦笑面容，呼吸浅表，心律整齐，两肺呼吸音清晰，未闻及啰音，腹直肌紧张，肝脾触不清，小腿肌肉有明显触痛；体温38.6℃；血常规：白细胞11.2×10^9/L，中性粒细胞76%，淋巴细胞24%；血压：120/80mmHg；外科检查：右脚后跟戳破伤口一处已闭合。诊断为：破伤风。西医用破伤风抗毒素、镇静止痉、抗生素、激素及输液、灌肠等疗法，连续治疗5天，病情尚未控制。

5天后邀中医会诊。症见发热无汗，体温38.9℃，头项强直，四肢颤动，牙关紧闭，呼吸气粗，神清语謇，面呈苦笑，大便秘结，小溲短赤，舌苔薄黄腻，两脉弦数有力。辨证：伤口感受外邪，侵袭肌腠经脉，营卫不得宣通。急予祛风止痉。处方：羌活、防风各6克，明天麻、蝉衣、僵蚕、白芷、白附子、大黄（后入）、制南星各10克，炙全蝎3克。

服药3剂，身热未退，症见烦躁不安，全身肌肉阵发性痉挛，四肢抽搐频繁，项背强急，神识模糊，喉间有痰鸣，两脉滑数。此乃邪传脏腑，毒气攻心，证属险候。治以祛风定痉，豁痰开窍，清热解毒。原方去羌活，加郁金10克，鲜竹沥30克（和服），炙蜈蚣2条，每日2剂，分4次水煎，鼻饲给药。另用抗热牛黄散（原安宫牛黄丸）1克，每日2次，开水冲化鼻饲，并配合针刺百合、人中、颊车、风池、合谷、大椎、太冲等穴位，每日针1次，强刺激不留针。

连续服用8剂，大便通泻数次，身热退至37.6℃，烦躁转安，痉挛、抽搐减少，项强亦好转。再宗原方去大黄，进服 3 剂，每日 1 剂。服后神识清晰，抽搐控制，呼吸平稳，痰鸣亦除，并能张口两指大，苦笑面容消失，自能下床走动，血常规检查正常，舌红口干，脉沉弦。此乃病情向愈，余邪未净。改用益气养阴法调理。处方：太子参、黄芪、麦冬、白芍、北沙参、陈皮各 10 克，蝉衣 6 克，炙甘草 6 克，生地黄 15 克，连服 4 剂，诸症消失，观察一周，于 5 月 11 日痊愈出院，随访一年，一切正常，无后遗症。

按：破伤风，是由破伤风杆菌侵入人体所致的一种病死率很高的急重病证，临床较为少见。本病古称“痉病”。巢元方《诸病源候论》称为“金疮痉”。宋代王怀隐《太平圣惠方》改称“破伤风”。病因多由皮肉破损，邪风侵袭肌腠经脉，营卫不得宣通。病初，邪在肌表经脉，临床多表现为头痛，恶寒发热，继则内传脏腑，邪毒攻心，可出现神志模糊，面苦笑，烦躁不安，四肢抽搐，口噤牙闭，项背强急等症，如治不及时，可致生命危险。

本例患者邪毒已内传心肝，出现痉挛、抽搐、口撮唇紧、身体强直等险候，故以祛风止痉之法，加入豁痰宣窍之品，服药 18 剂，使热退神清，痉挛、抽搐停止而病愈。方中以白附子、胆南星、僵蚕祛风痰，止痉搐；天麻息风止痉；羌活、防风、白芷疏散经络中之风邪，导邪外出；配全蝎、蜈蚣、蝉衣增强祛风解痉之力；郁金、鲜竹沥清热化痰宣窍。诸药合用，相辅相成，可使风散搐定。最后以益气养阴以善其后。

2. 更年期乳泣

刘某，女，49 岁，工人，1985 年 11 月 6 日诊。自诉：有慢性胃病史，3 个月来自觉两乳发胀，见有乳汁自出，质稀薄，乳房平软，伴有带下头昏，神倦气短，面黄少许，四肢欠温，舌苔薄白，脉象细弱。证属脾虚气血不足，阳明胃气不固所致。治以益气健脾，养血回乳。用六味异功煎加黄芪 20 克，山药、当归各 10 克，红枣 10 枚，共服药 20 剂告愈。

按：乳房属足阳明胃经，脾胃为后天之本，气血生化之源，乳汁又为气血所化。此例因更年期患者脾胃虚弱，气血两伤，气机失固。用六味异功煎加当归、黄芪、山药补脾胃，益气血，摄固回乳，其病乃愈。

3. 乳衄

陈某，女，32 岁，工人。1987 年 4 月 3 日初诊。近两个月患者右乳房疼痛，连及腋下，不能触摸，经期尤甚，伴有灼热感，近时出现乳头渗出鲜血，心烦口干，月经超前量多，色红，舌红苔黄，脉弦。证属肝郁化火，血失统藏。治以疏肝解郁，清热凉血。处方：柴胡8克，金铃子10克，牡丹皮10克，栀子10克，赤白芍各10克，青皮10克，夏枯草10克，侧柏叶10克，蒲公英15克。5剂药后，乳头渗血已止，乳房胀痛亦减轻。守原方继进10剂，诸症消失而愈。

按：乳头衄一证，据《疡医大全》载：多由忧思过度，肝脾受损，肝不藏血，脾不统血，或肝火炽盛，血失统藏所致。本例属情怀抑郁，郁久化热，灼伤血络而成，采用舒肝解郁、清热凉血之剂而愈。

4. 阴囊衄

王某，男，44岁，农民。1979年8月4日就诊。患者见裤裆有殷红鲜血数日，来诊时，伴手心发热，舌红苔白，脉弦缓。此乃阴分本虚，又兼暑热内蕴，外逼成衄。治以滋阴清热，凉血止血。处方：青蒿15克，桑叶10克，白薇10克，女贞子10克，墨旱莲10克，牡丹皮10克，黄柏10克，仙鹤草10克，生地黄20克，煅龙牡各30克。5剂。

按：阴囊衄血属肌衄之一种，临床殊属罕见。此例仅诊治一次，后经随访并未复发。患者素体阴亏，时值炎暑，其阴囊渗血属虚中夹实之证。故采用青蒿、白薇、桑叶、牡丹皮以清暑热；生地黄、女贞、旱莲、黄柏以补肝阴；龙骨、牡蛎固涩和阳，标本兼顾，服药5剂而衄止。

三、妇科案例

1. 异位妊娠

陈某，女，38 岁，农民。1978 年 7 月 11 日入院，住院号 781103。自诉：阴道不规则流血十余天，伴有下腹部疼痛逐渐加重四五天，曾在某医院治疗未效而转来我院。患者以往月经正常，末次月经 1978 年 6 月 8 日，无停经史，曾生育一胎，流产四胎，末次月经干净后约十余天，阴道又出血，量少渐多，色呈暗红，下腹疼痛。近四五天来，下腹剧痛。查体：贫血貌，体温 37.4℃，血压 120/70mmHg，下腹有压痛及反跳痛，未扪及明显包块，叩诊有移动性浊音。妇科检查：外阴已产式，阴道内有少量暗红色血液，宫颈抬举痛（+），后穹窿饱满，子宫、附件因腹肌紧张触诊不满意，腹腔穿刺抽出约 3 毫升不凝固暗红色血液。血常规：血红蛋白 80g/L，红细胞 2.6×10^{12}/L，白细胞 8.9×10^{9}/L，中性粒细胞 81%，尿妊娠试验（+）。诊断：宫外孕破裂。邀中医会诊，决定在严密观察下用中药保守治疗。中医病案：患者阴道流血两周，量少或多，色红稍紫无块，小腹剧痛如针刺，腹部拒按，伴有头痛，头昏，面色苍白，饮食少量，精神不振，舌淡红，苔白有紫气，脉象弦细。辨证：此乃胞脉气血瘀阻，冲任不调，血不循经而外溢。根据“不通则痛，通则不痛”的理论，用行气活血、散瘀止痛的方法。仿活络效灵丹意加减。处方：制香附、台乌药、桃仁、赤芍、五灵脂、当归各 9 克，制乳没、红花、川芎各 6 克。进药 2 剂，腹痛减轻，阴道流血少量，精神转佳，食纳稍进。宗原方继进 2 剂，出血渐少，疼痛日减，仍守原意加减，每日 1 剂，共服药 14 剂，症状消失。尿妊娠试验（-）。于 7 月 25 日出院，给予八珍汤加减 3 剂带回煎服。一年后随访，一切良好。

按：通过临床实践，对某些宫外孕病例用活血散瘀的方法治疗有其一定的疗效。本例患者临床表现与“癥瘕”的描述很相近。《妇人大全》云：“妇人月经痞塞不通，或产后瘀秽未尽，为风凉所乘，则乘为血瘀也。血瘀在内，则时时体热面黄，瘀久不清。”从而形成异位妊娠。中医认为，疼痛拒按，舌有紫气，均为血瘀内积之征，故选用活络效灵丹加减，散瘀活血，行气止痛。方中川芎为血之气药，配赤芍活血祛瘀止痛；当归活血通经，使破而不伤其正；香附、乌药行气止痛；桃、红、乳、没为活血散瘀止痛的常用药。诸药配伍，故对宫外孕有一定的作用。

2. 产后小便不通

李某，女，32 岁。1982 年 4 月 7 日入院。张甸医院住院号 82380。患者足月分娩，产程较长，两天后出现小便不通，非用导尿管不能排出，用抗生素、针灸等法未奏效，遂邀余会诊。患者小腹膨胀，欲溺不能，坐卧不安，汗出如淋，面色㿠白，神疲乏力，胃纳欠佳，舌红苔白，脉虚无力。证属产后用力伤正，中气不足，气不行水。治以益气化气行水。投升陷汤加味：黄芪 20 克，升麻、柴胡各 8 克，桔梗、香附、白术、乌药各 10 克，肉桂 5 克，甘草 8 克，红枣 10 枚，服药 4 剂，出现尿意，尿时不畅。继用原方又进 3 剂，排尿恢复正常，痊愈出院。

按：此例患者由于产程延长，用力过度，正气虚耗，中阳鼓动无力，阳气不陷，膀胱气化不利，因而尿闭不通。投用升陷汤益气健脾，升阳举陷，加肉桂温肾阳，资助膀胱气化，使上焦得通，津液得下，小便自然畅利。

四、五官科案例

1. 鼻衄

赵某，男，35 岁，农民。1983 年 8 月 10 日诊。患者素有高血压病史，因与邻居吵架生气，双侧鼻孔流血，色淡量多，伴胸脘闷窒，头昏目花，食纳欠思，面色无华，小便赤少，大便调，舌胖苔腻，脉虚大。服止血西药未效，来院就诊。进凉血止血剂 3 天后，鼻衄依然，遂诊为虚寒衄血。改用干姜 5 克，当归 15 克，阿胶 15 克（烊化），白芍 10 克，黄芩 10 克，服 3 剂后，鼻衄减少，胸闷亦减轻。原方继服 3 剂后，鼻衄即止。

按：本例初诊时，拘泥于素体肝旺阳亢，用凉血止血法，然未见功效，后改用《备急千金要方》当归汤而治愈。

2. 舌衄

刘某，男，45 岁，农民。1984 年 4 月 24 日诊。患者 3 个月前开始舌面持续渗出鲜血，经某医院诊为肺心性舌溢血，经口服维生素 C 未效。症见舌红无苔，舌面见有渗血，伴口干，咳嗽，大便干燥，脉弦数。此乃胃肠实热，熏蒸心肺而致。治以清心凉血。处方：生地黄 20 克，木通 6 克，竹叶 10 克，牡丹皮 10 克，栀子 10 克，黄连 5 克，生大黄 5 克（后下），当归 10 克，仙鹤草 10 克，升麻 3 克，服药 5 剂后，舌面渗血显减，仅在唾液中混有少量血液。再予原方 3 剂，舌衄告愈。

按：舌衄一症多由火热之邪上炎，灼伤阳经阴络，迫血妄行而成。故用清胃散、导赤散加减，服药 8 剂而获愈。

3. 唇衄

崔某，男，59 岁，农民。1986 年 6 月 11 日诊。患者素有慢性咳嗽宿疾，3 天前因劳累后突然下口唇出血，自用止血粉不效。来诊时，见口唇渗出鲜血量多，伴有少量鼻衄，口干唇燥，食纳欠香，大便数日一次，小便短赤，舌苔黄腻，脉弦滑。证属肺病及脾，脾热内蕴，上冲口唇，迫血妄行，而致唇衄。治以清脾泄热。处方：防风6克，牡丹皮10克，栀子10克，黄芩10克，生石膏40克（先煎），生地黄20克，生大黄8克（后下），侧柏炭10克。5剂药后，口唇出血已止，鼻衄已除。

按：口唇出血，临床较为罕见，本例素嗜酒食厚味，湿热蕴结，日久脾热熏蒸于上，灼伤血络而成，故采用清胃泻脾之法。服药5剂衄止。

4. 耳衄

鲍某，男，年55岁，于1981年2月14日初诊。自诉：近一个月来，左侧耳内出血，点滴渗出，血色鲜红不紫，耳内不痛不痒，伴有头晕，腰酸，手心灼热，舌色淡红少苔，两尺脉数、有力，曾在医疗站服用抗生素未效。五官科检查：未见异常血肿等症。既往患甲状腺功能亢进，已手术两年余。辨证：属肾阴不足，虚火上冲所致。肾主水，开窍于耳，若肾水亏虚，相火旺盛，血为热逼，而见耳中出血。治以滋阴降火，凉血止血。处方：知母10克，黄柏10克，龟板20克，生熟地黄各20克，怀牛膝10克，牡丹皮10克，仙鹤草10克，女贞子10克，旱莲草10克，侧柏炭10克，泽泻10克。3剂水煎服。服药后，耳中出血减少，每日仅出二三次，又宗原方继服3剂，尽剂后耳中出血已止，头晕、腰酸亦轻。停药观察一周，未见出血。半年后随访，耳衄未发。

按：耳衄，为临床罕见之症。此病乃属肝肾阴亏，龙雷之火升腾，血随火动之耳衄，采用滋阴、凉血之法，获得良效。唐容川云："血从耳出者……相火旺，挟肝气上逆，及小肠相火内动，因得挟血妄行。"《类证治裁》谓："血出耳窍，属肝肾二经……若常有滴血，不肿痛，尺中沉数，多肾经阴虚火升，用六味丸加味。"

5. 悬雍下垂

黄某，男，38岁，农民，1984年8月20日就诊。患者两周前因劳累受风，恶寒发热，头痛咽疼。喉科检查：咽部黏膜充血，悬雍垂充血水肿，右侧扁桃体Ⅱ度肿大，喉科给予庆大霉素、卡那霉素、地塞米松等西药治疗11天，寒热已除，扁桃体肿大消失，唯感咽部不适，如异物悬挂，常有恶心，影响进餐，颇为痛苦，前来中医治疗。症见悬雍垂下垂过长，下端垂触于舌根，伴头昏，面黄，神疲乏力，少气懒言，舌淡苔薄白，脉细缓。此属悬雍垂下垂过长症。系由劳累过度，劳则气耗，中气不足，固摄乏权所致。治以益气固摄，升提举陷之法。处方：黄芪、党参各15克，升麻、柴胡、炙甘草各6克，白术、北沙参、桔梗、连翘、赤芍各10克。服药5剂，咽部舒适，精神渐爽，异物悬挂感好转，悬雍垂下垂程度减轻。治守原方10剂，服后精神已佳，咽部不适感全消，悬雍垂下垂逐渐恢复正常。为巩固疗效，原方再进5剂，诸症消失。

按：悬雍垂下垂过长，《诸病源候论》称为“垂倒”，并说：“脏腑有风热，热气上冲咽喉则垂肿，故谓之垂倒。”本案因劳累受风，风邪热毒上攻于咽，而致咽痛，悬雍垂肿而垂下。经用西药炎症消退，但余邪未尽，病体虚弱，中气不足，故悬雍垂下垂。选用益气升陷之品，升举下陷之气，连翘、桔梗清解余邪，赤芍祛瘀。药切病机，而收效甚捷。

五、其他案例

1. 须发全秃

周某，男，48岁，干部。1983年8月16日初诊。患者一年前理发时发觉头枕部有铜钱大的两处脱发，头皮奇痒，后一个月内头发、眉毛、胡须全部脱光，阴毛亦变黄，呈焦黄色。患者既无任何病史，曾服维生素E胶丸、胱氨酸片、维生素B_6、生发丸等未效。来诊见眉发全秃，鬓须皆无，皮屑不多，伴有头昏眼花，心悸气短，腰酸无力，面色萎黄，食纳一般，二便尚调，舌淡苔白，脉象沉细。辨证：肝肾不足，气血亏虚，血少不能上行，发失濡养。治以养肝肾，益气血。方用六味地黄丸合八珍汤加减：生熟地黄各20克，山萸肉、当归、茯苓、泽泻、枸杞子、川芎、党参各10克，白芍20克，桑椹子15克，制首乌20克，黑芝麻30克。每日煎服一剂。外用：羌活、防风、蝉衣、当归、川芎各10克，生地黄20克，生甘草6克。煎水，每日洗头1~2次。再用黑芝麻炒黄研末，红糖拌匀，每晚一匙，开水冲服。连续服用中药两个月，头痒已除，头昏好转。中药改隔日煎服一剂，治疗半年后，头部及眉处开始长出细小淡黑色毛发。经治一年，须发已长齐，全头黑色毛发满布，由细变粗，阴毛也转黑。1986年4月随访，未见复发。

2. 精神分裂症

谢某，男，37岁，农民。于1980年8月12日初诊。患者于两年前因与邻居吵架受责，引起情志不遂，经常烦躁多怒，继则精神失常，语言错乱，多怪多虑，甚则目直怒詈，不避亲疏，不听规劝，曾去某精神病医院诊断为“精神分裂症”。经诸法治疗，仅能安静一时，数日后仍然发作，发时力大逾常，于一年前发作时，曾拆毁住房，火烧草堆，经常夜闹不眠，东跑西奔，凶狂欲杀，给药抛弃，后经领导用铁绳锁住，邀余诊治。患者形体壮实，面赤气粗，周身呼痛，口中秽臭，善食易饥，喉有痰声，咯吐不尽，便燥溲赤，舌质紫黯，苔黄，脉象细滑。辨证：属“狂症”。病由情志不遂，肝气郁结，久郁化火，火灼津，凝聚成痰，痰火互结，上扰心窍而致精神失常；病延日久，舌质紫黯，乃内有瘀血，郁于心包。治拟活血化瘀，泻火逐痰，宁心安神为主。仿王清任癫狂梦醒汤之意合礞石滚痰丸加减。处方：青礞石15克（先煎），生大黄10克（后入），黄芩、石菖蒲、远志、桃仁、红花、赤芍、胆南星、郁金、茯神各9克，柴胡5克。本方连服10剂，泻出黑色黏液粪便颇多，咯痰减少，精神好转，入夜稍能安眠。又按原方加减，服15剂，凶狂已消，共服药25剂。随访半年未发，现已能参加一般劳动。

按：精神分裂症，是由各种原因引起的大脑机能失调的疾病，属于中医学“癫狂”的范围。癫狂的病因病机主要责之气、火、痰三者。《内经》云：“诸躁狂越，皆属于火。”《难经》云：“重阴者癫，重阳者狂。”本例系阳盛痰火上扰，病久痰浊留滞，影响气血运行，导致瘀血内阻而发病。文献有“瘀血于内，而喜妄如狂”。瘀血内蓄，可致久病缠绵不愈，或产生癫狂，性情变化等神经系统或若干精神症状。清代王清任在《医林改错》中明确指出：“癫狂一症，乃气血凝滞脑气，与脏腑之气不接，如同做梦一样。”治用癫狂梦醒汤。谢老根据这一机理，结合“久病必有瘀”“怪病必有瘀”的论说立法，采用王清任的癫狂梦醒汤合礞石滚痰丸加减，痰瘀同治，获得较满意的疗效。中医认为心主血，主神明，用活血化瘀药物有调整血家之作用。

3. 足跟痛从肾治验2例

（1）病例1

李某，女，年21岁，工人，1971年7月24日初诊。主诉：两足跟疼痛一个多月，痛势日渐加重，不能着地，行走不利。曾在某医院按外科痈疡施治，疼痛未减，前来就诊。查局部不红肿，压之则痛剧。透视检查：双足跟均未见骨刺形成，伴有腰酸、怕冷，舌淡苔白，脉象沉细，两尺脉弱。按脉测证，此属肾阳不足，寒邪乘袭足少阴经脉所致。少阴之脉循内踝之后，别入跟中，邪客少阴之脉，以致经脉痹阻，气血不畅，而足跟疼痛。治以温补肾阳，散寒通络。处方：熟地黄15克，肉桂5克，制附子5克（先煎），山药10克，茯苓10克，续断、淫羊藿10克，桑寄生15克，独活5克，鸡血藤、当归、怀牛膝各10克。4剂煎服。7月28日复诊，自诉服药后，足跟痛减轻，迈步稍利，腰酸、怕冷亦有好转。药中病机，仍宗前法，原方加黄芪12克。继服4剂，于8

月2日，患者特来告知足跟痛已愈，腰酸、怕冷亦除。后服金匮肾气丸1瓶，每日服3次，每次服6克，以巩固疗效。随访半年余，未再复发。

（2）病例2

魏某，女，年30岁，工人，1981年8月4日初诊。患者行人工流产术后23日，自手术后一直有头晕、目眩、腰酸、手足心热等症，近3天来，又出现两足跟疼痛，不能久立多走，多走则痛甚，局部不红肿，舌红苔少，脉沉细而数。辨证：此乃肝肾不足，精血亏虚，不能强骨荣筋，以致足跟疼痛不能久立。法从肝肾辨治，兼以强筋通络。用六味地黄汤加味。处方：生熟地黄各20克，山萸肉、山药、牡丹皮、泽泻、云茯苓、黄柏、枸杞子、怀牛膝、桑寄生各10克，川续断10克，杜仲10克。3剂煎服。服药后，足跟痛消除，余症亦减轻，继以六味地黄丸2瓶，巩固疗效，每日服2次，每次服9克。两个月后，前来告悉足跟痛未发，头晕、腰酸、手足心热等症俱除。

以上介绍两例同是足跟疼痛，均用补肾法而愈，一为肾阳不足，阴寒内盛的足跟痛，用温阳补肾法获愈；一为肾阴不足，精血亏虚的足跟痛，用滋阴补肾法收效。说明足跟痛属肾，临床须从肾治，但治疗时肾阴、肾阳又不可不辨，如辨证精确，则效若桴鼓。

4. 老年阳强

张某，男，62岁，退休工人。1984年3月25日就诊。患者患肾结石病半年，经中药治疗，结石已排出。后出现面部潮红，口唇干燥，阴茎终日坚举不衰，夜眠亦坚举如故，失眠多梦，两膝酸痛，小便短赤，大便秘结，舌红苔薄黄，脉象细数。此系肾病伤阴，相火妄动所致，遂以滋阴降火治之。生熟地黄、炙龟板（先煎）、龙骨（先煎）各20克，知母、黄柏、怀牛膝各10克，生大黄8克（后入）。连服5剂，面部潮红已好转，阴茎不再坚举。再以原方3剂，服后诸症均瘥。

按：老年阳强，临床较为罕见，其病因多起于情欲不节，交会无制，阴精亏耗，则相火易动。此例阳强为结石伤阴，肾阴不足，相火偏亢所致。故用大补阴丸（改为汤剂），泻亢盛之阳，滋不足之阴。方中以黄柏苦寒泻肾火以坚肾阴；知母滋阴，清热生津，而保真阴；地黄滋阴；龟板育阴潜阳。全方共奏滋阴降火，并辅以安神通便之品，药证相合，故获效迅速。

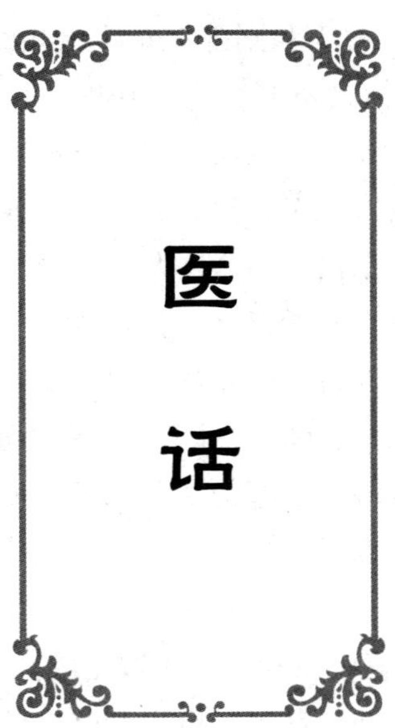

医话

一、经典释要

1. 胃不和则卧不安

《素问·逆调论》曰："胃不和则卧不安。"《内经》又载："腹满胀，不欲食，食则呕，不得卧。"指饮食不当，脾胃功能失调可以影响睡眠。按五行生克来说，脾为心之子（火生土，土为心之子），又脾胃相表里，统主水谷运化，脾运失健，宿食停滞，或肠胃积热，胃失和降，子病及母，就会影响心神，造成心神不宁而出现失眠。张景岳云："卧不安，反复不宁之谓。今人有过于饱食，或病胀满者，卧必不安，此皆胃气不和之故。"

当今有学者，对患有慢性胃炎、肠炎、胃溃疡等胃部疾病的患者群做过调查，大部分患者晚上不易入睡，睡之易醒，睡眠时间少于4小时，许多患者出现睡眠不实，多梦，入睡困难，晨起乏力，头昏，记忆力差。可见"胃不和"确实与睡眠障碍有着密切的关系。

关于"胃为和则卧不安"，历代文献中亦有不同的说法。如《素问·评热病论》载："不能正偃者，胃中不和也，正偃则咳甚，上迫肺也。"说明其病机的关键在于肺胃之气阻逆，肺失宣肃，胃失和降，致气迫于上，从而出现气急喘息不能平卧的症状，类似支气管哮喘、哮喘性支气管炎等发作性病变。《医碥》指出热和痰是造成肺胃气逆、喘息难以安卧的重要病因。《医学六要》将"胃不和则卧不安"的病机概括为"宿滞痰火"。所谓痰火，已非痰喘气逆之证。《医学心悟》云："有胃不和卧不安者，胃中胀闷疼痛，此食积也，保和汤主之。"从以上文献看来，各说不一，总之，临床以辨证论治为主。

附：保和汤：《医学心悟》卷三方。麦芽、山楂、莱菔子、厚朴、香附、甘草、连翘、陈皮。功能行气调胃，消食导滞。治疗胃脘疼痛，心胸胀闷，拒按，嗳腐吞酸等症。

病例：李某，女，46岁，素有慢性胃炎病史，经常胃脘胀痛，嗳气恶心，食后脘腹胀满，夜眠不安，大便不爽，苔腻，脉弦。此乃脾运失健，气滞中焦，以致胃气不和，升降失常，睡卧不安。治以健脾和胃，行气止痛，使胃和则夜卧得安。用香砂平胃合保和丸加减。木香 8 克，砂仁 4 克（后下），炒苍术 10 克，厚朴 10 克，神曲 15 克，麦芽 15 克，半夏 10 克，陈皮 10 克，茯苓神各 10 克。服药 5 剂，大便通畅，胃脘不胀，疼痛亦除，夜能入睡，继服 3 剂，以巩固疗效。

按：明代李中梓《医宗必读·卷十·不得卧》对“胃不和”而引起的不寐，用橘红、半夏、神曲、山楂、茯苓、石斛、甘草之类。

2. 痛随利减

“痛随利减”是临床治疗实证疼痛的重要法则之一。曾经有人把“利”字解释为下法。根据临床体会，“利”字在这里含有多种治法，它具有通利疏导之意，可以概括汗、下、消诸法。

如疼痛属实证者，按其病位可分为三类，即表实痛、里实痛、气血瘀阻疼痛。痛在表，可用汗法疏解而愈，如麻黄汤治外感风寒之头痛身痛。痛在里者，可用下法疏导通利而愈，如大承气汤治阳明腑实证之腹痛。痛因气血瘀滞者，可用疏导行气活血之法而愈，如血府逐瘀汤治疗瘀血内阻之头疼、胸痛等。由此可知，“利”并非只指下法，凡能散表邪，祛里邪，疏通气血的治疗方法，都在“利”的范畴之中，若拘泥于下法，未免失之于偏。金元时代名医王好古云：“汗而通导之，利也；下而通导之，亦利也；散气行血皆通导而利之也。故经曰：‘诸实为实，痛随减。’又曰：‘通则不痛，痛则不通，此之谓也。’”

病例：杨某，男，49 岁，2009 年 4 月初诊。患者右胁疼痛，阵阵痛剧，腹胀嗳气，纳差，大便干燥，舌苔白腻，脉弦。B 超示：胆结石、胆囊炎。辨证：湿热蕴结肝胆，结石阻滞而痛。治以通腑排石。用三金合大承气汤加减。药用金钱草 30 克，鸡内金 20 克，郁金 10 克，厚朴 10 克，大黄 10 克（后下），芒硝 10 克，枳实 10 克，木香 8 克，服药 3 剂，大便泻下多次，疼痛顿减。

3. 六腑以通为用

“六腑”指人体的胆、胃、大肠、小肠、膀胱、三焦 6 个器官，叫作“六腑”。六腑的生理功能为受纳和腐熟水谷；行津液，传糟粕，通水道；保持“传化之腑”“实而不能满”的功能状态。《素问·五脏别论》说：“所谓五脏者，藏精气而不泻也，故满而不能实。六腑者，传化物而不藏，故实而不能满也。”

（1）实而不能满

“满”指的是精微及吸收的营养物质。“实”是包括水谷和消化物及消化吸收后残渣、废料的实物。所谓“实而不能满”，是说六腑只可容纳水谷之物，但不能满藏精气。

五脏“藏而不泻”，因为五脏藏的是精微，是身体需要的物质，当然不能“泻”。所谓“满而不能实”，是说五脏主藏精气，只可充满精气，而不容任何水谷之物有所实的意思。

六腑是“泻而不藏”，因为水谷、糟粕都是实的东西，是不能藏的，应当传导出去，若水谷和糟粕藏而不泻，那六腑就要壅塞不通，人就会生病。例如胆，胆汁应该传导出去，不能藏而不泻。

临床上，根据胆腑功能的特点，常采用疏、清、消、利四法，可取得较好的效果。疏是用理气法疏畅气机；消是用消导药物散其积滞和包块；清是用清化之品清除热邪；利是用通利二便之法开其塞。

（2）气化则能出矣

《素问·灵兰秘典论》说：“膀胱者，州都之官，津液藏焉，气化则能出矣。”州都为积水之处；津液指水液而言；气化指阳气对水液的蒸化作用。

膀胱藏有津液，泌输尿液，排泄废料。水液之所以能排出体外，主要是依靠体内阳气的蒸化作用。如果没有津液则不能气化。反之，仅有津液而无力气化，尿液不能畅泄，而气化主要是依靠肾气的推动，如果肾气不足，膀胱的气化就会受到影响。根据“气化能出”这一经旨，我们在临床上治疗一些泌尿道疾患，常可收到一般常法所不能获得的一些效果，如前列腺炎、膀胱结石，排尿艰难或不畅，用气化方法常能消除症状，帮助利尿排石。

4. 五脏六腑皆令人咳

《素问·咳论》曰：“五脏六腑皆令人咳，非独肺也。”咳嗽是肺脏病变的反映，有“咳者，肺之本病也”之说。但人体的内与外、表与里、脏与腑，由经脉相连，是一个有机的整体。因此，咳嗽不仅仅是肺之本身造成的，而与其他脏腑有着密切关系，无论五脏六腑中哪一脏或哪一腑的异常，致使肺气失调，都会出现肺特有的症状——咳。因此说，五脏六腑皆令人咳。下面谈谈五脏六腑之咳。

（1）五脏之咳

①心咳　心肺同居上焦，一主血之循环，一主气之出纳，维持生命，全赖气血交换运行，两者关系密切，病常互相影响。有心血不足为病者，血不足则火必旺，故心火刑金，伤肺致咳，此乃阴虚也。其人虚烦不眠，咽干喜凉饮，心痛、心悸而咳嗽，咯痰胶黏难出，其咳连续不已，小便短赤，舌尖鲜红，苔红润，脉数有力。法当清心泄热，心热去而咳嗽自止，用黄连解毒汤加减。黄连味苦寒，入心泻火，解心经火毒；黄芩苦平，泻肺火，利肠中之气，肺主气，热伤气，泄热实属保肺；方中加入紫苏，盖恐苦寒过盛，故以紫苏微温，味辛入气分，色紫入血分，温则散寒，通心入肺，宽中消痰，祛风定喘。如热甚咳喘，咽喉不利，宜加鲜石斛、麦冬清金降火，生津利喉，则止咳之效更著。

亦有心气不足为病者，气，阳也，气衰阳不足，阴邪乘肺而咳嗽，此乃阳虚也。其人面黄体瘦，困倦少神，喜卧懒言，心跳自汗，咳吐白沫清痰，甚至恶心欲吐，口淡无味，舌苔白滑，脉细。此乃心阳不足而影响肺气致咳。当扶心阳，阳旺则气旺，咳嗽自愈。用桂枝去芍加茯苓半夏汤。本方用大枣益阴以保心血，有刚柔相济之妙，茯苓甘温益脾，助阳行水而祛痰，入半夏降逆逐水，除湿化痰，对咳嗽气逆者，有化痰平气之功。

②肝咳　肝为刚脏，主疏泄，喜条达，若肝郁气滞，反侮肺而为咳，如肝水横逆，木火刑金，上乘于肺，而致咳嗽，咳则两胁疼痛，或伴头眩易怒，口苦，咽干，以及寒热往来诸症状，苔白，脉弦。治疗如呕吐、口苦、寒热等，《伤寒论》用小柴胡汤去人参、生姜、大枣，加干姜、五味子治少阳证咳嗽；肝郁气滞胁痛者，用柴胡疏肝散加减；肝经实火而引起的咳嗽，用龙胆泻肝汤，清泻肝火，使肝火得清，肝郁得疏，肺气宣利，则咳嗽得减。

③脾咳　脾主运化，输布水谷精微，运化水湿，与肺为母子之脏。如脾虚失健，水湿不化，聚湿生痰，上犯于肺，肺气失宣，故咳嗽多痰，故有“脾为生痰之源，肺为贮痰之器”。治以燥湿化痰，宣肺止咳。方用二陈汤、平胃散、六君子汤等。如因脾阳虚而咳嗽者，其人纳呆，腹满时痛，吐清冷涎痰，面黄肢冷，用理中汤温阳利湿，益气化痰。痰多加茯苓、半夏降逆逐水而化痰。凡咳嗽因脾脏受伤，影响于肺而致者，则主治在脾，脾脏健运，则咳嗽不治

自愈。

④肺咳　肺为娇脏，主宣发与肃降，然肺为气之主，诸气上逆于肺则呛而咳，是咳不止乎肺，而亦不离乎肺也。《内经》谓“肺在变动为咳”“肺病者，喘咳逆气”。故咳乃肺最常见之病。对于其症状，则《内经》谓：“肺咳之状，咳而喘息有音，甚则唾血。”外因之咳，不过其窍闭塞，肺气不得达于肌表，治以疏散外邪，宣肺止咳之法，属风寒咳嗽者，用金沸草散。方中以金沸草顺气止咳，前胡、荆芥解散风寒，配半夏、茯苓宣肺化痰，方中有细辛、姜、枣。属风热咳嗽者，用桑菊饮辛凉解表，宣肺化痰。内因之咳，偏于阴虚燥热而致咳嗽者，大多干咳无痰、鼻燥咽干等，用桑杏汤清肺润燥。如肺气不足，肺阳偏虚而致咳嗽者，多吐白沫清痰，乏力喘促，语言气短，面浮，苔白腻，脉迟，治当辛甘助阳，温补肺气，用姜桂汤。生姜辛温、行阳气而祛寒，助肺气，主咳逆；桂枝辛甘而温，主上气，咳逆结气。叶天士谓：“桂性温肺，肺温则气下降，而咳逆止矣。”加茯苓、半夏健脾行水，降逆化痰。

⑤肾咳　肾为先天之本，藏真阴而寓元阳，宜固藏，不宜泄露，所以肾多虚证。肾与肺为子母之脏，一主水，一主气，金水相生，水气通调，百脉和畅，则为无病。倘肾中真阳不定，则水不归壑，泛为痰饮，冲肺而咳，症见气短，动则尤甚，咳则遗尿，腰背酸痛等。治以温肾纳气，用金匮肾气丸、人参胡桃汤或参蛤散之类。又肾阴不足，虚火上炎，灼肺而咳，症见肺痨咳嗽，骨蒸潮热，或梦遗失精，失眠盗汗等。治以滋阴降火，润肺化痰，肺肾同治。方用百合固金汤、月华丸、秦艽鳖甲散等。

（2）六腑之咳

《内经》云：“五脏之久咳，乃移于六腑。”

①胃咳　经云：“脾咳不已，则胃受之，胃咳之状，咳而呕。”脾与胃合，脾病移于胃，则胃气上逆，故呕。因胃气虚不能化食，积滞伤中，而致咳嗽。其人多饱闷吞酸，嗳臭，腹胀，气逆痞闷，噎膈，不思饮食，咳嗽痰多，常常食入即咳，甚至见食即咳。舌苔白厚腻，脉缓。治以燥湿运脾，行气和胃。用香砂平胃散加半夏。

②大肠咳　经云：“肺咳之状，咳而喘息有音，甚则唾血。”肺久燥热，咳嗽不愈，常移热于大肠，而成肺燥肠热之证，患者多烦渴，大便胀甚，欲下不下，上则喉痒干咳，胸胁窜痛，下则腹痛泄泻，而又艰涩，肛门热痛，用大承气汤急下存阴。加桑皮、杏仁、麻仁清润肺燥；如咳而遗矢，宗李东垣之旨，

用赤石脂禹余粮汤固涩止咳。仲景用本方治久痢不止，大肠虚脱。

③小肠咳　经云："心咳不已，则小肠受之，小肠咳状，咳而失气。"心咳久久不愈，常移热于小肠而咳嗽。此由心火太旺，心与小肠为表里，心热甚而小肠受之，热伏小肠，伤及血液。法宜养阴清热降火，使热从小便而解，用导赤散治之，心经热去，则小肠热随之而去，咳嗽自止。药用生地黄、木通、竹叶、甘草。生地黄甘寒，入心肾，凉心血，泻小肠火，清润肺金，养阴清热；木通甘淡，降心火，清肺热，通利小肠、膀胱，导诸湿热从小便出；竹叶甘寒，寒能胜热，泄上焦烦热，清心气；甘草味甘，和中，亦能清热。

④胆咳　肝咳久久不愈，则移于胆。胆者，肝之腑也，胆属相火，为大热证。咳论谓："肝咳不已，则胆受之，胆咳之状，咳呕胆汁。"如咳嗽而呕出胆汁，口苦小便短赤，心烦躁，治当清胆利咳。用龙胆泻肝汤治之。本方能清肝胆之热，使热从小便而解，热去而咳自愈。

⑤膀胱咳　肾合膀胱、三焦。《内经》咳论谓："肾咳不已，则膀胱受之，膀胱咳状，咳而遗溺。"膀胱者，津液之腑，水道出焉，故咳而遗溺。用猪脬黑豆汤治之，或用肾气丸治之。猪脬补人体膀胱之虚，化气外行，则遗自止。豆有五色，各治五脏，黑豆属水，其形象肾，而又色黑通肾，主补肾脏。膀胱不虚，则肾咳无所传，肾气旺，则肾咳可愈，无所谓传。肾与膀胱之气俱旺，则水有所主，遗尿随咳嗽而愈。

⑥三焦咳　《内经》谓："肾咳不已，则三焦受之，三焦咳状，咳而腹满不欲食饮。"三焦者，中渎之腑，故腹满，咳则中焦不能主纳，故不欲食饮也。凡久咳不已，则眼睑皮肿，而出现头痛，波及上焦而致咳嗽。用麻黄甘草葱白汤。药用麻黄、甘草、葱白。麻黄辛温气薄，为肺家专药，走太阳，能开腠散寒；甘草味甘补中；葱白辛散，能扶阳而通上下之阳，散则又能祛寒。三药合之，能通三焦之气化不通，气通寒散则咳嗽自愈。

以上所谈的《内经》"五脏六腑皆令人咳，非独肺也""五脏之久咳，乃移于六腑"。脏腑相移，是指病势的发展由轻而重，由单纯到复杂。所谓移，可以说是传变的意思，或症状加重。病邪由脏移腑，就是由五脏影响到六腑，受邪之腑和移邪之脏，两者之间是表里关系，如脾与胃等。

但要指出，本文由脏传腑，与外感热病由脏出腑是根本不同的。外感热病由脏出腑是由阴转阳、由虚转实的过程，本文是病势扩展过程，不能等同相看。

5. 聚于胃，关于肺

“肺为咳”，咳又不限于肺，《素问·咳论》中明确指出：“五脏六腑皆令人咳，非独肺也。”五脏六腑之病都可以出现咳嗽，其原因虽多，但与肺胃关系最为密切。“聚于胃，关于肺”，其意正是说明，肺胃之关的变化，可致咳嗽产生；当邪气随饮食下行，聚之于胃，而肺之经脉起于中焦，下络大肠，再返循胃上口，上行贯膈而属于肺。聚于胃中之邪气亦可沿着肺的经脉，自胃而上输于肺，使肺受邪之侵袭，肺气上逆，不得肃降，而出现咳嗽，故《难经》有“形寒饮冷则伤肺”之说，正是此意。

历代《内经》注家，对咳“皆聚于胃，关于肺”的理论，有不同的认识。其一，认为胃为脏腑之本，皮毛为肺之合，若胃虚则寒，食停聚，再若外感，必致咳嗽。如张景岳说：“诸咳聚于胃，关于肺者，以胃为五脏六腑之本，肺为皮毛之合，皮毛先受邪，及寒饮食入胃者，皆肺胃之候也。”其二，认为上中二焦，经脉相连，气血相贯，若两焦受病，必影响肺气宣降，气逆而为咳嗽。如王冰说：“上焦者，出于胃上口，中焦者，亦至于胃口出上焦之后，此所受气者，泌糟粕，蒸津液，化其精微，上注于肺脉，乃化而为血。故言聚于胃，关于肺也。两焦受病，则邪气熏肺，而肺气满，使人多涕、面浮、气逆，发生咳嗽。”其三，认为脾胃相表里，同称“后天之本”。若内伤损及脾胃，水湿运化失司，水聚为饮，饮凝久而为痰，影响气机，亦多致咳嗽。如刘完素说：“夫嗽者，五脏皆有，皆因内伤脾胃，外感风邪，皮毛属肺，腠理开张，内外相合，先传肺，而随成咳嗽。”

以上对咳“皆聚于胃，关于肺”的理解，多数人认为是脾失健运，水湿不行，酝酿积久，饮凝为痰，停聚于胃，上射于肺，肺失清肃，阻碍气机。肺气不降，上逆而咳。这与后人说的“脾为生痰之源，肺为贮痰之器”相一致。因此，临证治疗咳嗽，不但要了解五脏六腑皆令人咳与其他各种原因造成的咳，更应注重与肺胃的密切关系，这样就丰富了治疗的方法，可提高临床治疗效果。

注：清代医家姚止庵说：“聚于胃，关于肺。”“聚者壅也，关者闭也，言壅闭于肺胃也。”所以“聚于胃”可以说是胃被异物壅聚，“关于肺”可以说是肺气被郁，开合失司，肃降功能失常。近人张菊人说“聚于胃，关于肺”这6个字，知道关者宜开，聚者宜散（散非谓发散，乃疏通之义）。肺、胃二者，在生理上密切相关，在病理上也相互影响。

6. 谈谈《内经》风为百病之长

“风为百病之长”出自《素问·风论》，曰：“风者，百病之长也，至其变化乃生他病也。”王冰注曰：“长，先也，先百病而有也。”《素问·骨空论》亦曰：“风者，百病之始也。”外感六淫，风淫为始，风邪为外感疾病初起的主要邪气，也是外感致病的先导。风邪常与他邪兼夹为患，风邪所致的病证变化多端，迅速无常，游走不定，无处不到，《内经》所谓：“风者，善行而数变。”

风邪又有内风和外风之分。外风有风邪袭表、风邪犯肺、风邪中络等不同；内风有肝风、热极生风、血虚生风、阴虚动风等。所以“外风为外感之长”“内风为内伤杂病之长”，合而言之即“风为百病之长”。现将外风和内风所致的疾病略述如下。

（1）外风

外风主要指外感六淫之外邪，四时气候变化失常，在正常情况下对人体无害，不会使人发病，中医称之为“风气”。若风气太过或者不及，或者人体正气不足，抗邪能力下降，风即成为一种致病因素——“风邪”。外风致病极为广泛，外可伤及肌表经络，内可损及脏腑筋节，临床常见的有以下几种病证。

①风邪袭表　肌表为人体一身之藩篱，风邪入侵，首犯肌表，导致卫气失和，营卫失调。若单纯风邪为患，可见汗出恶风、鼻鸣、干呕等症，方选桂枝汤，解肌祛风，调和营卫。若兼挟寒邪，可见恶寒无汗、头痛、身疼、鼻塞声重或咳嗽等症，方选荆防达表汤加减，辛温解表，祛风散寒。药用荆芥、防风、苏叶、豆豉、葱白、生姜，寒邪重者加麻黄。若兼挟热邪，见身热、微恶风、口干、咽痛等，方选银翘散加减，辛凉解表，疏风清热，咳嗽加杏仁、贝母。时行病毒重者，酌加大青叶、蒲公英。若兼挟湿邪，常见恶寒少汗、身热不扬、头胀如裹、胸闷、纳呆、肢体酸痛等症，宜用羌活性湿汤加减，疏风祛湿解表，得汗则风湿俱去。药用羌独活、防风、川芎、蔓荆子、白芷。若腹胀便溏加苍术、半夏。

②风邪犯肺　风邪入里，侵袭肺系，肺气失宣，咽喉鼻窍不利。若风寒偏甚，常见恶寒、发热、无汗、咳嗽痰稀、鼻塞流涕等症，可用止嗽散加减，疏风宣肺，化痰止咳。药用荆芥、苏叶、杏仁、桔梗、紫菀、橘皮、甘草等。若风热偏甚，可见发热、微恶风寒、咳嗽咽痛等症。方选桑菊饮加减，疏风清热

肃肺。药用桑菊、连翘、杏仁、薄荷、芦根等，热盛加黄芩，热灼津液加南沙参。若风燥偏甚，干咳频作，痰少而黏，口干鼻燥，治疗可依据燥邪温凉之胜，分别选用桑杏汤或杏苏散。

温燥：头痛身热，咳嗽无痰，唇鼻干燥，口渴，舌红苔薄黄，脉浮数。方用桑杏汤，清肺润燥，疏风清热。药用桑叶、杏仁、沙参、贝母、栀子、梨皮等。若咽喉干痛明显，加玄参、马勃；鼻衄加茅根、生地黄；咳吐黄痰加瓜蒌皮；头痛、热甚者加连翘、薄荷。

凉燥：头痛恶寒无汗，咳嗽少痰，鼻塞，咽干，苔薄白而干，脉浮，方用杏苏散，疏散风寒，润肺止咳。药用杏仁、苏叶、桔梗、半夏、前胡、甘草、橘皮、生姜、红枣等。如恶寒重，加葱白、豆豉；头痛甚加川芎、防风。

③风邪中络　正气不足，络脉空虚，风邪乘虚入中经络、肌肤，经气阻滞，筋脉肌肤失养。症见口眼㖞斜，语言不利，手足运动不灵，半身不遂，肌肤麻木等症。方用大秦艽汤加减，祛风通络，养血和营。药用秦艽、羌活、防风、白芷、独活、白芍、黄芩、生地黄、甘草等。若偏身麻木，月余未复，多有血瘀痰湿，阻滞脉络，酌加芥子祛除经络之痰湿；丹参、鸡血藤逐瘀活络，即所谓“治风先治血，血行风自灭”之意。

④风水相搏　风邪外袭，肺气不宣，宣降失常，肺气不能通调水道，水气内停，膀胱气化不利。症见眼睑浮肿，继则四肢全身皆肿，恶寒发热，肢节酸重，小便不利等症。方用苓桂浮萍汤（《黄元御方》）或越婢加术汤加减。疏风清热，宣肺行水。药用茯苓、浮萍、羌活、防风、防己、桂枝、炒白术、泽泻、杏仁、车前子。风寒偏重加麻黄；风热偏甚，去羌活、桂枝、加生石膏、金银花、连翘。

⑤风邪致痹　风寒湿邪相合，侵袭筋骨关节，痹阻经络，气血阻滞。症见肢体关节疼痛，游走不定，而以腕、肘、膝、踝等处为多见，关节屈伸不利，每遇天阴则加重，苔白或腻。治以祛风通络、散寒除湿，方用蠲痹汤加减。本方为风寒湿痹通治方。药用羌独活、桂枝、秦艽、当归、川芎、制乳香等。全方温而不燥，通而不伤。偏于风者加防风；偏于寒者加麻黄、细辛；偏于湿者加防己、苍术、薏苡仁；发热加知母、黄芩；痛在上肢者加威灵仙、姜黄；痛在下肢者加牛膝、木瓜、续断。

（2）内风

内风与外风不同，不属于六淫的范畴，是指体内脏腑阴阳气血失调，阳气亢逆变动的病理状态，常包括肝阳化风、热极生风、阴虚风动、血虚生风等。叶天士在《临证指南医案》中言："内风乃身中阳气之变动。"人身之中，五脏六腑皆有阳气生化运行不息，五脏六腑之阳气亢逆变动皆能化生内风。内风致病较为多见，临床常见有以下病证。

①肝阳化风　肝为风木之脏，体阴用阳，其性刚劲，主动主升。如谋虑太过，或忧郁恼怒，每使肝阴暗耗，肝火偏亢，风阳升动，上扰清空。临床可见头目眩晕，肢麻震颤，甚则昏仆，口眼㖞斜，半身不遂等症。治宜滋阴潜阳，平肝息风。方用天麻钩藤饮加减。药用天麻、钩藤、白蒺藜、菊花、石决明、珍珠母、牡蛎等。如肝火偏旺，口苦目赤，加龙胆草、牡丹皮、栀子；若腑热便秘者加大黄、芒硝。

②热极生风　外感温热病邪，邪热炽盛，津液被灼，伤及营血，引动肝风。常可见到高热，神昏，手脚抽动，或牙关紧闭，发为惊厥等症。治以凉肝息风，化痰开窍。方用羚角钩藤汤或紫雪丹。药用羚羊片或羚羊角粉、钩藤、菊花、生石决明、全蝎、地龙、生石膏、大青叶等。腑热甚者，可用大承气汤加减，痰多者加胆南星、天竺黄。

③阴虚动风　温病热邪久羁，热灼真阴，筋脉失养，以致虚风内动。症见高热神昏，手足瘛疭，神倦脉弱，形体消瘦，五心烦热，颧红盗汗，舌绛少苔等。治以育阴潜阳息风。方用大定风珠，或用复脉汤加减，药用生地黄、鸡子黄、炙龟板、炙鳖甲、牡蛎、白芍、麦冬、钩藤等。自汗加煅龙牡、浮小麦；心悸加茯神、党参。

④血虚生风　久病血虚，或急慢性失血，营血亏虚，筋脉失养，血络不荣，症见头晕目眩，面色㿠白，肢体麻木，甚则手足拘挛，爪甲不荣，妇人月经量少，或闭经不行，舌淡，脉细，治以养血息风。方用四物汤加减。药用当归、干地黄、白芍、阿胶、鸡血藤、天麻。血虚症状严重者，加何首乌；肢麻、抽搐者加全蝎、木瓜、伸筋草。

此外，还有血瘀、痰浊生风，二者临床提得比较少，但是血瘀、痰浊生风确实存在。王清任《医林改错》曰；"中风半身不遂，偏身麻木，是由气虚血瘀而成。"其言血瘀而致中风；杨仁斋指出："瘀滞不行，皆能眩晕。"血瘀亦可导致眩晕。又朱丹溪有言："无痰不作眩。"而中风、眩晕皆为内风之象，此处内风乃为血瘀，痰浊久积而化。如内有痰火郁结则更易生风；反之，肝风内动，痰浊也随之上逆易出现卒中。临床上应根据具体病证遣方选药，如血瘀生风，可用血府逐瘀汤化裁，痰浊生风，可用温胆汤加减，随证施治。

7. 谈《内经》百病生于气

“百病生于气”载于《素问·举痛论》，原文曰：“余知百病生于气也，怒则气上，喜则气缓，悲则气消，恐则气下，寒则气收，炅则气泄，惊则气乱，劳则气耗，思则气结。”以上 9 种气机失调的形式被统称为九气为病，旨在说明许多疾病的发生都是由于脏腑经脉气机失调所致，正如张介宾《类经·疾病类》所说：“气之在人，和则为正气，不和则为邪气。凡表里虚实，逆顺缓急，无不因气而生，故百病皆生于气。”

气是构成和维持人体生命活动的最基本的物质，其功能主要表现在推动、温煦、防御、固摄和气化等方面，而气的运动又是脏腑经络组织功能活动的体现。气布散全身，无处不在，无时不有，运动不息，不断地推动和激发脏腑经络组织器官的生理活动。外感六淫、内伤情志、过度劳伤等因素均可导致气机失常，引起脏腑经脉功能的紊乱，从而发生诸多病证，因而气的运动失常是很多病证发生的内在病机。

（1）气运动失常的表现

《内经》将气的运动失常主要归纳为以下两种形式：一是气虚，二是气机失调，具体分析如下：

①气虚　气虚的形成原因主要有两方面：一是气的化源不足，如禀赋不足，先天精气匮乏；脾胃虚弱，纳运失常，水谷精气亏虚；肺之功能减弱，吸入清气减少，致使气的生化乏源。二是气的消耗太过，如后天调养失宜，邪气伤正，久病重病消耗等。此外，劳耗太过，致喘息汗出而消耗精气，如“劳则气耗”。

②气机失调　气机失调是指气的升降出入运动失常。在疾病过程中，由于致病因素的影响，或脏腑功能发生障碍，导致气运行不畅或升降出入运动失去协调。气机失调在《内经》中的表现主要有气机郁滞、气机逆乱、气机下陷和气机闭阻等方面。

气机郁滞：指气的运行不畅或停滞瘀阻的病理状态。气机郁滞多因情志不遂而脏气不舒所致，以全身气机不畅或局部气机郁阻为特征。因气机郁滞所在部位不同，其证候表现各具特点，但临床总以胀闷疼痛为主。

气机逆乱：“逆”之含义有二，一是方向相反，现在中医界认为以不降反升或上升太过称上逆；二是抵触不顺妄行称逆乱。《内经》所论气机逆乱，既有全身阴阳、清浊、营卫之气运行逆乱，也包括脏腑经络之气妄行，如《素问·举痛论》所言“怒则气上”当属脏腑气机上逆之类。气机上逆，指气的上升运动太过或下降运动不及的病理状态，如肺、胃之气宜降却易升而上逆，肝气宜升却易升发太过而冲逆。另外，若因致病因素干扰人体，影响人体之“神”，则会出现脏腑气机逆乱；气血运行失常，即“惊则气乱”，使心失所养，神无所依，从而产生“气乱”的病证。

气机下陷：指气下降运动太过或上升运动不及的病理状态，多由气虚病变发展而来。气陷以脾、肾两脏为常见，如“恐则气下”。肾虚不足，封藏失职，而出现二便失禁、遗精滑泄等症。《素问·阴阳应象大论》所云“清气在下，则生飧泄”，也是脾气下陷所产生的病证。

气机闭阻：指全身气机闭郁或重要脏腑气机闭塞不行的病理状态。轻者昏厥呈一过性，重者多以突然意识丧失、呼吸窒息、二便不通或四肢厥逆为特征。《内经》所论的暴厥、薄厥、尸厥、大厥即是以阴阳气血逆乱，闭阻不行为其病机，其证尤甚于“思则气结”，与气机逆乱有密切联系。

（2）气机失调与情志疾病

此外，需要特殊说明的是，《素问·举痛论》所论述的“九气为病”中，由情志因素引起的有6种，由此可见情志致病的广泛性。《素问·阴阳应象大论》云：“人有五脏化五气，以生喜怒悲忧恐。”可见，情志活动是以五脏气机活动的外在表现。一般情况下，情志活动是人体正常生理表现，不会致病，只有突然、强烈或持续的情志刺激，超过人体自身的调控能力，才会使人体气机运行紊乱，导致脏腑经络、气血、阴阳失调而发病，且直接伤害内脏，即所谓七情内伤。同时不良情志活动可造成卫外御邪和抗病康复能力的降低，不仅可引起疾病发生，也可使病情恶化加剧，在许多疾病过程中，常有因患者情志异常波动而使病情加重。可见，情志因素是导致人体疾病的重要因素，且其致病机理的关键在于扰乱人体的气机。既然如此，那我们也可以采用调理气机的方法来治疗情志疾病。以下就是通过调理气机来治疗情志疾病的两则医案。

①怒则气上案　丹溪治一妇人，年十九岁，气实多怒不发，忽一日大发叫声而欲厥，盖痰闭于上，火起于上，上冲故也。与香附末五钱，甘草三钱，川芎七钱，童便、姜汁煎。又与青黛、人中白、香附末为丸，稍愈，后大吐乃安。复以导痰汤加姜炒黄连……当归龙荟丸。（《古今医案》）

此因郁怒伤肝，气火上逆所引起的厥证，即《素问·生气通天论》所说：“大怒则形气绝而血菀于上，使人薄厥。”丹溪治以疏肝降火豁痰，则气火下行而病缓解。

②思则气结案　一女新嫁后，其夫经商二年不归，因不食，困卧如痴，别无他病，多向里床坐。丹溪诊之，肝脉弦出寸口，曰：“此思男子不得，气结于脾，药难独治，得喜可解。不然，令其怒。脾主思，过思则脾气结而不食，怒属肝木，木能克土，怒则气升发而冲开脾气矣。其父掌其面，呵责之，号泣大怒。至三时许，令慰解之，与药一服，即索粥食矣。朱曰：思气虽解，必得喜，庶不再结，乃诈以夫有书，旦夕且归。后三月，夫果归而愈。(《古今医案》)

《素问·阴阳应象大论》提出“怒胜思”“喜胜忧”“思胜恐”“悲胜怒”“恐胜喜”，即中医所说的“以情生情”疗法。而“以情生情”疗法之所以奏效的根本原因，除了情志归属五行、五行之间存在相克的机制，根据情志五行相克而治的原因外，其最根本原因，是利用情志对人体气机的影响，进而通过气机的改变而治疗情志疾病。以情志相胜取效，在古代医案中有不少记载，是治疗情志病变的一种不可忽视的心理疗法。

8. 治痿独取阳明

痿证是指肢体的筋脉迟缓、手足痿软无力，日久不用，引起肌肉萎缩或瘫痪的一种病证。本病包括现代医学的重症肌无力、慢性格林巴利综合征、运动神经元病等。尤其是重症肌无力，临床上以中气不足或脾胃亏虚为多见。

痿证的形式，《素问·痿论》认为：“阳明者，五脏六腑之海，主润宗筋，宗筋主束骨而利机关也。冲脉者，经脉之海，主渗灌溪谷，与阳明合于宗筋。阴阳宗筋之会，会于七街，而阳明为之长，皆属于带脉，而络于督脉。故阳明虚，则宗筋纵，带脉不引，故足痿不用。”

阳明经能主持诸经，即诸经在主润泽众筋的功用中，阳明经起主导作用，因此，阳明经虚，则宗筋松弛，带脉不能约束缩引，发为痿证，采取各补其荥，而通其腧，调其虚实，和其逆顺，筋脉骨肉各以其时受月则病已矣。这是为治疗痿证的具体措施，也是对“治痿独取阳明”这一治疗总则的扩展。

关于痿证的治疗，《素问·痿论》提出治痿的 3 条原则，“治痿独取阳明”“各补其荥而通其腧”“各以其时受用”。这本是指导针刺的治疗原则，但现已广泛地用于指导临床的组方与用药。

第一条，治痿独取阳明：关于“治痿独取阳明”需要弄清以下几个问题，即“适用范围”和“临床指导意义”。①适用范围。《素问·痿论》曰：“论言治痿独取阳明何也……故阳明虚则宗筋纵，带脉不引，故足痿不用也。”从论中不难得出：“治痿独取阳明”是适用于“足痿不用”的，并非适用于所有痿病的治疗。②临床指导意义。“治痿独取阳明”虽适用于“足痿不用”，但对后世的影响较大，有学者认为“治痿独取阳明”应从以下几个方面来理解：清胃火以肃肺气之热；滋胃津以润五脏气之燥；祛湿热以防下损肝肾；补运脾胃以资气血之源。胃为六腑之一，传化物而不藏，以通降为顺，故“治痿独取阳明”还应包括通泄胃腑之热。

第二条，各补其荥而通其腧：经脉具有运行气血，联络脏腑，沟通表里、内外之功能。针刺通过补荥穴，流畅腧穴，达到补虚泻实的目的，从而使经脉气血运行由逆转顺，畅达无碍。对临床用药上，在调补阴阳、气血时，要注意以通为补。

第三条，各以其时受月：根据痿病的分类不同，在其相应之脏所主的时令，进行针刺治疗，从而达到祛除痿病之目的。五脏所主的时令不同，其最佳治疗时机也不同。这种因病因时治疗的方法，提示我们治疗痿病在遣方用药时要注意“因时制宜”的原则，临床才能取得较好的疗效。

但《素问·痿论》在讨论痿证治疗时则强调“治痿则独取阳明”。其理由是因为阳明属胃，与脾相表里，为水谷之海，同属后天之本、气血生化之源。肌肉、四肢必须依赖脾胃水谷精气濡养，才能壮实健用。而且阳明经多气多血，为十二经之长，主润宗筋，阳明虚则宗筋纵，宗筋纵则不能束骨利关节。而痿证采用“独取阳明”之法，正可以润宗筋，束骨，利关节，达到治疗的目的。

9. 中气不足，溲便为之变

“中气不足，溲便为之变。”出自《灵枢·口问》，从其本意看是指中气虚弱可导致二便异常，其病本以正气不足为主，正如该篇所言凡此十二邪者，皆奇邪之走空窍者也。故邪之所在，皆为不足。故上气不足，脑为之不满，耳为之苦鸣，头为之苦倾，目为之眩。中气不足，溲便为之变，肠为之苦鸣。下气不足，则乃为痿厥心悗。”

《类经·口问十二邪之刺》也指出："凡此十二邪者，皆奇邪之走空窍者也（不同常疾，故曰奇邪）。故邪之所在，皆为不足（唯正气不足，然后邪得乘之）。故《难经·七十五难》曰：不能治其虚，安问其余？则深意可知矣。"同时，对中气不足导致的种种小便异常状况，提出了失治误判的根源，指出"故中气不足则溲便常变，而或为黄赤，或为短涩，多有情欲劳倦。过伤精气而然，昧者概认为火，鲜不误矣。"

许多人对"中气不足，溲便为之变"的临床关注点大多集中在小溲异常，其实也包括大便异常，如中焦脾气虚弱导致的慢性泄泻、脱肛、便秘等亦属于"中气不足，溲便为之变"范畴。

近代医生认为"中气不足，溲便为之变"中"之变"范围涵盖二便在排泄、颜色、性状等各方面的异常，其病机为中焦虚惫，化源不充；清阳虚陷，浊阴居中，运化失职；脾失统摄，阴络损伤等。

当今，此理论还可包括因脾虚气陷、固摄无权致精微物质下泄而出现的蛋白尿、乳糜尿、血尿、癃闭、男性病等，目前临床大量应用黄芪类补气药治疗蛋白尿、血尿等已证明了补足中气在小便异常中的治疗作用和地位。

谢老在认真研读"中气不足，溲便为之变"经文的基础上，以此理论指导辨治泌尿系疾病，效果良好，案例如下：

（1）脾虚腹胀伴遗尿

马某，女，51岁，因间断性腹胀伴下肢浮肿，小便时遗一年余初诊。患者一年前因饮食不规律等原因，渐感腹胀，尤以食后及傍晚明显，同时伴双下肢轻微浮肿，不时有少量小便遗出，自服补中益气丸、肾气丸、多潘立酮等，并间断服用中药汤剂（不详），时好时坏。刻诊：面色偏黄，乏力，腹胀，食后尤甚，食欲尚可，大便偶不成形，小便不时少量遗出，双下肢轻微肿胀，按之轻度凹陷，舌质淡，舌苔白腻，脉沉滑。此属脾虚腹胀，证属脾气不足，中气下陷。治宜健脾益气，升举中阳，佐以利水。方用厚朴生姜半夏人参汤化裁。处方：厚朴20克，干姜12克，法半夏15克，炙黄芪20克，党参20克，炒白术15克，茯苓20克，益母草20克，枳壳15克，桔梗6克，生麻黄5克，柴胡6克，炙甘草10克，生姜3片，大枣6枚。7剂，水煎服，每日服两次，嘱禁食生冷，油腻之品。二诊：诉服药后，腹胀减轻，下肢浮肿消失，小便遗尿次数减少，余症同前，继前方加减21剂，腹胀、浮肿消失，小便再无遗尿发生，精神体力较前好转，饮食、大便正常。

按：本例乃典型之脾虚腹胀、中气下陷，此前中医辨证应该不出脾虚范围，治疗用药不离健脾益气、理气除满、利水消肿等，但皆未完全解除患者病痛。谢老细考其下肢浮肿、遗尿皆与脾虚、中气下陷有关，脾气虚弱、水湿停留，而见下肢浮肿，小便不时自遗，正符合《灵枢·口问》所云“中气不足，溲便为之变”。

此种种表现，应以健脾益气、升举阳气为主；另此证与《伤寒论》66 条记载“发汗后腹胀满者，厚朴生姜半夏甘草人参汤主之”最为合适，其证当以虚满为主。《张氏医通》对此表现提出：“脾虚湿盛而胀，单服苓、芍寒凉之品，非但湿热不去，且脾阳更虚，故其胀愈甚。唯厚朴生姜半夏甘草人参汤健脾利气，扶正祛邪，方可愈病。”

本患者的用药特点，在于谨守脾虚之病机，补消结合，在补脾益气、化湿利水的基础上，加少许柴胡以升举清阳，更配生麻黄以宣通上焦，并有缩尿止遗、利水消肿之功。现代药理研究亦表明，麻黄尚有利尿、提高膀胱括约肌张力之作用。该患者病机、病证、方药三者切合，对此类表现，医者遵守《内经》所谓“谨守病机，各司其属”的原则，往往效如桴鼓。

（2）慢性尿路感染

刘某，女，31 岁，因“慢性尿路感染 3 个月伴气短、小便坠胀，小便频数”初诊。患者 3 个月前因疲劳等导致尿路感染，在当地医院按“急性膀胱炎”治疗后好转，后间断服用抗生素及中药三金片等，症状时好时坏。一日来，患者不时感到气短，气不够用，小腹坠胀，小便频数，尤以夜间为甚，几乎每两小时起夜一次，严重影响睡眠，遂加大抗生素用量并服中药三金片及中药汤剂等，效果不显，后经人介绍求医。刻诊：面色淡红，善太息，小便频急，自诉白天不敢喝水，几乎每小时小便一次，夜间两小时必须起床，饮食可，大便正常，舌质淡，舌苔薄白，脉沉。尿常规示白细胞（＋＋）。诊为慢性泌尿系感染。证属大气下陷，中气不升，治宜益气升阳，方用《医学衷中参西录》中升陷汤加减。处方：生黄芪 20 克，知母 10 克，白术 15 克，炒山药 20 克，柴胡 6 克，桔梗 10 克，升麻 5 克，生麻黄 5 克，石韦 20 克，生地黄 20 克，茯苓 15 克，土茯苓 20 克，仙鹤草 30 克，黄柏 10 克，砂仁 5 克（后下），生姜 2 片，大枣 6 枚，7 剂。水煎服，每日两次。嘱禁食生冷、油腻之品。服药 20 剂后，气短消失，无明显小腹坠胀，精神、体力较前好转，夜尿减为两次，白天小便正常，无尿频感，尿常规检查无异常，症状全部消失。

按：本例患者泌尿系感染病史明显，属于中医之淋证，医治一般遵《诸病源候论》之病机："诸淋者，肾虚而膀胱热也。"清热泻火、利水通淋乃为常法，八正散为其代表。但部分患者过用苦寒药物及抗生素，导致症状反复；医遇之，又复用前法，终致苦寒伤正，变为虚证或正虚邪恋。该患者病已3个月，又见气短，气不够用，且小腹坠胀，小便频数，证已由实变虚，苦寒伤阳导致中焦脾气不足，脾虚无以上输精气于胸中，亦使宗气不足，而见气短、气不够用，气机下陷，膀胱气化失常；但临证表现无湿热下注之象，亦不能拘泥于尿检阳性，治疗当另辟蹊径。

此患者表现亦合张锡纯《医学衷中参西录》升陷汤所言病证，当以益气升阳为主，以升陷汤加减而取效。该患者用药除升陷汤之意外，更配少许生麻黄以宣通上焦、缩尿止遗；生地黄榆清热凉血、收敛止血；土茯苓清热解毒，配石韦以清热通淋，一并清除余邪。另外，石韦还有引药入膀胱经，交通上下之用；如《本草崇原》所言："石韦助肺肾之精气，上下相交，水精上濡，则上窍外窍皆通，肺气下化，则水道行而小便利矣。"仙鹤草有收敛止血、补益强壮之功，现代研究表明其有提高免疫力作用。本患者病史较长，尿常规检查有白细胞，用之可以起到扶助正气、提高清邪之力之效。

10. 但见一症便是，不必悉具

"但见一症便是，不必悉具。"语出《伤寒论》第101条："伤寒中风，有柴胡证，但见一症便是，不必悉具。"本条伤寒中风，是言太阳伤寒与太阳中风。从《伤寒论》原文可见，在太阳病发病过程中，可以自发地形成桂枝汤证（第12条）、葛根汤证（第31条）等，同样在太阳病的发病过程中也可以自发地形成小柴胡汤证。临床上只要有一个小柴胡汤的适用症状，就可以用小柴胡汤，而不必小柴胡汤的适用症状悉具。

（1）但见一症便是

"有柴胡证，但见一症便是，不必悉具。"提示我们在临床上要抓主症，不必要求诸症俱全，而是所据之症能代表该病的本质——病机即可。这里所谓的"一症"，在《伤寒论》研究中，注家们争纷不断。

一是条文强调，是"有柴胡证"而不是"有少阳病"。这是很重要的界定，纵观《伤寒论》研究史可以发现，历代众多注家在这里改变概念，用"少阳病"换掉了张仲景强调的"柴胡证"，从而扰乱了条文的本意。

二是条文强调“悉具”。什么是“悉具”？纵观《伤寒论》有关小柴胡汤条文，除了第96条之外，用小柴胡汤的指征是“太阳病，十日已去，脉浮细而嗜卧者，外已解也，设胸满胁痛者，与小柴胡汤”（第37条）；“伤寒四五日身热恶风，颈项强，胁下满，手足温而渴者”（第99条）。

《伤寒论》有关小柴胡汤应用的条文中的“一症“，不是一个具体症状，而是在患者的若干个症中能够反映出小柴胡汤证病机的一种临床表现。

（2）不必悉具

小柴胡汤的应用指征，在一个具体的患者身上不仅“不必悉具”，而更重要的是不可能“悉具”。

综上所述，“伤寒中风，有柴胡汤证，但见一症便是”，是言在伤寒或中风发病过程中，在由若干症状组成的特定背景下，其中能反映出小柴胡汤证病机的症状，就是那个“一症”。

运用小柴胡汤的前提就是“有柴胡证”，即小柴胡汤主治的口苦、咽干、目眩、往来寒热、胸胁苦满、不欲饮食、心烦喜呕、脉弦细。应仔细体会仲景所言之精神实质，只要见到一二个症状能够提示邪气由太阳传入少阳经腑，出现少阳经腑气机不利的病机，即可运用小柴胡汤，不必柴胡症“悉具”。

（3）病例

①病例1　曾治一男性患者，严冬季节，烦渴饮冷，已十余日，诸治无验，昼夜饮冷二三水瓶，若不饮水，即心烦不寐，抓住烦渴饮冷一症，辨为阳明经证，投以大剂白虎，加人参汤，次日烦渴顿减，饮水量减少三分之一。连服5剂后，烦渴日渐好转。后于原方中加入生地黄、麦冬，继服5剂后，烦渴已除。

本例如若拘泥固执于“阳明四大症”俱全，岂不坐失卓效之良机乎？要求主症俱全，既非张仲景立方之意，也与临床实践不相符合，应该看到疾病的状态是“动”，而不是“静”。因此，揭示疾病本质的症状只能陆续出现。由于病邪的轻重、体质的强弱，以及患者就诊时机等多种因素的影响，临床表现通常是不完整、不系统、不典型的。要求医者临床时独具慧眼，敏锐地抓住一两个能揭示疾病本质的主要特征，做出确切的判断，选择恰当的方剂。只有这样，才能算是善悟仲景“但见一症便是”之意。

《伤寒论》对小柴胡汤的临床应用，有“但见一症便是，不必悉具”的原则，个人认为“一症”和“不必悉具”应对照来看，着重在于“不必悉具”。如呕而发热，或胁下痞硬，或往来寒热，只要见到少阳主症，使人确信不疑，便当与柴胡汤，不必待其证候全见。临床使用本方，当以此为准。

②病例2　如曾治一女，29岁，患顽固性呕吐，已两个月未愈。每于食后即呕吐，呕吐物味极酸苦而挟痰涎，右胁胀满，胃脘作痛，二便调。月经前后无定期，经行则心胸烦满而小腹胀痛，舌苔白，脉弦滑。证属肝胆气郁，疏泄不利，胃气失于和降。治疗疏利肝胆，和胃止呕，佐以化痰。处方：柴胡8克，黄芩10克，制半夏10克，炙甘草10克，橘皮10克，郁金10克，制香附10克，党参6克，生姜4斤。服药6剂，呕吐已平，其后未再复发。

（3）运用经方在于抓住主症

《伤寒论》总结了六经辨证的规律，并于每一方证中又制定了主症、兼症、变症和夹杂症的层次，因此临床辨证，首先要抓主症，因为主症是纲，纲举而目张。兼症、变症、夹杂症等，也就迎刃而解。

什么是主症？主症是指决定全局而占主导地位的证候。如以六经的提纲证而言：

太阳病的脉浮、头项强痛而恶寒的为主症。

阳明病的胃家实的为主症。

少阳病的口苦、咽干、目眩为主症。

太阴病的腹满而吐、食不下、自利益甚、时腹痛为主症。

少阴病的脉微细、但欲寐为主症。

厥阴病的消渴、气上撞心、心中疼热、饥不欲食、食则吐蛔为主症。

要做到抓主症，第一，要明伤寒之理，理明则能辨证论治，从而达到抓住主症的目的。第二，要熟读《伤寒论》原文，反复诵读，能够把主症记熟，在临床上才能得心应手。由此可见，“抓主症”是辨证的最高水平。抓住主症，治好了病，也就发展了《伤寒论》的治疗范围，扩大了经方使用。如抓不住主症，则治疗无功；抓住了主症，则效如桴鼓。

11. 谈“同病异治”与“异病同治”

“同病异治”与“异病同治”，是中医学辨证施治的两种不同形式。同一疾病，可因人、因时、因地的不同或由于病情的发展、病机的变化，以及邪正消长的差异，治疗时根据不同的情况，采取不同的治法。医圣张仲景在《金匮要略》杂病治疗中，灵活运用“同病异治”与“异病同治”之法，为后世医家树立了治疗疾病的典范。

“同病异治”一词，源于《内经》。《素问・五常政大论》曾明确指出：“西北之气，散而寒之；东南之气，收而温之，所谓同病异治也。”说明同样发病而治法不同。《素问・病能》又指出：“有病颈痈者，或石治之，或针灸治之，而皆已，其真安在？岐伯曰：此同名异等者也。夫痈气之息者，宜以针开除去之；夫气盛血聚者，宜石而泻之。此所谓同病异治也。”

“异病同治”是指不同的病证，在发展的过程中出现了相同的病机变化或相同的证候表现时，可以采用相同的方法进行治疗。“异病同治”一词，《内经》中并无明确的文字表述，但与“同病异治”相对，已体现了这种治疗思想，尤其是《金匮要略》在辨证治疗方法和具体方药的运用上已经充分体现了“同病异治”与“异病同治”的精神，于是后人根据“同病异治”的精神提出了“异病同治”，进一步丰富了中医学的治则治法。

（1）“同病异治”的临证运用

仲景对于相同的疾病，根据病邪的性质不同和机体反应的差异，或同一疾病所处的阶段不同，证候相似病机不尽一样，而使用不同的治法。

①病邪侵犯的部位不同，治法各异　《金匮要略・水气篇脉证并治》：“诸有水者，腰以下肿，当利其小便；腰以上肿，当发汗乃愈。”说明同为水气病，若见腰以下肿，因腰以下肿为阴，属里，水湿之邪在里、在下，故用利小便法使水湿通过小便而排出。若见腰以上肿，因腰以上为阳、属表，水湿之邪在表在上，故用发汗法，使水湿通过汗液而散除。发汗、利小便，即《内经》中所说的“开鬼门，洁净府”的治法。

②病因不同，治法各异　《金匮要略・痰饮咳嗽病脉证并治》：“病溢饮者，当发其汗，大青龙汤主之，小青龙汤亦主之。”溢饮除当汗出而不出、发热恶寒、身体疼重等共同症状外，如兼有无汗而喘，烦躁，其脉浮紧，为外感风邪，内有郁热之候，当以大青龙汤（麻黄、桂枝、甘草、杏仁、石膏、生姜、大枣）发汗解表，清热除烦。如兼胸脘痞闷、干呕、咳喘、痰稀量多、发热恶寒、无汗、身痛、脉浮等。为外感风寒，内停水饮之候，当以小青龙汤（麻黄、芍药、细辛、干姜、甘草、桂枝、五味子、半夏）解表散寒，温肺化饮。

注：大青龙汤用于溢饮新病，饮从热化，身体疼重，寒热烦躁者宜之。小

青龙汤用于溢饮病久，饮从寒化，身体疼重，咳嗽喘满者宜之。

③疾病发展阶段不同，治法各异　《金匮要略·痰饮咳嗽病脉证并治》："膈者支饮，其人喘满，心下痞坚，面色黧黑，其脉沉紧，得之数十日，医吐下之不愈，木防己汤主之（防己、石膏、桂枝、人参）。虚者即愈，实者三日复发，复与不愈者，宜木防己汤去石膏加茯苓芒硝汤主之（防己、桂枝、芒硝、人参、茯苓）。"

注：同为支饮病，若服用木防己汤通阳利水后，能使心下痞坚变成虚软，是水去气行的标志，病即可愈；若心下痞坚变成坚硬，是水停气阻，坚结成实之证，病情反复，再用此方，已不能胜任，故用木防己汤去石膏，加茯苓芒硝汤通滞利水以治之。

④病性虚实不同，治法各异　《金匮要略·胸痹心痛短气病脉证治》："胸痹，心中痞气，气急在胸，胸满，胁下逆抢心，枳实薤白桂枝汤主之（枳实、薤白、厚朴、桂枝、瓜蒌），人参汤亦主之（人参、甘草、干姜、白术）。"人参汤即理中汤。

注：本条指出胸痹虚实的证治。同一疾病用两个不同的方剂。若偏实者，以祛邪为先，当通阳散结，降逆除满，方用枳实薤白桂枝汤；若偏虚者，以扶正为急，当补气助阳，方用人参汤。说明胸痹虚实易治，由此可见，同一病证，有虚有实，既不可固执一方而不穷其变，也不可实以虚治，虚以实治，致虚虚实实之戒。

"同病异治"是中医辨证施治思想的充分体现，同病异治的基础是不同的疾病所处的病理阶段、病性虚实，受邪的部位、病理机制等不同，在临床疾病治疗过程中必须抓住相同疾病的特殊点进行辨证论治，否则难见成效。

（2）"异病同治"的临证运用

①同一病因，治法相同　《金匮要略·腹满寒疝宿食病脉证并治》："寒疝腹中痛及胁痛里急者，当归生姜羊肉汤主之。"《金匮要略·妇人产后病脉证并治》："产后腹中痛，当归生姜羊肉汤主之（当归、生姜、羊肉）。"

注：寒疝与产后腹痛虽是不同的疾病，但二者的病因相同，都是血虚里寒所致，故皆用当归生姜羊肉汤以养血补虚，温中散寒止痛。《素问·阴阳应象大论》说："形不足者温之以气，精不足者补之以味。"本方即取义于此。若寒多者，倍加生姜，以增温散之功，痛多而呕者，加橘皮、白术以健脾理气，共奏温肝补血、健脾散寒之效。

②同一病性，治法相同　《金匮要略·中风历节病脉证并治》：“治脚气病，少腹不仁，肾气丸主之。”《金匮要略·血痹虚劳病脉证并治》：“虚劳腰痛，少腹拘急，小便不利者，八味肾气丸主之。”又《金匮要略·痰饮咳嗽病脉证并治》：“夫短气有微饮，当从小便去之，苓桂术甘汤主之，肾气丸亦主之。”《金匮要略·消渴小便利淋病脉证并治》：“男子消渴，小便反多，以饮一斗，小便一斗，肾气丸主之。”《金匮要略·妇人杂病脉证并治》：“问曰：妇人病，饮食如故，烦热不得卧，而反倚息者，何也？师曰：此名转胞，不得溺也，以胞系了戾，故致此病。但利小便则愈，宜肾气丸主之（干地黄、山萸肉、山药、泽泻、茯苓、牡丹皮、桂枝、附子）。”

注：以上脚气病与虚劳、痰饮、消渴和转胞是截然不同的5种病，但是这5种疾病的病性相同，皆是肾气虚衰所致，故皆可选用肾气丸以振奋肾阳，温补元气，蒸化水气，通利小便。可见本方适用范围颇广，无论小便反多，或小便不利，只要是肾阳亏虚，均可应用。

③同一病机，治法相同　《金匮要略·百合狐惑阴阳毒病证治》：“病者脉数，无热微烦，默默但欲卧，汗出，初得之三四日，目赤如鸠眼；七八日，目四眦黑，若能食者，脓已成也。赤小豆当归散主之。”《金匮要略·惊悸吐衄下血胸满瘀血病脉证治》：“下血，先血后便，此近血也，赤小豆当归散主之（赤小豆、当归）。功能清湿热，排痈脓。”

注：以上二病，虽然病因、病名、病证不同，但病机相同，均为血中有热，湿毒不化，所以同用赤小豆当归散清热利湿，活血化瘀排脓。本方为治疗直肠脓已成的方剂。

④同一证候，治法相同　《金匮要略·肺痿肺痈咳嗽上气病脉证治》：“肺痈，喘不得卧，葶苈大枣泻肺汤主之。”《金匮要略·痰饮咳嗽病脉证并治》：“支饮不得息，葶苈大枣泻肺汤主之（葶苈子、大枣）。”

注：以上二者，皆以呼吸困难，病在肺为主要证候，故用葶苈大枣泻肺汤泻肺逐饮，开闭利气。

“异病同治”固然可以治好不同的疾病，但既然是不同的病种，其间必然有不同的特点和临床表现，可能有时只有细微的差别，如果以某一方不加改变给予治疗，其疗效也会不同，所以采用相同的治法时，考虑疾病的特殊之处及药物作用的细微差别，这样才能体现出中医学辨证论治的灵活性。

12. 病痰饮者，当以温药和之

《金匮要略·痰饮咳嗽病脉证并治》指出“病痰饮者，当以温药和之”。从临床体会，“温药和之”实为痰饮病的治本之法。因饮为阴邪，得阳则化。温阳以助阳，阳气旺盛，就能蒸腾水饮，使水饮不停于体内，而达到治疗的目的。

痰饮病源于三焦气化失常，肺居上焦，主通调水道，脾主中焦，运化水谷，肾处下焦，有气化水液、分清化浊的职能，在正常情况下，人体水液的吸收、运行、排泄是通过肺的通调、脾的转输和肾的气化来完成的。如三焦功能失调，即可导致水液停积为饮。然三焦之中，脾运失司首当其要。故痰饮一证，总属阳衰阴盛，本虚标实，水液停积所致。在治疗上，当以温药和之。

温药和之的方剂很多，通过较常用的几个方剂，就可以了解治痰饮当以温药和之的意义。

（1）治痰饮停肺的小青龙汤

痰饮为患，以病位在肺尤为多见。饮多属寒，症见咳逆倚息不得卧，痰多而稀，或面浮，经年不愈，遇寒即发，发则寒热喘满，脉弦紧，苔白腻等。内有寒饮停肺，外有风寒束表。治疗上，单解表则水饮不化，单化饮则外邪不解，唯解表散寒，温肺化饮并用，才能使外邪得以宣解，停饮得以蠲化。

小青龙汤方出自《伤寒论》。方药：麻黄、桂枝、半夏、干姜、细辛、五味子、白芍、甘草。方中麻黄、桂枝发汗解表，宣肺平喘；干姜、细辛内以温肺化饮，外可辛散风寒；五味子之酸，温饮肺气以止咳，并防肺气之耗散；半夏辛温燥湿，化痰、蠲饮；甘草调和诸药，配芍药酸甘化阴，缓和麻、桂辛散太过。

（2）治脾虚水停的苓桂术甘汤

脾主运，喜燥恶湿。如脾虚不能运化水湿，水停心下，出现胸胁支满，目眩，心悸气短，吐痰清稀，大便溏，脉弦滑等症。在治疗上，非温药不能补脾以振奋中阳，非和药不能利湿。苓桂术甘汤方出自《伤寒论》。方药：茯苓、桂枝、白术、甘草。本方为温脾祛湿之剂，有鼓舞脾阳、逐饮利水的作用。方中茯苓淡渗，导水下行；桂枝辛温通阳，化气降逆；白术甘温，健脾利湿，得桂枝则温运之力更宏；甘草和中，补益脾胃。四药相互合用，使阳气复则气化行，脾运健则饮邪去而诸症解，正合“病痰饮者，当以温药和之”的精神。

(3) 治肾阳不足，下焦停水的真武汤

肾主水，如肾阳不足，不能化气行水，水气内停，出现小便不利，四肢沉重疼痛，恶寒下利，肢体浮肿，或太阳病，发汗，汗出不解，其人仍发热，头眩，苔白，脉沉。治以温阳，化气利水。方用真武汤。真武汤（《伤寒论》）：茯苓、芍药、白术、附子、生姜。本方为温阳化气利水之剂。方中用附子大辛大热，归经入肾，温壮肾阳，化气行水；生姜辛温宣散，配白术、茯苓健脾渗湿利水，通调水道，使水从小便而去；至于用白芍的目的有二：其一，芍药《本经》早有“利小便”的记载，配入本方可增强茯苓利水之功，且又能缓和附子之辛燥；其二，芍药有“通顺血脉”，解痉缓急作用。五药合用，共奏温阳利水之效。此亦符合“温药和之”的治疗原则。

《金匮要略》曰：“病痰饮者，当以温药和之。”主要为脾阳虚衰而设。但根据临床所见，痰饮的形成也不完全属于脾虚中阳不振，而是表现出寒热虚实的不同症状。所以“温药和之”虽是治本之法，但在临床上还应结合标本缓急，根据不同的病理变化，灵活运用，才能对痰饮病做出较为恰当的治疗。

病例：张某，男，65 岁，2010 年 10 月，有慢性支气管炎病史，近因天冷又发，咳而短气，胸闷心跳，动则气喘，不能平卧，入夜更甚，清晨稍安，下肢水肿，小便不利，苔白，脉沉细。胸片示：慢性支气管炎、肺气肿。此乃脾肾阳虚，不能消化水谷，以致水饮内停，上凌心肺，心阳不振。治以健脾渗湿，温化痰饮，通阳利水。用苓桂术甘汤加味。茯苓 10 克，桂枝 10 克，白术 10 克，甘草 6 克，半夏 10 克，防己 10 克，远志 10 克，陈皮 10 克。服药 10 剂，小便多而通畅，再进 10 剂，心悸短气减轻，后用炙甘草汤加减以善其后。

13. 治上焦如羽，非轻不举；治中焦如衡，非平不安；治下焦如权，非重不沉

此为吴鞠通《温病条辨》提出的上、中、下三焦不同部位的治疗大法。

(1) 治上焦如羽，非轻不举

上焦居膈上，为心肺所属，一主气属卫，为病主表而轻浅。一主血属营，为病主里而深重。肺合皮毛，开窍于鼻，如温邪上受，首先犯肺，肺卫失宣，所以上焦的病候以肺经见证为多，如发热、微恶风寒，或头痛、鼻塞、汗出，或咳嗽、咽痛、口微渴，舌苔薄白，脉浮数等症。此时，宜“治上焦如羽”，

用辛凉轻剂，宣肺疏表，方用银翘散、桑菊饮。治上焦如羽，是说上焦的部位最高，并接近于表，故对上焦病的治疗应用如同羽毛那样的轻清升浮之品。

（2）治中焦如衡，非平不安

中焦处于高低之间，是上下升降出入的枢纽，故对中焦的治疗应中正平和，不偏不倚，用药不能太薄，也不宜太厚，要像秤杆那样平衡，才能取效。中焦为脾胃所属。脾为阴，主升，喜燥恶湿；胃为阳，主降，喜润恶燥；二者相互协调而维持阴阳的相对平衡，如果邪犯脾胃，致使脾胃升降失调，燥湿不相济。若从阴化湿，湿热蕴蒸，临床就会出现身热、口渴、脘腹痞满、呕恶烦闷、舌苔黄腻等。若从阳化燥，燥热互结，腑气不通者，临床出现潮热便秘，腹满硬痛，舌苔焦黄而燥，脉沉实等。此时宜“治中焦如衡”，以平调阴阳安和中土为法。湿热蕴蒸，宜清热利湿，用辛开苦降的连朴饮；燥热互结者，宜攻下结实，泄热存阴，方用调胃承气汤或大承气汤。

王氏连朴饮（《霍乱论》）：黄连、厚朴、石菖蒲、制半夏、淡豆豉、山栀、芦根。功能清热化湿，调和肠胃。本方以黄连苦寒清热化湿，厚朴苦温理气化湿，半夏降逆和胃，石菖蒲芳香化浊，栀子、豆豉清宣郁热，芦根清利湿热，生津止渴，更加黄芩、滑石以助清热化湿之功。

（3）治下焦如权，非重不沉

下焦所处的位置低，而且偏里，故对下焦的病治疗应用重浊厚味之品，就好像秤锤那样沉重，直达病所。下焦为肝肾所属。肝藏血，忌亢盛，肾藏精，宜闭固。若温邪侵入下焦，损伤肝肾，则阴精亏耗，虚风内动。临床出现身热面赤，口干舌燥，神倦，手足心热，或手足蠕动，甚至瘛疭，舌绛少苔，脉虚，心中憺憺大动，时时欲脱等，此时宜“治下焦如权”。方法多用重沉厚味，以滋补阴精，镇肝息风。方用加减复脉汤、大定风珠。

以上治上焦如羽，治中焦如衡，治下焦如权，作为三焦温病的治疗原则，为临床处方用药提供了理论依据和规范。因为人体脏腑的位置确有上、中、下之不同，所以病所也有三焦之别，而治疗方法及用药就应有轻、中、重之异。凡病用药宜薄轻的就不可用厚重的，若用之，病轻药重直过病所，易于耗气；凡病用药宜重厚的，就不可用轻薄的，若用之，病重药轻达不到病所，且易留邪。总之，治疗不可太过与不及，应以“调其阴阳，以平为期”。

14. 通阳不在温，而在利小便

叶天士《温热论》论湿温的治法中说："热病救阴犹易，通阳最难，救阴不在血，而在津与汗，通阳不在温，而在利小便。"一般认为，温热病发展过程中，其病理以邪热伤阴为主，清热滋阴是常法，通阳法应用机会较少。但湿温病特殊，以湿邪腻浊，易于胶结，湿热偏重，化燥化热，变症最多，用药较难，治法唯以分解，选用淡渗之品，通阳利湿，使湿去热孤则病易愈。但此处通阳，非温热药温通阳气，乃渗利药化气利湿，通利小便，使气机宣通，腻化浊清，阳气因而得通。

李东垣云："治湿不利小便，非其治也。"已故蒲辅周老中医治疗属于湿温、暑温的乙脑，按其湿热并盛、热胜于湿和湿胜于热等不同类型，选用《温病条辨》中的黄芩滑石汤、三石汤、三仁汤等方加减，疗效卓著。正是受叶氏此语的启发，足资证明利小便通阳法则在急性热病治疗中有相当实践价值。

叶氏又云："然之杂证，则有不同也。"是指杂病用通阳法，配合应用不同。凡伤寒杂病或阳虚，或气弱，或脾胃不和，或中气下陷，或枢机不利，诸凡气分、阳分滞郁者，每多停湿影响气机运化，都可配用不同的渗利药，通小便而宣阳气，如四君子汤用茯苓；肾气丸用泽泻、茯苓；真武汤、五苓散用苓桂，尤以《金匮要略》茯苓杏仁甘草汤治胸痹短气，是淡渗通阳的极妙应用。正如《内经》说："膀胱者，州都之官，津液藏焉，气化则能出矣。"又说："味厚则泄，薄则通；气薄则发泄，厚则发热。"淡渗之药，气味俱薄，能通能泄，无滞无凝，其所以有显著的作用，道理就在于此。

15. 补肾不若补脾，补脾不若补肾

"补肾不若补脾"和"补脾不若补肾"是中医学中的两个不同治则，历来争论颇多，用于临床也较难掌握。现就两说浅谈如下。

(1) 关于"补肾不若补脾"说

"补肾不若补脾"说，是唐代医学家孙思邈提出来的。其基本思想是：脾为后天之本，是津液精血生化之源。肾要靠脾供养，才能充盛，肾虚应补后天之脾，补脾比直接补肾效果要好。金元医学家李东垣是"补肾不若补脾"说的又一积极倡导者。他的脾胃学说，对补脾的意义和作用作了较为深刻的阐述。实践证明，补脾确实可以治疗多种疾病。不仅原发病灶在消化系统的疾病，如

胃及十二指肠溃疡、慢性非特异性结肠炎等可用补脾方药治愈，而且原发病灶不在消化系统的一些疾病，如神经衰弱、功能性低热、子宫脱垂，甚至像已经出现肾虚见证的慢性支气管炎、支气管哮喘、慢性肾炎等疾病，亦可用补脾方药取效。这说明“补肾不若补脾”说是有科学根据的。

(2) 关于“补脾不若补肾”说

“补脾不若补肾”说，是宋代医学家许叔微提出来的。他认为，先天精气藏于肾，肾乃一身之根蒂，肾阳又是脾阳之根本，脾阳需要肾阳的温养才能运化。所以“补脾不若补肾”说的实质就是通过补肾阳达到运脾阳而治愈脾阳虚证的目的。许氏在《普济本事方》中说：“有人全不进食，服补脾药皆不验，后予二神丸方，服之欣然能食（二神丸：补骨脂、肉豆蔻、生姜、大枣研末为丸，治脾胃虚弱，全不进食）。此病不可全作脾虚，盖因肾气怯弱，真元衰劣，自是不能消化饮食。譬如鼎釜之中，置诸米谷，下无火力，终日米不熟，其何能化?”这段文字说明了“补脾不若补肾”说，同样是来自实践理论。

(3) 关于两说的相互关系和运用

“补肾不若补脾”和“补脾不若补肾”两说，均从不同侧面揭示了脾、肾两脏相互滋生的依存关系，也反映了其本质上的一致性。但是，从本义上讲，孙氏的“补肾不若补脾”讲的是肾有病，应该补后天之脾，强调补脾；许氏的“补脾不若补肾”讲的是脾有病要温肾健脾，要求医家重视补肾，疾病是复杂多变的。两说在临床上的运用也应该是具体、灵活的。如对肾虚而兼有程度不同的脾虚见证的患者，治宜脾肾兼顾，切不可单纯补脾补肾。简要地说，“补脾不若补肾”是针对由于肾阳亏虚不足资助脾土的情况而言的，如五更泄泻并不是所有的脾虚患者均有肾阳虚的表现，均要补肾。清代医家程国彭认为：“脾弱而肾不虚者，则补脾为亟；肾弱而脾不虚者，则补肾为先；若脾肾两虚，则并补之。”这个见解，是对两说的重要补充。脾肾同病的情况比较复杂，王旭高氏在这方面有所创见，王氏说：“久病虚羸，胸无痞满者宜补肾，胸有痞满者宜补脾。”这个经验，不仅使两说在理论上更加完整，而且实践证明实用。

总之，不管脾虚、肾虚或脾肾两虚，其见证可因年龄而异，在辨证施治时，要灵活掌握上述原则，因人制宜。

16. 利小便以实大便

“利小便以实大便”，此法治夏秋季小便少而大便濡泄者，用之每有桴鼓之效。《医宗必读》泄泻之法有九，其中以淡渗居其首。用淡渗利湿之法以制濡泄，使湿从小便而去，如农人治涝，导其下流。经云：“治湿不利小便，非其治也。”清代叶香岩则加以引申，以大便溏否为湿邪尽否之佐证，如《温热论》云：“湿温病大便溏为邪未尽，必大便硬，慎不可再攻也，以粪燥为无湿矣。”因此，前贤治濡泄，有“利小便即所以实大便”之说。

用本法的辨证要点，以濡泄列为首要地位，其症泄泻如水，或大便溏薄日数次，小便短少或不利，胃脘不舒，纳减。此病多见于夏秋之交，暑湿当令，由于人们纳凉饮冷或夜卧室外，外邪侵袭肠胃，脾运失健，清浊不分，水谷并走大肠，而致泄泻。

多年来，余在临床如遇此类患者，投以此法，用四苓散为主方。本方具有健脾利水之功，若夹食滞腹胀者，用胃苓汤健脾和中利湿；夹暑者加用六一散清暑利湿。

病例：陆某，男，16岁，暑热天气，夜晚贪凉饮冷，晨起脘腹不适，随之泄泻多次，泻物清稀如水样，口渴，小便短少，苔白稍腻，脉濡。此乃暑湿之邪侵袭肠胃所致。治宗《内经》“治泻当利小便而泄自止”的经旨，用淡渗分利健脾之法。药用茯苓10克，猪苓10克，泽泻10克，炒苍术10克，炒白术10克，六一散10克（包），陈皮6克，神曲15克，车前子20克（包）。服药2剂，大便次数减少，小便量增多，饮食稍增。原方不更，又进3剂而告愈。

注：明·张景岳在《景岳全书·泄泻》中说：“凡泄泻之病，多由水谷不分，故以利水为上策。”张氏认为泄泻之病多见小水不利，若水谷分利，则泻自止，所以认为利水是上策。但张氏更认识到分利之法也不是所有泄泻患者都适用，他指出：“有寒泻而小水不利者……有命门火衰作泻而小水不利者。”然分利之法，唯暴注新病者可利，形气强壮者可利，酒湿过度，口腹不慎者可利，实热闭塞者可利。若病久者不可利，阴不足者不可利，脉证多寒者不可利，形气虚弱者不可利，口干非渴而不喜冷者不可利。张氏这种辨证明确、持论平正的观点，特别是从正反两方面论述可利与不可利的关系，是值得效法的。

17. 治风先治血，血行风自灭

“治风先治血，血行风自灭。”语出宋·陈自明《妇人大全良方·卷三贼风偏枯方论第八》：“夫偏枯者，其状半身不遂，肌肉枯瘦，骨间疼痛，神智如常，名曰偏枯。”《内经》云：“汗出偏沮，使人偏枯。”人之身体，或有一边气血不能荣养而先枯槁，然后被风所苦，其理一致。王子亨云：“舟行于水，人处于风。水能泛舟而亦能覆舟；风能养体而亦能害体。盖谓船漏水入，体漏风伤。”古人云：“医风先医血，血行风自灭，是也。治之宜先养血，然后驱风，无不愈者。”意思是说，中风造成半身不遂的患者，其病因虽为风邪入中，但其病机为血气不足，治疗应当养血为先，如此治疗中风才能取得更大的效果。到了 1347 年，朱丹溪为突出治疗学上的观点，把“医”字改为“治”字，遂成“治风先治血，血行风自灭”。

（1）“治风先治血，血行风自灭”的含义

要全面理解“治风先治血，血行风之灭”这句话的意思，首先要搞清楚什么是风病，风病有哪些种类，哪些种类的风病需要治血；治血具体有哪些含义或方法；“治风先治血，血行风自灭”的机理是什么；有哪些方剂体现了“治风先治血，血行风自灭”的精神；应该如何理解这句话中的“血”“先”“行”“自”等字的意思。

什么是风病？中医认为风是引起疾病的病因，风邪所致的疾病统称为风病，风病有内风和外风之分。

外风：为外感六淫之一，由于寒、湿、燥、热等邪多依附于风邪而侵犯人体，故素有“风为百病之长”之称。风性主动，善行而数变，具有升发、向上的特征。根据风邪的性质，常见的外风证有伤风、风寒、风热、风水、风湿、风疹、风痹、中风等。以上这些病证都具有“风邪”的特点。

内风：起于脏腑气血阴阳失调，表现为头目眩晕、四肢抽搐、角弓反张、震颤强直、猝然昏倒、不省人事、口眼㖞斜、半身不遂等。这些临床表现同样具有风性善动速变的特征。主要存在以下 3 种病机：一是肝阳化风、肝肾阴亏、水不涵木、阳亢化风；二是热极生风、邪热亢盛、燔灼肝经、内陷心包、煽动内风；三是阴虚风动、阴血亏少、筋脉失养。

治风之含义：从字面上讲，是指风邪为患的病证——风证。中医认为“风为百病之长”。由风邪引起的疾病较多，如风邪病毒入于腹中，以致气血凝滞，

腹中刺痛；风邪侵入肌肤、经脉、关节，使经脉痹阻或失养，而致偏枯、半身不遂、肌肉萎缩、关节疼痛等症；产前产后等失于调养而致精血干涸，虚风内动之症。

治血之含义：是指用养血和血或活血行血祛瘀之法，使营血充沛，气血流畅，风证自愈。或用养血和血，或活血祛瘀之药与疏风散邪，或滋阴潜阳，柔肝息风等药相配伍，以达到一方面制约风药之躁烈，另一方面使阴血充沛，血液流畅，抗病力增强，从而加速风证自愈。

哪些种类的风病需要治血？并不是所有风病都需要治血。一般来说，外风中的伤风、风寒、风热、风水不需要治血，内风中的热极生风不需要治血，其余的外风、内风病证，或多或少要兼顾治血。要搞清楚“治血”的含义，首先搞清楚血病有哪些种类，血病有血虚、血热、血瘀、出血、血寒、血燥。其中血虚与血燥相近，可归并为一类。

治血，就是治疗血的病证，如补血养血、凉血、活血、止血、温血。其中温血通常是通过温经散寒的治则来体现并没有直接可以温血的药物；止血通常是指内科口鼻诸窍、前后二阴及肌肤出血而不是指外科出血，内科出血通常又离不开清热凉血、补气摄血、祛瘀止血。因此，最主要的治血方法一般有 3 种，曰养血补血，曰凉血，曰活血化瘀。李中梓说治血是“补血”，陈自明说治血是“养血”，说的都是同一回事，但都只是举例说明，并没有讲全。陈自明在《妇人大全良方·卷三贼风偏枯方论第八》中所引古人有云：“医风先医血，血行风自灭。”古人用一个“医”字，医血可以包括以上种种治血的具体方法，实在是最为妥帖的提法。

(2)“治风先治血，血行风自灭”的机理

不言而喻，一定是风病导致了血病，或是血病招致了风病。也就是说：“治风先治血，血行风自灭”有两层含义：一是通过补血、凉血、活血化瘀等治血的方法，使机体原有的风邪被清除；二是通过治血以使气血充足、平和、流动，则内风不能生，外风不能入。盖风邪入侵，可以导致气血不和；反之，气血不和，容易招致风邪入侵。诚如清·王清任所说：“治病要诀，在明白气血，无论外感内伤……所伤者无非气血。”不难理解，气血充足并流通是机体免疫力和抗病力的基础。

有哪些方剂体现了“治风先治血，血行风自灭”的精神？有很多古代治风的名方体现了治风治血的精神。如治疗行痹的防风汤（《宣明论方》）、蠲痹汤

(《医学心悟》)，治疗风邪初中经络致使口眼㖞斜的大秦艽汤(《素问病机气宜保命集》)，治疗肝阳化风的羚角钩藤汤(《通俗伤寒论》)、镇肝息风汤(《医学衷中参西录》)，治疗虚风内动的大小定风珠(《温病条辨》)，治疗喑痱的地黄饮子(《黄帝素问宣明论方》)，治疗风疹湿疹的消风散(《外科正宗》)等，不胜枚举。以上治疗各种内外风证的著名方剂都或多或少配伍了治血的药物。

应该如何理解“治风先治血，血行风自灭”这句话中的“血”“先”“行”“自”字?“血”——血属阴，阴血同类，养血补血的药物一般具有养阴滋阴的作用，反之亦然。故推而广之，“治血”中的养血补血也包含了滋阴、育阴、养阴、敛阴诸法。“先”——可以理解为先治血而不是先治风，对此需要灵活理解。既可以理解为先治血而后治风，也可以理解为治血与治风并举，无非是起到一个强调的作用，在方药配伍时需要根据实际情况调整两类药物的比例。“行”——血虚则无力以行，血瘀则闭塞难行，血热则迫血妄行，故补血、活血、凉血皆有助于正常的行血。“自”——可以理解为先治血或仅仅治血，即使不治风，有时风亦自可随血行而灭，也是起到强调的作用。

在一些比较特殊的场合，如针灸或外科治疗风疾时，除按经络学说辨证取穴外，还可以配合选择与调理血气有关的穴位如肝俞(肝主血)、脾俞(脾统血)、膈俞(血会膈俞)等，或者采取放血疗法进行治疗，同样也体现了“治风先治血、血行风自灭”的精神。

风疹瘙痒等许多皮肤疾患的中医治疗，经常需要遵循“治风先治血，血行风自灭”的原则，这样才能取得较好的疗效，所以在中医皮肤病领域，有学者在此基础上进一步作了发挥，颇有参考价值，特摘录其主要学术观点于下：

血虚生风证治：症见皮损色淡，皮肤干燥，甚则迭起皮屑，瘙痒无度，遍布抓痕，轻者角化肥厚，重者干涸皲裂，毛发枯槁脱落，甲爪干枯不泽，脆裂枯厚。可伴有心烦失眠，面色无华，口唇色淡，头晕目眩，舌淡脉细。多见于老年皮肤瘙痒病、鱼鳞病、静止期银屑病、慢性荨麻疹、玫瑰糠疹、脱发、脂溢性皮炎、甲剥离症、甲板营养不良、皲裂性湿疹、神经性皮炎等血虚生风生燥证。治宜养血润燥，消风止痒。方选滋燥养荣汤(《证治准绳》)、养血润肤饮(《外科证治》)等化裁。常用生熟地黄、当归、赤芍、玄参、何首乌、沙参、麻仁等滋阴补血，秦艽、地骨皮祛风湿退虚热，荆芥、防风、白鲜皮、刺蒺藜祛风，故可有养血润燥、祛风止痒功效。

血热生风证治：症见肤生红斑及风团，斑疹基底颜色鲜红，触之灼热，重者可见焮热潮红，层层脱屑，瘙痒剧烈，搔抓无度，抓后渗血，或头发成片脱落，甚者须眉俱落。可伴有心烦口渴，渴喜冷饮，大便干结，小溲短赤，舌质红赤，苔黄，脉象弦数等。多见于进行期银屑病、玫瑰糠疹、多形性红斑、药疹、脂溢性皮炎、斑秃、白皮及红皮病等血热生风证。治宜凉血清热，消风止痒。方用清营汤（《温病条辨》）、凉血五花汤（《赵炳南临床经验集》）等加减。常用生地黄、当归、赤芍、丹参凉血活血，黄芩、苦参清热解毒，蝉衣、薄荷、荆芥、防风、白鲜皮、地肤子祛风止痒，起到凉血消风之功效。

血瘀生风证治：关于血瘀生风证的论述，临床上常可见到，且在运用活血化瘀药物之后，风邪可自行消除，故在辨证治疗中血瘀生风证亦应引起重视。久病入络，经络闭阻，或气机失调，血运不畅，气血壅滞，而风从内生，肤失濡润。症见皮损基底色暗，压之能褪，或瘀点、瘀斑，皮肤粗糙，肌肤甲错，皮损角化肥厚，苔藓样变，患处抓痕累累，瘙痒无度，夜间尤甚，或血瘀生风，发失所养，而致斑秃、白发，重者可致全秃，以及血瘀生风，肤失濡养，而致色素脱失，肤生白斑。可伴有舌质紫暗，或有瘀斑，脉象涩滞。多见于神经性皮炎、结节性痒疹、慢性荨麻疹、色素性紫癜性皮病、白癜风及斑秃等血瘀阻络证。治疗当以活血化瘀、消风止痒为法，方用通窍活血汤（《医林改错》）、血府逐瘀汤（《医林改错》）等化裁。常用当归、赤芍、桃仁、红花、丹参、三棱、莪术等活血化瘀，乌蛇、全蝎、荆芥、白芷、刺蒺藜、羌活、独活等祛风止痒，共奏活血祛风之功。在治疗血瘀生风的皮肤疾患时还需注意其寒热虚实，当血瘀兼热时，多用凉血活血的药物，如生地黄、牡丹皮、赤芍等，当血瘀兼寒时多用温通活血之品，如桃仁、红花、川芎等；血瘀生风常合并有气虚的证候，故临床上多配合应用益气活血之品，如黄芪、太子参等。

（3）治风先治血的病例选

①外风证

风疹病例：赵某，体发赤疹，肿痒难忍，此由风热袭入血分，宜凉营养血祛风。白茅根一两，当归、地骨皮、牡丹皮、黄芩、白僵蚕、白芷、郁金、菊花各一钱半。（选自《张聿青医案》）

按：本例为风热之邪。侵入机体，郁于肌肤，留恋血分而成，虽无明显的血热、血虚、血瘀的兼证，采用疏风清热解毒，佐以凉营养血活血的治法而取得速效。

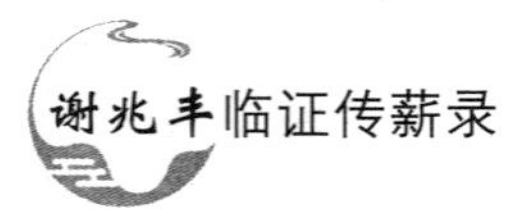

风痹病例：林某，两臂作痛难忍，风寒湿袭入络隧，痛风之渐也。麻黄、苍术、桂枝、防己、秦艽、当归、白芍、川芎、甘草。（选自《张聿青医案》）

按：本例是风邪夹寒湿，侵入人体经脉、关节而痹阻，证属痹证初期，治宜疏风、散寒、祛湿为主，佐以养血和血。

②内风证

口眼㖞斜病例：徐某，女，53岁，口眼㖞斜，右侧面部肌肉经常抽跳不停，别无他症，脉弱。因患者年迈体虚，以益气活血，柔润息风。方用黄芪、当归、生地黄、巴戟天等，服药3剂，跳掣稍轻，拟补气血、祛风之法，用十全大补汤合牵正散。服药3剂，口眼已正。（选自《湖南老中医医案选》）

中风病例：祁某，中风延今一载，左手不能招举，足不能步履，舌根似强，言语謇涩，脉细滑，舌边光苔薄腻，年逾七旬，气血两亏，邪风入中经腧，营卫痹塞不行，痰阻舌根，故言语謇涩也。书云：气主煦之，血主濡之，今宜益气养血，助阳化痰，兼通络道，冀望阳生阴长，气旺血行，则邪风可去，而湿痰自化也。党参、黄芪、生白术、甘草、熟附片、桂枝、当归、川芎、白芍、怀牛膝、杜仲、红枣、桑枝。此方服30剂，诸恙均减，后服膏滋而愈。（选自《丁甘仁医案》）

从以上所选的几个病例（风疹、风痹、口眼㖞斜、中风半身不遂等），每个病例处方用药里均寓有“治风先治血，血行风自灭”之意。中医认为“治风先治血，血行风自灭”这一观点，对指导临床治疗风证都能收到满意的效果。之所以能取效，是因为营血充沛，气血流畅，血脉安和，对加强机体的抵抗力，清除病因，切断病变途径，加速风证的治愈，起了很大作用。

18. 谈《内经》胸痛证治

胸痛，指以胸中疼痛为主症的一类病证，或某些疾病中的一个症状。胸为心肺之外廓，胸胁为肝胆经之所过，气机升降之道路，肾之经脉从肺出络于心，故胸痛多与心肺疾病、肝胆气逆、肾气亏虚等有关。《内经》中多篇都涉及胸痛，如《素问·脏气法时论》《素问·举痛论》《灵枢·五邪》《素问·脉解》等。

（1）病因病机

胸在上焦，内藏心肺，心主血脉，肺主治节，两者相互协调，则气血得以正常运行。《内经》认为，外邪侵袭、气郁水结、寒凝气滞等病因所引发，以气滞血瘀为主，胀痛多属气滞，刺痛多属血瘀，实证发病剧烈，虚证发病缓慢。

①外感　所致胸痛，以寒、热为多见。若素体阳虚者，阴寒之邪乘虚侵袭，寒凝气滞，胸阳不展，血运不畅，痹阻胸阳发为胸痛；热邪最易伤肺，致肺热壅盛，气滞痰凝，发为胸痛之证。

②内伤　多因情志失调，导致肝郁气滞，肝气通于心气，肝气滞，则心气乏，可致胸痛；体虚劳倦久则伤肾，肾之经脉络于心，肾气衰微，肾阳虚衰则不能温心阳，心阳不振，则寒凝胸中，而成胸痛；又水饮之邪上犯心胸，胸阳受损，气机不利则胸痛，即《金匮要略》中所总结的“阳微阴弦”，脉诊“关前为阳，关后为阴”。阳微指寸脉微，阴弦指尺脉弦。此处“阳微”是心阳不振，阳虚之象；“阴弦”为阴寒内盛之征，阴寒之邪上乘，发为胸痛。说明上焦阳气不足、下焦阴气盛，此乃本虚标实之证。

（2）辨证论治

胸痛一证，多突然发生，忽作忽止，迁延反复。日久之后，正气益虚，常影响各脏功能失调，在治疗时应根据胸痛的临床表现不同，把握病情，分别进行处理，以求证情缓解，杜其发展。《内经》对胸痛的治疗原则以调气血、通经脉为主。

①心病胸痛　《素问·脏气法时论》曰：“心病者，胸中痛，胁支满，胁下痛，膺背肩胛间痛，两臂内痛。”此句言心经实证症状。张仲景注曰：“此心经之实邪也。手少阴心脉，从心系却上肺，下出腋下；手厥阴心包络之脉，其支者循胸出胁，上抵腋下，循臑内入肘中，下臂行两筋之间；又心与小肠为表里，小肠脉绕肩胛，交肩上，故为此诸证。”值得说明的是，心病胸痛可由手少阴心经经气郁结，脉络闭阻所致，亦可由心经气血虚衰，不能濡润血脉而成。因此，心病胸痛亦不完全为实证，临床当加以辨别。以胸痛、两胁胀痛，痛引肩胛及两臂内侧为临床特点。治疗宜清热泻火，散结活血。方用小陷胸汤（黄连、半夏、瓜蒌）。

注：方中黄连苦寒，清热而泻心火，半夏降逆散结消痰，二药合用，辛开苦降，泄热开结；瓜蒌清热下气，通阳宽胸，共奏清热散结、通阳止痛之效。或合用导赤散以清心火。若大便秘结，予小承气汤以泻火而通热结。如心阳亏虚而致的心胸疼痛者，用人参汤补益阳气，温振心阳。《金匮要略》用本方治胸中阳微，正气虚寒之胸痹，以温补其阳而逐其寒。如卒然发生心胸剧痛、口

干烦躁、手足不温、热闭心脉者，可试予至宝丹开闭止痛。

②肺热胸痛　《素问·刺热》云：“肺热病者……热争则喘咳，痛走胸膺背，不得太息。”张仲景注：“热争于肺，其变动则为喘为咳。肺者胸中之脏，背者胸中之府，故痛走胸膺及背，且不得太息也。”热邪犯肺，肺热壅盛，炼液为痰，痰热壅滞，经气不利，故为胸痛。加之肺宣降失司，肺气不利，故不得太息。以前胸、后背皆痛，喘息气短为临床特点。治以清热肃肺，化痰止痛。用千金化痰汤（黄芩、栀子、知母、桑皮、陈皮、桔梗、瓜蒌、麦冬、甘草、贝母、茯苓、杏仁）。

注：方中黄芩、栀子、知母、桑皮清热肃肺；陈皮、桔梗、瓜蒌仁理气；麦冬、贝母、甘草润肺止咳；茯苓健脾渗湿。如肺热壅盛，咳而喘满，壮热口渴者，去桔梗、陈皮，加金银花、鱼腥草，清热泻肺止痛。如肺热伤津，口干舌燥，加天冬、麦冬、知母、贝母、沙参润肺止咳。

③肝病胸痛　《素问·玉机真脏论》曰：“春脉太过于不及，其病皆何如……其不及则令人胸痛引背，下则两胁胠满。”吴崑注曰：“肝之经脉上贯膈，布胁肋，注于肺，故不及则令人胸痛引背，又下为两胁胠痛也。”高世栻注曰：“肝脉不及，不能贯膈注肺，则令人胸痛引背。不能合少阳而转枢，下则两胁胠满。”以上两说均从经脉解，因肝脉经气不利，气滞故致胸痛引及两胁及少腹。张志聪注曰：“春木之阳，生于肾水之阴，阴气虚寒，以致生阳不足，故胸痛引背也。胁胠乃肝肾之部分，生气虚而不能外达，故逆满于中也。”此乃从肝肾阴气虚寒、生阳不足的角度进行解释，亦可参。以胸痛引发背痛，延及两胁、少腹皆痛为临床特点。治疗宜疏调气机，理脾和血。方用柴胡疏肝饮（即四逆散加香附、川芎）组成，或加味逍遥散加减。

注：四逆散能疏肝理气而解胸胁气机郁滞；柴胡、枳壳升降气机；白芍、甘草可缓急止痛。加香附以增强理气解郁之力。川芎为气中血药，盖载气者血也，故以活血而助调气。如胸闷心痛明显，可配合失笑散（蒲黄、五灵脂）。

④肾病胸痛　《素问·脏气法时论》曰：“肾病者……虚则胸中痛，大腹小腹痛，清厥意不乐。”王冰注：“肾少阴脉从肺出络心，注胸中，然肾气既虚，心无所制，心气熏肺，故痛聚胸中也；足太阳脉从项下行而至足，肾虚则太阳之气不能盛行于足，故足冷而气逆也；清谓气清冷，厥谓气逆也。以清冷气逆，故大腹、小腹痛；志不足则神躁，故不乐也。”此注从经脉解，肾阳虚衰不能上温于心则心阳不振，寒凝气滞，故胸中痛。高世栻注：“肾气虚微，

心肾不交，则胸中痛，胸者心之宫城也，大腹属坤土，小腹主升阳，生阳气虚，不温其土，故大腹、小腹皆痛；阴寒盛，阳气虚，故清厥。清厥，微冷厥逆也。心有所忆谓之意，心肾不和，故意不乐。”此注从肾、脾、心注，亦可参。以胸痛，下肢冷、腹痛、烦躁不乐为临床特点。治疗宜温补肾阳。方用金匮肾气丸加减。以附子、桂枝（后世多用肉桂）补水中之火，以六味地黄丸壮水之主，以阴引阳，合而温补肾阳。如出现肾阴虚的症状，可用六味地黄汤滋补肾阴。

⑤水饮胸痛　《素问·脉解》云：“所谓胸痛少气者，水气在脏腑也。水者，阴气也，阴气在中，故胸痛少气也。”张介宾注：“邪水之阴，非真阴也。阴邪在中，故为胸痛。阴盛则阳衰，故为少气，少气则气短而喘矣。”水饮之邪上犯于心胸，胸阳不振，气机升降失常，故发为胸痛。水气犯肺，肺失宣降则少气，甚或喘咳。张仲景在《金匮要略》中称此为悬饮证，以胸痛、咳嗽、气短喘息为临床特点。治疗用十枣汤（芫花、甘遂、大戟各等分，大枣10枚），或用葶苈大枣汤肺汤（葶苈子、大枣）泻肺行水、下气平喘。

注：十枣汤为峻下逐水之剂，以治悬饮、水肿腹胀等水饮内停之证。方中甘遂善行经隧水湿，大戟善泄脏腑水湿，芫花善消胸胁伏饮痰癖，三药药性峻烈，其逐水饮、除积聚、消肿满功用虽同，而作用部位各别，合而用之则经隧、脏腑、胸胁积水皆能攻逐。由于三药皆有毒，凡大毒治病，每伤正气，故以大枣10枚，益气护胃，缓和峻药之毒，减少药后反应。

葶苈大枣泻肺汤：方中葶苈通利水道，泻肺平喘。大枣缓和刺激，兼顾胃气。痰浊者，用温胆汤，方中半夏、茯苓、橘红、甘草化痰理气；竹茹、枳实清泄痰热，可加入瓜蒌以助通阳宣痹之力。

兹举病案1例，以明经旨。

患者，女，32岁。既往有“冠心病”病史数年，时有胸中闷痛，向左肩背及左臂内侧放射，睡眠不安而多梦，睡梦中常因憋气而惊醒，醒后需他人重拳捶击胸背数下，胸闷始能缓解，兼见心烦，大便干，舌质暗，苔薄白腻，脉弦细、节律欠调。辨证：心脉瘀阻，兼夹痰湿。治法：活血通脉，佐以行气化痰。方用旋覆花汤加减，主要药物组成为茯苓、杏仁、生薏苡仁、茜草、红花、旋覆花等。一周后复诊，胸闷痛明显减轻，发作次数亦减少，睡眠中偶有憋醒，但无须他人捶打便能自动缓解，大便已调，舌脉同前。仍用前方酌加丹参、浙贝母。10日后三诊，效果明显，带药归乡，未再复诊。

胸痛一证，以膻中或左胸部反复发作疼痛为特点。其发病主要为素体阳虚，以致阴寒、痰浊、气滞、血瘀痹阻胸阳所致。临床可分为虚、实两端，但实证可转为虚证，虚证也可兼有邪实，以致虚实夹杂，变化多端，临床辨证当掌握虚实，分清标本，只要辨治正确、及时，一般都能得到控制或缓解。

19. 谈《内经》治痿证

痿证，指四肢痿废不能运动，肌肉逐渐萎缩致痿或者拘挛致痿。痿者，萎也。杨上善云："以五脏热，遂使皮肤、脉、筋、肉、骨缓痿屈弱不用，故名为痿。"《内经》又称为"痿躄""痿疾""痿易"。其症状与现代医学中的四肢肌肉运动、知觉丧失相类似。《证治准绳·杂病》记载："痿者，手足痿软而无力，百节缓纵而不收也。"

（1）病因病机

《内经》认为，痿证多由于五脏热盛，熏灼五脏之阴，津枯液燥，影响五脏所合的筋骨、肌肉、血脉、皮毛而成。《素问·痿论》云："五脏因肺热叶焦发为痿躄。"说明在痿证形成过程中肺热是重要的致病因素。张介宾亦云："观所列五脏之证皆言为热，而五脏之证又总于肺热叶焦，以致金燥水亏，乃成痿证。"可由水湿、湿热或寒湿等外因所致，亦可由七情太过、远行劳倦、房劳伤肾、阴液内竭、脾胃气虚等内因造成。

①外因　《素问·生气通天论》云："湿热不攘，大筋软短，小筋弛长，软短为拘，弛长为痿。"《素问·气交变大论》及《素问·六元正纪大论》亦论述了水湿、寒湿之邪所致痿证。因此，就外邪而言，《内经》认为主要有湿热、寒湿伤人所致。

②内因　《素问·痿论》云"有所失亡，所求不得""悲哀太甚""思想无穷，所愿不得"，强调情志所伤、气郁生热而成痿病。《灵枢·本神》亦指出："恐惧不解则伤精，精伤则骨酸痿厥。"形劳过度，耗气劫阴，阴不制阳，阳亢生热致痿，如《素问·痿论》云"远行劳倦"者。因此，就内因而言，《内经》认为痿证主要由于情志内伤或体虚劳倦等导致脾胃虚弱、肝肾不足、气血亏少、肺热叶焦等伤人所致。

总之，痿证实证常因热邪、湿热或者寒热所致，虚证常因脾胃虚弱、七情内伤、肾精亏损、气血亏虚所致。病位涉及五脏，以肺脾肝肾为主。《证治准绳·杂病》云："是用五志、五劳、六淫，从脏气所要者，各举其一以为例耳。

若会通八十一篇而言，便见五劳、五志、六淫，尽得成五脏之热以为痿也。”《灵枢·经脉》提出了导致痿证的总体病机乃“虚则痿躄”，不论何种病因所引发，痿证必因虚而发，导致形体不养而发病。

（2）痿证分类

①五脏痿证　《内经》认为，五脏与皮、肌、筋、脉、骨相应，《素问·痿论》云：“肺主身之皮毛，心主身之血脉，肝主血之筋膜，脾主身之肌肉，肾主身之骨髓。”五脏热，使五体失去五脏精气的濡养而发生痿躄 、筋痿、脉痿、骨痿、肉痿，乃病发于中而表现于外。

痿躄：指下肢痿，痿统指四肢痿废不用。《素问·痿论》云：“肺者，脏之长也，为心之盖也……五脏因肺热叶焦，发为痿躄，此之谓也。”脾胃虚弱，化生气血精微之力失常，肺热熏灼，肺津枯涸，不能输布津液于全身各处。内不能灌溉于五脏，外不得输精于筋骨皮毛，则筋脉肌肉失于濡养而日渐消瘦枯萎而不用，以皮肤憔悴、肌肉枯萎不用为特征。治宜清肺养阴之法，可选用清燥救肺汤或李东垣门冬清肺饮或沙参麦冬汤。

筋痿：筋痿为筋脉拘挛而痿废不用。由肝气热，肝肾阴虚，精血不足，筋膜干燥所致。以肢体拘急、丧失正常活动能力为特征。治宜清肝养阴之法，选用《症因脉治》清肝顺气饮、补阴丸、舒筋活络丹。

骨痿：骨痿为因骨枯而痿弱不用。由热邪攻伐肾阴，阴亏不能制约盛火，阴不制阳，阴虚更甚，精虚髓减，骨失所养所致。以腰脊不举、步履无力为特征。治宜滋阴清热补肾之法，选用《血证论》地黄汤或大补阴丸。

脉痿：脉痿关节松弛痿软，为血脉亏虚，血虚失养所致。心热则火上炎，血随气逆，下部气血厥逆上行，则上脉实而下脉虚，血虚不濡润筋脉，或因失血过多，血脉空虚而脉痿。以胫部软弱不能站立、膝踝关节不能屈伸为特征。治宜清热通络法，选用《血证论》天王补心丹。

肉痿：肉痿因脾气热或受湿浊之气的侵犯所致。脾主肌肉而恶湿，脾气热则运化失职，热盛伤津液，津伤则胃干而渴。湿邪浸渍于脾则脾失健运，津液不行，故不能濡养肌肉。以肌肉消瘦、麻木不仁为特征。治宜清热健脾养阴法，可选用《医学心悟》易痿汤。

②湿热痿证　其病起于外因，感受于湿，湿郁化热，湿热浸淫经脉。湿盛困阳，阳气不能化精微；热盛伤精血，筋脉失养，筋失柔润而为痿。《素问·生气通天论》云：“因于湿，首如裹，湿热不攘，大筋软短，小筋弛长，软短

为拘，弛长为痿。”临床表现以肢体逐渐痿软无力，并以下肢为常见，或可兼见微肿、手足麻木、胸脘痞闷、小便涩赤热痛、苔黄腻、脉濡数等湿热之象。宜清利湿热，用加味二妙散。

③脾胃虚弱痿证　脾胃为后天之本，气血生化之源，脾又主四肢、肌肉。胃为水谷之海，化生气血而润宗筋。《素问·太阳阳明论》云：“脾病而四肢不用何也？岐伯曰：四肢皆禀气于胃，而不得至经，必因于脾，乃得禀也。今脾病不能为胃行其津液，四肢不得禀水谷气，气日以衰，脉道不利，筋骨肌肉皆无气以生，故不用焉。”《素问·痿论》亦云：“阳明者，五脏六腑之海，主润宗筋，宗筋主束骨而利机关也。”临床表现以肢体痿软无力，肌肉消瘦为主，或伴有食少便溏、腹胀不适、面色萎黄等一派脾胃虚弱之象。治宜健脾益气，选用补中益气汤。

④肝肾精亏痿证　《灵枢·本神》云：“恐惧不解则伤精，精伤则骨酸痿厥，精时自下。”《灵枢·口问》亦云：“下气不足，则乃为痿厥。”肝藏血，主筋；肾藏精，主骨，肝肾乙癸同源，精血相生。若精血所伤，精虚不能灌溉，血虚不能营养，肢体失养则生痿证。临床表现以膝胫痿弱不能久立，甚则不能行走，或伴有遗精早泄、头昏目眩等精亏不荣之症。治宜补益肝肾，可选用虎潜丸加减。

20.《金匮要略》治虚劳七法

虚劳，亦称虚损，是多种慢性虚弱疾病的总称。其证多因久病体虚，或疲劳过度，以致脏腑亏损，气血虚弱，积久而成。

张仲景在《金匮要略·血痹虚劳病篇》中列举虚劳的证因脉治，包括亡血失精、阳虚寒胜、阴虚阳浮、风气百疾、瘀血内结等。治疗除阳虚着重用温补外，还提出了扶正祛邪和化瘀生新的治法，补充了《内经》《难经》的不足，指出了新的治疗途径。可谓辨证精当，组方严密，用药灵活，对临证颇有启发和帮助。张仲景关于虚劳的治法，可归纳为七法，分述如下。

①甘温建中　本法适用于阴阳不和寒热并见的虚劳证。原文第13条：“虚劳里急，悸，衄，腹中痛，梦失精，四肢酸痛，手足烦热，咽干口燥，小建中汤主之。”条文中的心悸腹痛，为阳病不调于阴，非阴之有余，乃阳之不足；咽干口燥，手足烦热，为阴病不调于阳，非阳之有余，乃阴之不足。阳不摄阴，故梦交失精；血道涩滞，故四肢酸痛。本条是由于阴阳失调，以致形成偏

寒偏热的错综现象。人体之阴阳，是相互维持、相互平衡的，虚劳病的发展往往阴虚及阳，或阳病及阴，从而导致阴阳两虚之证。治当甘温建中，缓急止痛。方用小建中汤。此方为桂枝汤倍芍药，重用饴糖而成，以甘草、大枣、饴糖之甘，建中缓急，用姜、桂之辛以通卫气而走表，芍药之酸以收敛和营气。本方的目的在于建立中气，调和阴阳，使中气得以四运，俾阴阳得以协调，则偏寒偏热的症状自可消失。尤在泾谓：“欲求阴阳之和者，必求于中气，求中气之立者，必以建中也。”本方又为甘温除热的良好方剂，对病后及久病虚热，可用本方加减治疗。

②温中补虚 本法适用于阴阳气血俱不足的虚劳证。原文第 14 条：“虚劳里急诸不足，黄芪建中汤主之。”尤氏云：“里急者，里虚脉急，腹当引痛也，诸不足者，阴阳诸脉并俱不足，而眩悸喘喝，失精亡血等证，相因而致也。”本方为阴阳两虚，中气虚弱，导致气血阴阳诸脉并俱不足的见证。从药测证，应有自汗或盗汗，身重或不仁等症。治疗用黄芪建中汤（即小建中汤加黄芪），温中补虚，缓其急迫。因急者缓之必以甘，不足者补之必以温，加黄芪振正气，回津液，固腠理，以补卫中之阳。陈灵石云：“小建中汤……加黄芪者，以其被虚塞空，实腠通络，尤有专长也。”

③温补肾阳 本法适用于肾阳不足的虚劳证。原文第 15 条：“虚劳腰痛，少腹拘急，小便不利者，八味肾气丸主之。”条文的病理特点，为阴阳两虚，肾阳不足。肾为先天之本，中寓命门之火（真阳），腰为肾之府，如肾阳不足，不能温养下焦，则引起腰痛，身半以下常有冷感，少腹拘急；肾与膀胱相表里，肾阳衰弱，不能化气行水，则小便不利，故用八味肾气丸助阳之弱以化水，滋阴之虚以生气，使肾气振奋，则诸症自愈。亦即王太仆所谓“益火之源，以消阴翳”的意思。方中以桂、附温补肾阳以行水；地黄滋补肾阴以养血；山茱萸、山药补脾益肾，固精秘气；茯苓、泽泻渗泄，通利膀胱之气；牡丹皮行血，疏调络脉之滞。诸药合用，共奏温补肾阳之效。

④扶正祛邪 本方适用于气血不足兼挟风气的虚劳证。原文第 16 条：“虚劳诸不足，风气百疾，薯蓣丸主之。”其病多因气血阴阳俱虚，风邪乘袭。由于人体诸虚不足，卫外之能薄弱，易受外邪侵袭成病。治疗应着重调补，不能执意祛风，损伤正气，反使风邪不解。故本证以薯蓣丸健脾胃为主。盖脾胃为后天之本，是气血营卫生化之源泉。气血阴阳不足，非脾胃健运、饮食增加则无由资生恢复。魏荔彤云：“盖人元气在肺，元阳在肾，全赖后天之谷气资益

其生，是荣卫非脾胃不能通宣，而气血非饮食无由平复也。”故张仲景为虚劳诸不足而致风气百疾立此方，以薯蓣为主，专理脾胃。方中用参、地、芎、归、苓、术补其气血；胶、麦、姜、枣、甘、芍益其营卫；而以桔梗、杏仁、桂枝、防风、柴胡、白蔹、大豆黄卷、神曲祛风行气。诸药合用，共奏扶正祛邪之功。

⑤养阴除烦　本法适用于心肝阴血亏虚心烦失眠的虚劳证。原方第17条：“虚劳虚烦不得眠，酸枣仁汤主之。”本条由于阴阳不足，心血亏损所致。主症是烦而不得安眠。肝阴虚则生内热，心血不足则心神不安，热扰神明则引起心烦失眠等证候。《内经》说：“肝藏魂，人卧则血归于肝。病虚劳者，因肝气不荣，则魂不得藏，魂不藏，故不得眠。治用酸枣仁汤养阴清热除烦。取酸枣仁以安肝胆为君，略加川芎调血以养肝，茯苓、甘草以宁心安神，知母降火以除烦。诸药合用，共奏养阴、清热、除烦、安神、宁心之效。”

⑥祛瘀生新　本法适用于瘀血内强的虚劳证。原文第18条：“五劳虚极羸瘦，腹满不能饮食，食伤，忧伤，饮伤，房室伤，饥伤，劳伤，经络荣卫气伤，内有干血，肌肤甲错，两目黯黑，缓中补虚，大黄䗪虫丸主之。”本条的症状，即身体羸瘦，腹满不能食，肌肤甲错，两目黯黑。其病机为干血内结，导致津血不能外荣。《金匮要略直解》指出：“此条单指内有干血而言。夫人或因七情，或因饮食，或因房劳，皆令正气内伤，血脉凝积，致有干血积于中，而虚羸见于外也。血积则不能以濡肌肤，故肌肤甲错，不能以营于目，则两目黯黑。予大黄䗪虫丸以下干血，干血去，则邪除正旺，是以谓之‘缓中补虚’。非大黄䗪虫丸能缓中补虚也。”张路玉曰：“举世皆以参、芪、归、地为补虚，仲景独以大黄、䗪虫等补虚，苟非神圣，不知行是法也。”大黄䗪虫丸的作用主要是祛瘀生新，瘀血不去则新血不生。方中以大黄、䗪虫、水蛭、虻虫、蛴螬、桃仁、干漆活血化瘀；芍药、地黄益血补虚；杏仁、黄芩调肺气，清瘀热；甘草、白蜜益气缓中。本方为久病血瘀的缓方，取其攻补兼施，峻剂丸服，达到扶正不留瘀，祛瘀不伤正的作用，故曰“缓中补虚”。

⑦甘温摄精　本法适用于肾虚失精的虚劳证。原文第12条：“夫失精家，少腹弦急，阴头寒，目眩，发落，脉极虚芤迟，为清谷，亡血，失精。脉得诸芤动微紧，男子失精，女子梦交，桂枝加龙骨牡蛎汤主之。”条文的病理机制是精液耗损太过，劳伤心火，阴虚及阳，以致阴阳两虚之候。故临床表现少腹弦急，外阴部寒冷。精衰血少，则目眩发落。《素问·生气通天论》说：“阴阳

之要，阳密乃固。”若阳失去阴的涵养，则火浮不敛，阴得不到阳的固摄，则精不内守，因而出现遗精梦交之症。程云来曰：“肾主闭藏，肝主疏泄，失精则过于疏泄，故少腹弦急也。阴头为宗筋之所聚，真阳日亏，故阴头寒也，目眩则精衰，发落则血竭，是以脉虚芤迟也。虚主失精，芤主亡血，迟主下利清谷也。”

失精家不仅阴虚，阳亦因久于遗泄而亏损，阴阳之要在于阳密乃固，今因遗泄伤阴，阳失阴之涵养，浮而不敛，阴亦失阳之固摄，走而不守，于是阳浮于外，阴孤于内，致有梦遗失精之患。故用桂枝加龙骨牡蛎汤调和阴阳，潜阳入阴，阳固阴守，则遗精自止。徐忠可说：“桂枝汤用治外感证能解肌去邪，用治内伤证则能补虚而调和阴阳，更加龙骨、牡蛎，能治疗失精，并收敛浮阳。”

二、养生漫谈

1. 咽唾抗衰老

古代养生家称唾液为“玉泉”“甘露”“金津玉液”，认为唾液充盈才能健康长寿，而唾液不足的人常常会口干舌燥，面容枯槁、便秘、头晕、耳鸣等。研究发现，唾液具有帮助消化，中和胃酸、修补胃黏膜、杀菌等作用。唾液中含有大量的钙质游离子的酵素荷尔蒙，具有抗衰老作用。

咽唾的方法是：不拘行住坐卧，舌搅口中，等到唾液多时，像漱口一样，分3次徐答咽下，或端坐，排除杂念，舌顶上腭，牙关紧闭，待唾液满口，缓缓咽下，并以意念送至脐下丹田。咽唾虽简，持之以恒，可收良效。

2. 勤用脑是延缓衰老的妙方

延缓衰老，首先是延缓大脑功能的衰老，因为它是人体的中枢系统，它的功能不衰退、生命才能保持活动。保护脑子的主要妙方是“勤用脑”。研究证明，凡喜欢用脑的人，寿命就长，勤用脑就能推迟衰老。

近年来，科学家对老年人大脑功能衰退，提出了新的见解，他们用超声波测量不同生活方式的人的大脑，发现勤于思考的人，其脑血管经常处于舒展状态，使脑神经细胞得到良好的保养，从而使大脑功能不会过早衰退。往往有一些老人在退休前没有明显衰老，退休后一两年便显得老态龙钟。大多数是因为不读书、不锻炼，导致中枢神经传导受阻，各器官生理功能失调。因此，老年人应根据自己的体力特点，积极重建生活方式，多用脑，勤用脑，以保持旺盛的精力。

3. 农历月份与中医养生

一月：正月、元月、初月、冠月，属木。

二月：令月、杏月、花月、仲春，属木。

三月：桃月、季月、暮月、晚春，属土。

四月：梅月、槐月、孟夏、初夏，属火。

五月：蒲月、柳月、皋月、仲夏，属火。

六月：荷月、伏月、季夏、盛夏，属土。

七月：巧月、孟秋、兰秋、初秋，属金。

八月：桂月、仲秋、正秋、壮月，属金。

九月：菊月、玄月、季秋、暮秋，属土。

十月：露月、初冬、孟冬、上冬，属水

十一月：冬月、畅月、雪月、仲冬，属水。

十二月：腊月、季冬、残冬、岁尾，属土。

中医学根据五行特性认为，肝属木，故肝喜条达而恶抑郁，并有疏泄功能；火性温热而炎上，心属火，故心阳有温煦之功能，心火易于上炎；土性敦厚，有生化万物之特性，脾属土，故脾有消化水谷，运输精微，营养四肢百骸的功能，又为气血生化之源；金性清肃收敛，肺属金，故肺具有清宣肃降之功能；水性润下，有下行、闭藏之性，肾属水，故肾主水液代谢的蒸化排泄，并有藏精功能。中医学同时认为五行对应五脏，彼此功能并不是孤立的，而是相互关联并制约。如肾能藏精，肝能藏血，肾精可以化生肝血，此即肾水滋养肝木，即水生木；肝藏血，心主血脉，肝贮藏血液和调节血量功能正常，则有助于心主血脉功能的正常发挥，此即肝木上济心火，即木生火；心主血脉，又主神志，脾主运化，为气血生化之源，又主统血，心之阳热可以温运脾阳，心主血脉功能正常，血能荣脾，脾才能发挥主运化、生血、统血功能，此即心火温运脾土，即火生土；脾能转输精微，益气以充肺，从而维持肺主气之功能，并使之宣肃正常，此为脾气生养肺气，即土生金；肺主气，职司清肃，肾主藏精纳气，肺气肃降则有助于肾精之闭藏和气之摄纳，肺气肃降，水道通调，又能促进肾主水功能的发挥，此即肺金滋养肾水，即金生水。

脏腑之间的相互制约关系，如肺气肃降，气机调畅，可以抑制肝气上逆和肝阳上亢，此即金克木；肝气的条达，可以疏泄脾湿壅滞，此即木克土；脾气运化，可以调节肾主水功能，防止水湿泛滥，此即土克水；肾水的滋润，上济于心，以制约心火的亢炎，此即水克火；心之阳热，可以制约肺气清肃太过，此即火克金。

中医对于各月份的饮食禁忌、养生要点也是基于上述的理论。如一、二月份属木，宜滋水涵木，指通过滋养肾阴又称滋肝养肾法、滋补肝肾法、乙癸同源法达到以养肝阴，从而涵敛肝阳。四、五月份属火，气温不断上升，中医认为此时人体的心脏机能处于旺盛时期，宜泻肝水、心火，注意对肝脏和心脏的特别养护，需多食水果蔬菜，补充水分，以保持机体内平衡。三、六、九、十二4个月份属土，宜培土生金法，注意补脾益气而达到补益肺气，因受春夏两季交替的影响，这4个月气候变化大，环境多风、多雨，温差变化大，人体非常容易遭受湿邪侵袭，因而出现头晕身倦、胸闷腹胀、食欲不振、大便泄泻等不适。应注意避免暴饮暴食，伤及脾胃，也可以用党参黄芪泡茶饮用。七、八月份属金，可利用金水相生法达到滋补肺肾。另外，中医认为培金能够固土，土能生金，所以夏季尤要注意保护脾胃，避免贪吃冷饮。同时要注意防暑降温，以免灼伤肺金。十、十一月份属水，宜培土制水达到养生目的，注意温运脾阳，润肺益气，防止脾虚不运，肺气不振，水湿泛滥导致身体不适。此时，由初秋慢慢转入秋天，皮肤易干燥，宜多吃些酸性且收敛肺气的食物，如苹果、橘子、山楂、猕猴桃、银耳、豆腐、百合、蜂蜜、糯米、粳米、豆芽等有润肺作用；少吃辛辣食物，如葱、姜等，可避免发散泻肺。

4. 饮酒与健康

酒在我国有悠久的历史，早在《内经》中即有汤液醴醪专篇，醴指甜酒、醪为醇酒。上古的医者常用酒来治病，所以“醫”字下半部分就用“酒”字，其意即酒，足见酒与医药的密切关系。

中医学认为，酒为水谷之气，味辛、甘，性热，入心、肝二经，有畅通血脉，散瘀活血，祛风散寒，消冷积，医胃寒，健脾胃，引药上行之效。适量饮酒，有强身提神，助气健胃，消除疲劳，壮精神，促进睡眠等作用，说明适度饮酒可以使人强壮，使人兴奋。

明代医学家李时珍认为：“少饮则和血行气，壮神御寒，遣兴消愁。”故常用酒浸药治疗经络不通，疼痛诸痹。如李时珍用牛膝酒“壮筋骨，治痿痹，补虚损，除久虐”，用菖蒲酒“治三十六风、十二痹，通血脉治骨痿，久服耳目聪明”，还有大家熟悉的虎骨酒、豹骨酒、国公酒、五加皮酒、木瓜酒等，都有以上作用，也有的用来作为补品，如人参酒。此外，酒还能解毒、避邪，如《博物志》里讲了这样一个故事：“王泉、张衡、马均三人，冒雾晨行，一人饮酒，一人饱食，一人空腹，空腹者死，饱食者病，饮酒者健。此酒势避恶，胜于作食之效也。"说明酒有解毒避邪的作用。现代临床用酒精消毒，也是这个道理。酒虽有提神、健胃、消除疲劳的功效，但不可过量。如若多饮，甚至大醉，则伤神耗血，损胃烁精，动火生痰。

现代医学认为，酒的主要成分是乙醇，进入人体后，主要由胃吸收，其次是小肠，越是空腹，吸收越快。由于酒精的刺激，能够引起慢性胃炎，营养不良。据报道，饮酒过量，大脑就会受到抑制，反应迟钝，语言不利，走路不稳，严重时能引起大脑深度抑制，出现昏谵等症状。最后因呼吸麻痹而致死，酒对心血管系统也有危害，还会使血液中的胆固醇含量增高，血压增高；对患冠心病的人，还能引起冠状动脉供血不足；对肝脏会造成肝功能减退、脂肪肝，以致肝硬化；对消化系统会引起胃溃疡、胰腺炎。长期饮酒还会使全身感觉器官都受不同程度的损害，使之迟钝。无数事实都说明过量饮酒对身体是有极大危害的。

5. 饮茶与健康

我国人民以茶作为饮料，早在 4 世纪就已很普遍，素有"烹香茗以待以客"的好风尚。茶对人体的好处在我国历代文献中有很多记载。如《神农本草经》中说："茶叶苦，饮之使人益思，少卧，轻身明目。"明·李士材《本草图解》载："茶叶清头目，醒睡眠，消暑，解酒毒。"所以茶既是饮料，又可兼作药用。

饮茶益于健康。明·陆树声说："茶能除烦雪滞，涤醒破睡。"肯定了茶清脑除烦的作用。茶还有消食除垢、止渴利尿的作用。故平素吃油腻食物过多，喝一杯茶，顿觉舒适。元·贾铭说："久饮令人瘦，去人脂。"所以食肉较多，运动较少的肥胖老人，饮茶是有益的。

研究表明，茶之所以对人体有益，是因为茶中含有咖啡因、芳香油、维生素等多种成分。茶中的单宁酸有解油腻、止渴杀菌等作用。茶中的咖啡因是一种兴奋剂，有兴奋作用，可消除睡意和疲劳，并有增强心脏收缩力，扩张心肾血管，改善循环系统机能的作用。因此，国内外医学家多根据我国古籍中茶叶功效的记载，结合现代医学科学方法，用绿茶治疗高血压、降胆固醇、高脂血症。由于茶中的鞣酸能沉淀蛋白，分解脂肪，故有用含鞣酸较多的乌龙茶减肥的报道。所以合理饮茶对心血管系统的疾病患者大有裨益。

茶虽有提神、醒脑、消除疲劳的功效，但亦不可过量。饮过量的浓茶可以造成心动过速、心律不齐等症。凡有肺心病、冠心病、高血压的老年人，喝茶宜清淡少饮，又因茶能提高基础代谢率，有甲状腺功能亢进的患者不宜饮茶。饮茶过量，能利水伤津，引起便秘，胃肠不适。老年人性喜安静，久之可造成贫血。中医学中所谓的“茶痨”就是这种病。

6. 茶的作用

隔夜茶或喝剩下的残茶，往往被人们倒掉，其实它有许多用处，可给人们带来意想不到的作用和益处。

①杀菌、止血、除口臭　隔夜茶中的酸素含量最丰，具有杀灭细菌，防止毛细管出血的作用。用其漱口，可清除口臭，用洗伤口，可杀菌、止血。

②止痒　用隔夜茶洗头，可去头屑、止痒、乌发。经常用其洗眉，眉毛会变得浓密黑亮。

③能催眠　将用过的残茶收集起来晒干，填做枕芯，此法不仅有催眠入睡之能，且有清头目的作用。

④去污垢、辟秽味　门窗玻璃、台板、家具，常用残茶擦拭，可保持清洁光亮。另将晒干的残茶点燃，可驱除厕所等处的异味，夏日可驱除蚊虫。

⑤肥花卉　用残茶浇花，花卉长得茁壮，花卉艳丽。

7. 谢兆丰谈保健养生法（讲稿节选）

我今年（2012年——编者注）已是89岁的耄耋老人，退休多年，身体还算可以，2007年8月因暑热高温，突然中风，右侧半身不遂，上下肢不能活动，由于治疗及时，恢复很快，唯右腿有些乏力，但走路、举臂还算灵活。我体质尚可，头脑清晰，两耳不聋，双目不花，思维敏捷，语言不乱，周一至周五上午坚持上班带教，午后在家看书、阅报、整理自己的著述资料，有时作为娱乐和邻居打打麻将。

退休后，院外多处高薪聘我外出坐诊，皆被我回绝，仍留原单位到现在，工作一如既往，兢兢业业，全心全意为人民服务，为振兴中医事业，培养后继，作微薄贡献。如今我的身体还不错，精神矍铄，看起来就像七十多岁的老人。每天都有人问我：“你的身体这么好，如何保养的?”向我讨教养生之道。其实我也没有什么养生之道，仅将日常生活起居的情况告诉他们。

（1）思想乐观

思想情绪的好坏，对人体的衰老具有很大的影响。人要健康长寿，情志调畅是一个重要条件。如果情绪不好，郁闷不畅，就会造成气血运行紊乱，脏腑功能失调，从而发生各种疾病。所以思想要开朗，心情要舒畅，万事想得开，心乐身体好，凡事不计较才能形体健康，阴阳平和，气血通畅。

岁月催人老，人老心别老。“笑一笑，十年少；愁一愁，白了头”是有一定道理的。俗语云：“读书唱歌品香茗，淡泊从容度春秋，勤动手脚多锻炼，福寿安康乐悠悠。”凡事顺其自然，遇事处之泰然，艰辛曲折必然，历尽沧桑豁然，一生顺利安然。若要身心松，“三乐”在其中。物质生活上“知足常乐”，精神生活上“自得其乐”，人际关系上“助人为乐”。正确对待自己，正确对待他人。退休老人要学习袁隆平，努力做到70岁的年龄、50岁的身体、30岁的心态、20岁的肌肉，让快乐伴随晚年生活。

（2）饮食有节

古人云：“安身之本，必资于食。”机体对于营养物质的需求是多方面的，因而要求膳食调配尽可能做到全面、合理。如饮食不节，易伤脾胃，致人多病早衰。唐代孙思邈对饮食宜忌早有论述：“食不可过饱，务令简少，常宜轻清甜淡之物。”又云：“美食宜熟嚼，生食不粗吞，食勿大语。”这对避免损伤脾胃及祛病延年都有重要意义。所以饮食要有规律，有节制，不暴饮暴食，以素淡为主。

我每天的饮食是这样安排的：早餐打1个生鸡蛋，加少许麻油，开水冲服，半杯牛奶和1个馒头，餐前喝1杯温开水；午餐荤素搭配，素食为主，1两白酒，主食为大米饭，不吃动物油脂及油炸烤的食物和辛辣、过咸、过甜的食物，从来不吃保健品、零食，吃饭细嚼缓咽；上午喝1～2杯开水，下午饮淡茶或开水两杯，晚餐1碗面条加点醋，1碗玉米粥或大麦粥，不挑食，做到膳食平衡。

（3）起居有常

我的生活规律，每天饮食起居、作息、锻炼、工作、睡眠等基本上都有一定的规律。早晨6点起床，先按摩前额、太阳穴，捏鼻，搓耳，梳洗，喝1杯开水；早餐后上班工作，午餐后睡眠1小时左右，下午看书、读报、整理资料，替实习生修改试诊单，批阅临床心得等；晚上用热水泡脚，后用手掌拍打脚心66下，增强抗病能力；晚餐后散步1～2小时，适当动脑，使头脑越用越清晰，大约22∶30就寝。一般来说，我晚睡早起，定时进食，按时喝水，随气温变化增减衣服，工作、休息合理安排。这样才能保持身体健康，精神旺盛，提高机体的免疫力。

（4）坚持锻炼

中国有句老话："流水不腐，户枢不蠹。"说的是经常活动着的物体是不易毁坏的。人体亦然，需要经常活动，才能保持健康，延年益寿。锻炼不拘一格，以适合自己的年龄和体质为原则。家务劳动、打扫卫生、栽花种树、散步、快走、广播操、气功等都是锻炼身体、增强体质的运动方法。经常锻炼，不仅可以使气血通畅，筋骨强劲，肌肉发达结实，脏腑功能健旺，还能帮助消化，调节人体的精神情志，促进身心健康，有助于多种疾病的防治。

每天晚餐后，我坚持1～2小时的散步活动，风雨雪天除外。在散步过程中，将注意力集中在脚底涌泉穴，如果感到脚底微微发热，效果更好，这有助于改善神经衰弱、失眠等症状。散步时轻拍双臂，前后拍掌，敲打身躯，轻揉耳朵，弯腰仰背都是很好的辅助动作，可以使经络疏通，气血调和。

（5）精神保养

精神因素对躯体健康有重要的影响，做好精神保养，保证充足睡眠，防止过度疲劳，注意劳逸结合。不要用脑过度，避免急躁、烦闷、多虑、忧郁等不良情绪。我从事医疗、教学、科研工作六十多年，退休留用后我常说，把自己的工作做好就行，做到全心全意为人民服务，一切顺其自然。在漫漫人生中，都要保持一种豁达淡然的心态，把生活看得平淡些，把日子过得开心些，别把事情想得太复杂，用平和的心态去面对一切，不以物喜，不以己悲，这样就能延缓衰老，健康长寿。

养生妙诀

心怀开朗　戒烟少酒
生活规律　坚持锻炼
饮食有节　思想纯朴
营养适中　静以养性

健康八宜

发宜常梳　口宜常闭
目宜常运　津宜常咽
面宜常挫　齿宜常叩
耳宜常弹　腹宜常摩

8. 谈谈中医“治未病”

随着生活水平的提高，生活质量的提升，人们对健康的要求和重视程度日益增高，中医“治未病”越来越被重视，被越来越多的人所接受。“治未病”在提高人们的生活质量中发挥出越来越大的作用。《黄帝内经》首次提出“治未病”的概念，并从养生、延年、益寿等方面进行论述。唐·孙思邈进一步发展了“治未病”理论，将疾病明确划分为“未病”“欲病”“已病”三类。医圣张仲景运用五行乘侮规律开展“治未病”实践，元·朱丹溪、明·杨继洲、清·叶天士等人均在自己的医疗实践中秉承和发展了“治未病”理念。华佗创编的五禽戏、马王堆帛画《导引图》及芸芸膏方都是前人保健养生的具体成果。

“治未病”在我国有着悠久的历史，也是中华民族几千年的疾病预防史。自古以来“治未病”理论一直贯穿着三大理念：一是未病养生，防病于先；二是欲病施治，防微杜渐；三是已病早治，防止传变。其核心是无病早防，欲病早治。因此探讨“治未病”的理念，普及“治未病”的知识，对于更深入地认识中医药学，发扬光大中医药文化，提高人民健康水平有非常重要的现实意义。

（1）未病先防

中医历来重视预防保健，《黄帝内经》提出“治未病”的预防思想就是养生、调摄尚未患病的机体。在《素问·四气调神论》中提出：“是故圣人不治已病治未病，不治已乱治未乱，夫病已成而后药之，乱已成而后治之，譬犹渴而穿井，斗而铸兵，不亦晚乎？”生动地指出了“治未病”的重要意义。“圣人不治已病治未病”主要体现了中医学一贯主张的预防为主，防病胜于治疗的思想。中医学认为一个好的医生应该通晓养生之道，摄生之理。“养生”包括形神共养，协调阴阳，顺应自然，饮食有节，起居有常，精神内守，和调脏腑，通畅经络，节欲保精，益气调息，动静适宜等一系列养生原则，协调平衡，是其核心思想。

治未病，就是切断病邪侵入人体和疾病不良转化的途径，使人体恢复阴阳平衡，从而达到“阴平阳秘”的健康状态。对亚健康的预防除了改善生活方式、生活环境外，体质的改善也是重要一环。如脏腑功能衰退，正气不足，气血虚衰，机体失于濡养，则生理机能低下，机体生化不及，精乏气少，脏腑功能易损，若邪气乘虚侵入人体，可导致疾病的发生。

（2）欲病早治

所谓欲病，就是将要患病之状，是疾病的潜伏期即将过去的状态，病发在即。在疾病初起阶段，要做到早发现、早诊断、早治疗。病邪侵袭之初，如能及时治疗，一方面可以控制病邪蔓延，另一方面可以避免正气的过度损耗。正气损耗不大的病变，既容易治疗，也容易恢复健康；若因循失治，则病邪步步深入，逼迫五脏，造成正气衰败，病情逆转。所以，对任何疾病都必须重视早期治疗。

临床上有很多疾病由于早期积极治疗，防止了其发展与变化。如乙型肝炎患者，早期进行积极的抗乙肝病毒治疗，可以有效减轻肝脏炎症程度，延缓或减少肝纤维化、肝硬化的发生机会，降低肝癌的发生率。

（3）已病防变

已病防变，主要体现在临床实践过程中。在治疗疾病时，首先应防止疾病传变、病邪深入、病势蔓延造成复杂而严重的后果。《素问·阴阳应象大论》中说：“故邪风之至，疾如风雨，故善治者治皮毛，其次治肌肤，其次治筋脉，其次治六腑，其次治五脏。治五脏者，半死半生也。”这段话强调医生要重视疾病的早期治疗，并注意防止疾病向内脏传变。一般病在体表，容易治愈；病邪伤及筋脉和六腑也还可治；若侵及五脏时，病势严重，治愈率也就低了。这证明了疾病发生后由表及里、由腑入脏、由浅及深、由轻到重的传变规律及治疗难易程度和结果的不同。所有这些都说明了中医一贯主张摄养为先、预防为主的理念。因此，我们在临床治疗过程中，必须注意防止疾病的传变和并发症的发生。如《金匮要略》所言：“见肝之病，知肝传脾，当先实脾。”为了预防疾病的传变，抑制病情的发展，就预先补脾，使脾土健旺，中气充足，肝木就不能克伐脾土。这是防止疾病传变的一种治疗法则，也指出了早期诊断、早期治疗的重要意义。

清·叶天士治疗温病提出“先安未受邪之地”，可有效控制温病转归，是未雨绸缪之举。“先安”是对阴虚体质患者的阴液保护，顾护了温病阴液耗伤之虑，为防传变之兆，应有先安之举。叶天士关于温热病的传变规律及病位变化的阐述，使我们看到“治未病”理念在温病学中的应用，提高了我们对温病的救治水平。这种防重于治的思想在指导实践过程中收到了显著的成效，不仅创造出一套具有民族特色、行之有效的养生方法，而且其中有不少已进一步成为后世治疗疾病的措施，对我国民族的繁衍具有一定的贡献。

总之，中医药学的“治未病”理念，贯穿整个中医药文化，突出了治在“病先”的主题，体现了“知常达变，知病先防”的科学的辩证唯物主义理念。“未病先防，欲病早治，已病防变”体现了中医学“防胜于治”的思想理念。这是一种积极与疾病做斗争的思维、思路的探索，也是一种人们对自然规律的探索，是指导中医临床的一个系统思维方式。

9. 谈中医体质辨识与养生保健

中医对体质差异的辨识早有认识，在《灵枢》中即有记载：“人之生也，有刚有柔，有弱有强，有短有长，有阴有阳。”《灵枢·论痛》中又说：“筋骨之强弱，肌肉之坚脆，皮肤之厚薄，腠理之疏密，各不同。”《医宗金鉴》也明确指出：“盖人之形有厚薄，气有盛衰，脏有寒热。”这些皆论述了不同个体的特异性，也就是说我们每个人在形态结构、生理功能、对疾病的抵抗能力、康复能力、心理因素等方面“与众不同”。因此，要学会科学养生，我们首先要学会辨别自己的体质，然后才能根据自己的体质，有的放矢地选择相应的治疗、预防和养生方法，实施“因人制宜”的措施。未病先防，有病防变，达到增强体质，强身防病的目的。

（1）正常体质

正常体质，即平和体质。正常体质的人，形体匀称、健壮，面色红润，精力充沛，目光有神，饮食、睡眠良好，二便正常，性格平和开朗，矫健有力，耐受寒热，对四时寒暑及地理环境适应能力较强，舌质淡红，脉象和缓。这种体质的人不易感受外邪，很少生病。此属健康体质，气血调和，阴阳平衡，不过还须努力保持下去，不需服药。

（2）气虚体质

气虚有心气虚、肺气虚、肾气虚、脾气虚。

①心气虚　症见心悸气短，面色㿠白，易汗出，倦怠乏力，喜出长气，舌淡苔白，脉弱或结代。病机：禀赋薄弱，或病后失调，以及思考过度，耗伤心神而成。治以补益心气。用养心汤（《证治准绳》方：黄芪、茯苓、茯神、当归、川芎、炙甘草、半夏曲、柏子仁、酸枣仁、远志、五味子、党参、肉桂）。

②肺气虚　症见咳嗽短气，痰稀，倦怠懒言，声音低怯，畏风形寒，或自汗，舌淡苔薄白，脉虚弱。病机：劳伤过度，病后元气未复，或久咳伤气，致肺气亏虚。治以补益肺气。用补肺汤（《永类钤方》方：党参、黄芪、熟地黄、五味子、紫菀、桑皮）。

③脾气虚　症见食少，倦怠乏力，大便溏薄，面色萎黄，脉弱。病由脾虚运化不健，不能化生精微所致。治以益气健脾。方用参苓白术散（《太平惠民和剂局方》方：党参、白术、茯苓、炙甘草、桔梗、山药、炒扁豆、炒莲肉、砂仁、薏苡仁）。

④肾气虚　症见面色淡白，腰脊酸软，听力减退，尿频或失禁，舌淡苔薄白，脉细弱。病由劳损过度，或久病失养，肾气亏耗所致。治疗：固摄肾气。用大补元煎（《景岳全书》方：党参、熟地黄、山药、山萸肉、杜仲、当归、枸杞子、炙甘草）。

气虚体质和阳虚体质比较相近，气虚的人，形体消瘦或肥胖，平时怕冷、怕热、怕风，易感冒，体倦乏力，面色不华，精神不振，目光少神，语声低微，动则汗出，心悸食少，舌淡苔白，边有齿痕，尿频，大便溏或脱肛，子宫下垂，脉虚弱等。

养生保健：气虚的人，在饮食上应多吃益气健脾的食物，如山药、白扁豆、黄豆、鸡肉、香菇、大枣等。少吃生萝卜、金橘、山楂、槟榔、荷叶等。气虚之人，抗邪能力低下，日常起居尤其不可汗出当风，不要过度劳累，保持充足睡眠；生活上注意保暖，预防反复感冒；不要剧烈运动，可做一些缓和的运动，如散步、打太极拳、做操等。

中药可用补中益气的四君子汤、玉屏风散、补中益气汤等。

（3）阳虚体质

阳虚有心阳虚、脾阳虚、肾阳虚。

①心阳虚　症见心悸，气短，心痛，舌苔淡白，脉细弱或虚大无力。病由思虑伤神、劳心过度、心气不足所致。治疗：温心阳、益心气。用养心汤、四逆汤（《伤寒论》方：炙甘草、干姜、制附子）。

②脾阳虚　症见面色少华，食少倦怠，少气懒言，胃脘冷泛清水，肠鸣，腹胀，便溏，舌苔淡白，脉弱。病机：过食生冷或过用寒凉药物及久病失养，脾阳不振，运化无权。治疗：温运中阳。用理中汤、拯阳理劳汤（《医宗必读》方：党参、黄芪、白术、甘草、陈皮、肉桂、当归、五味子），或用干姜、白术、吴茱萸、肉豆蔻。

③肾阳虚　症见面色淡白，腰酸腿软，阳痿，头昏耳鸣，形寒怕冷，尿频等。病机：禀赋薄弱，久病不愈，或房劳伤肾，下元亏损，命门火衰。治疗：温补肾阳。方用右归丸（《景岳全书》方：鹿角胶、熟地黄、山萸肉、山药、杜仲、当归、枸杞子、菟丝子、附子、肉桂）、龟鹿二仙胶（《证治准绳》方：鹿角、龟板、枸杞子、人参）、金匮肾气丸。

阳虚体质，也就是人们常说的寒性体质。人体之阳气，具有温煦、兴奋、激发、推动等功能。阳虚体质之人，最大特点就是怕冷，手脚冰凉，甚至在夏天四肢也欠温，精神不振，大便溏薄，小便清长、量多，舌苔薄白，脉象沉细。阳虚体质在女性及老年人较多见。

养生保健：阳虚的人，在饮食上应多吃温补阳气的食物，如羊肉、牛肉、韭菜、生姜、葱等；少吃梨子、西瓜、冬瓜、蚌肉、荸荠等寒凉的食物及冷饮等。秋冬季节注意防寒保暖，尤其是前胸后背和足底部位要保暖。生活起居要有规律，夏天不可贪凉太过，电风扇不可冷风直吹，空调温度不能太低，适当运动。

中药可用温补助阳的理中汤，以及鹿茸、海狗肾、冬虫夏草、补骨脂、菟丝子、淫羊藿、仙茅等。

（4）阴虚体质

阴虚有心阴虚、肺阴虚、肝阴虚、肾阴虚。

①心阴虚　症见心悸，少寐，舌红少津，舌尖干赤，脉细数等。病机：思虑劳心过度，以致营血亏虚，阴精暗耗，阴不敛阳，心阳浮越。治疗：滋阴养心，安神。方用天王补心丹（《世医得效方》方：生地黄、党参、玄参、丹参、天冬、麦冬、当归、五味子、茯神、桔梗、远志、酸枣仁、柏子仁）。

②肺阴虚　症见咽燥干咳或咯血失音，潮热盗汗，午后颧红，舌红少苔，脉象细数等。病机：久咳伤肺，以致肺阴亏虚，虚热内生，耗灼肺金。治疗：滋阴润肺。用百合固金汤（《医方集解》方：生熟地黄、麦冬、百合、白芍、当归、贝母、玄参、桔梗、甘草）。

③肝阴虚　症见眩晕头痛，耳鸣耳聋，麻木，震颤，雀目，舌红少津，脉细数。病机：肝阴不足，阴虚不能制阳，肝为刚脏，赖肾水以滋养，肾阴不足，精不化血，血不养肝，则肝阴不足，肝阳上亢。治疗：滋阴养肝。用杞菊地黄汤、大补阴丸（《丹溪心法》方：知母、黄柏、熟地黄、龟板）、补肝汤（《医宗金鉴》方：当归、白芍、熟地黄、川芎、酸枣仁、木瓜、麦冬、甘草）。

④肾阴虚　症见形体虚弱，头昏耳鸣，遗精腰酸，两足痿弱，口干，舌红少苔，脉细。病机：酒色思劳过度或久病之后，真阴耗伤。治疗：滋养肾阴。用六味地黄汤（《小儿药证直诀》方：熟地黄、山萸肉、山药、牡丹皮、泽泻、茯苓）。

阴虚体质者，瘦人多见，由于体内津液亏少，常有虚火表现。两颊潮红，面部烘热，眼睛干涩，手足心热，盗汗，口燥咽干，渴喜冷饮，大便干燥或秘结，小便短赤，夜眠久佳，舌红少苔或舌有裂纹，脉细数等。

养生保健：对阴虚体质的人，在饮食上应多吃甘凉滋润、养阴生津之品，如绿豆、甘蔗、梨、葡萄、荸荠、银耳等；少吃羊肉、韭菜、辣椒、葵花子等性温燥烈之品，选用龟、鳖、鸭肉等。居住环境宜安静，避免熬夜，不要剧烈运动，以免汗出过量。

中药可用滋阴降火的知柏地黄汤及青蒿、地骨皮、鳖甲、沙参、麦冬、枸杞子等。

（5）湿热体质

①湿热内蕴　症见脘胁痞胀，不思饮食，身重体困，皮肤发痒，小便色赤不利，口苦，便溏，面目身黄，舌苔黄腻、脉濡数。病机：酒食肥甘，伤及脾胃，脾失健运，湿热交阻。治疗：清热化湿。用苍术白虎汤（《张氏医通》方：苍术、石膏、知母、甘草、粳米）。以黄疸为主者，用茵陈五苓散（《金匮要略》茵陈、桂枝、茯苓、白术、泽泻）或茵陈蒿汤（《伤寒论》方：茵陈、栀子、大黄）。

②湿邪困脾　饮食不香，中脘饱闷，口中黏腻不渴，头重身困，泛恶，便溏，舌苔白腻，脉濡细。病机：涉水淋雨，坐卧湿地，或内湿素盛，中阳被困，脾失运化。治疗：运脾化湿，用胃苓汤（《证治准绳》方：苍术、厚朴、陈皮、甘草、白术、茯苓、泽泻、猪苓、桂枝）或藿朴夏苓汤（《医原》方：藿香、半夏、赤苓、杏仁、薏苡仁、白蔻仁、猪苓、淡豆豉、泽泻、厚朴）芳香化湿，宣通气机。

湿为阴邪，易伤阳气，易阻气机，湿性重浊、黏滞、趋下。热为阳邪，易伤津液，易扰心神，易致肿疡。湿热体质的人，性情急躁多怒，喜食肥甘厚味，常见倦怠乏力，头身沉重，面部和鼻尖油脂偏多，易生粉刺，皮肤易痒，口苦、口干、口臭或口有异味，大便多黏滞不爽，尿短赤，舌质偏红，苔黄腻，脉滑数。女性可见黄带、外阴瘙痒，男性可见阴囊湿疹或潮湿多汗等。

养生保健：湿热体质的人，在饮食上宜清淡为主，多食甘寒、甘平的食物，如绿豆、红小豆、芹菜、黄瓜等；少吃甘缓滋腻之品，如羊肉、蜂蜜、饴糖、辣椒、火锅、烧烤、酒类等。生活起居，要早睡早起，避免居住潮湿地方，保持二便通畅，以防湿热积聚。

中药可用清热利湿的二妙丸及黄芩、黄连、薏苡仁等。

（6）痰湿体质

痰湿犯肺　症见咳嗽痰多，咯吐稀黏白痰，胸脘作闷，舌苔白腻，脉濡滑。病机：脾不健运，湿邪凝聚，痰阻气滞，肺气失宣。治疗：燥湿化痰、理气和中。方用二陈汤（《太平惠民和剂局方》方：半夏、橘红、茯苓、甘草）。

痰湿体质的人，一般体形肥胖，尤其腹部肥胖明显，面及皮肤油脂较多，喜食肥甘，容易出汗，常感胸闷痰多，头脑昏沉，四肢酸困，出汗较多，口中黏腻，大便黏滞不爽，舌体胖大，苔厚腻，脉濡或滑。这类人易患高血压、糖尿病、肥胖病、高脂血症、痛风、冠心病等。

养生保健：痰湿体质的人，在饮食上宜清淡，控制肥肉、甜、黏、油腻食物的摄入，多食海带、冬瓜、薏苡仁、蚕豆、赤小豆、白萝卜、白菜等。夏季不宜多吃生冷的东西。早睡早起，多进行户外活动，长期坚持锻炼，如跑步、散步、打球等。

中药可用健脾祛湿的党参、砂仁、扁豆、陈皮、山药、薏苡仁、赤小豆、茯苓等。由于药物不同，祛痰湿的部位不同，如陈皮主要祛上焦的痰湿，党参、白扁豆祛中焦的痰湿，赤小豆主要使湿气走于下。方剂可用六君子汤、参苓白术散加减，另外用泽泻、荷叶、决明子、陈皮、苏叶等煎汤代茶饮，用可起到健脾化湿的作用。

（7）气郁体质

气郁有肝气郁结、肝气犯胃，肝气乘脾。

①肝气郁结　症见胸痞脘闷，嗳气，呃逆，两胁胀痛，苔白脉弦。病机：

情怀不畅，郁怒伤肝，木失条达，肝气横逆，疏泄无权，气机阻滞。治疗：疏肝理气。方用柴胡疏肝汤（《金匮翼》方：柴胡、陈皮、川芎、赤芍、枳壳、香附、甘草）。

②肝气犯胃　症见胸脘满闷，两胁窜痛，食入不化，嗳气吐酸，舌苔黄，脉弦。治疗：疏肝和胃。方用四逆散（《伤寒论》方：柴胡、芍药、枳实）合左金丸（《丹溪心法》方：吴茱萸、黄连）。

③肝气乘脾　症见腹痛泄泻，胸胁痞闷，嗳气食少，舌苔白腻，脉弦缓。治以抑肝扶脾。用痛泻要方（《刘草窗方》方：防风、白术、陈皮）。

气郁体质的人，大多体形偏瘦，情志抑郁不畅，常感闷闷不乐，情绪低沉，容易紧张，焦虑不安，易受惊吓，睡眠障碍，经常无故叹气、嗳气或呃逆，食欲不振，咽部常有异物阻塞感。妇女常有乳房及两胁胀痛，月经不调，或有脏躁、百合病、梅核气、郁症、神经官能症等，舌苔薄白，脉弦。

养生保健：气郁体质的人，在饮食上多选具有行气解郁、调理脾胃、消食醒神作用的食物，如橙子、柑皮、茉莉花、萝卜、刀豆、黄花菜、海带、山楂、蘑菇等。应少吃收敛、酸涩之物，如乌梅、南瓜、青梅、石榴、杨梅、草莓、酸枣、李子等。避免熬夜，睡前勿喝咖啡及浓茶，少看悲剧电视，多看喜剧。加强体育锻炼，增加户外活动，舒畅情志，思想开朗，心情愉快。

中药可用疏肝解郁、调理情志之品，如佛手、玫瑰花、绿萼梅等泡茶饮之。方剂可用逍遥散、柴胡疏肝散等。

（8）血瘀体质

血瘀，指血液的淤积，包括血脉运行不畅。《内经》有“留血”“血涩”的记载。汉·张仲景按瘀血性质分别称为“蓄血”“瘀血”“干血”。瘀血引起的病证甚多。

①瘀留肺络　症见咯血，胸闷疼痛，舌质紫暗，脉细涩。病机：肺络内损，血瘀留着。治疗：行瘀止血。用花蕊石散加味（《十药神书》方：煅花蕊石、白茅根、桃仁、茜草、三七、白及）。

②瘀在心胸　症见心胸闷痛或绞痛阵作，心悸怔忡，苔白质紫，脉细涩。病机：瘀阻胸阳，心脉不通。治疗：活血祛瘀，行气止痛。用血府逐瘀汤加减（《医林改错》方：桃仁、红花、当归、赤芍、生地黄、川芎、牛膝、桔梗、柴胡），可加薤白、瓜蒌。

③瘀积肝脾　胁下腹内有癥块，逐渐增大，按之觉硬且痛，大便干结，面

色暗晦，或有红丝，舌质紫，脉细弦。病机：气滞血瘀，肝脾瘀阻。治疗：行气化瘀，散结消癥。方用膈下逐瘀汤（《医林改错》方：五灵脂、当归、赤芍、川芎、桃仁、牡丹皮、乌药、延胡索、甘草、香附、红花、枳壳），可加用鳖甲、炮穿山甲。成药用鳖甲煎丸、大黄䗪虫丸。

④瘀阻清窍　症见头痛屡发，痛位固定，或有头痛跌伤史，舌质紫，脉弦细。病机：瘀血阻滞，窍络不通。治疗：活血通窍。用通窍活血汤（《医林改错》方：川芎、赤芍、桃仁、红花、葱、生姜、红枣、麝香、黄酒），可加用白芷、全蝎。

血瘀多因情志抑郁，或久居寒冷地区，以及脏腑功能失调等，导致体内血液运行不畅，瘀血内阻。血瘀体质的人，形体消瘦，发易脱落，皮肤粗糙如鳞甲，或见疼痛，或见癥块，面色晦黯，口唇色淡或紫，易出现黑眼圈，皮肤紫斑，舌质青紫，脉弦或细涩等。这类人发病易患中风、胸痹、疼痛等病证。

养生保健：血瘀体质的人，在饮食上应选用温散化瘀、调畅气机的食物，如黑豆、黄豆、山楂、黑木耳、香菇、木瓜、玫瑰花、黄酒、葡萄酒等；少吃酸涩收敛的食物，如乌梅、苦瓜、李子、青梅、杨梅、石榴、酸枣等，以免酸涩收引，寒性凝滞，进而加剧血瘀。血瘀之体，要坚持锻炼，散步、慢跑、打球都可以促进气血运行，有利于改善血瘀体质。此外，居住要温暖舒适，避免寒冷刺激，建立良好的生活习惯。

中药可用祛除瘀血之品，配合行气药，使“气行则血行”。药用当归、川芎、丹参、赤芍、红花、延胡索、郁金等。方剂可用桃红四物汤、血府逐瘀汤、膈下逐瘀汤等。

（9）过敏体质

过敏体质，又谓“特禀体质”。“特禀”之“特”，为特殊之意；“禀”，即禀赋之意。特禀体质来自先天，与父母遗传密不可分，是由于先天禀赋不足和禀赋遗传等因素造成的一种特殊体质。现代所指的特禀体质主要包括过敏体质、遗传病体质、胎传体质3种，具有先天性、家族性、终生性三大倾向。现代研究表明，癫痫、高血压、精神分裂症等疾病，也具有遗传倾向。

过敏体质有多种表现，有的人即使不感冒也经常出现鼻塞、打喷嚏、流鼻涕等症状，或发生哮喘，或对药物、气味、花粉过敏，或皮肤容易出风疹及紫红斑点，抓后发红并出现抓痕。

养生保健：过敏体质的人，在饮食上宜清淡，粗细搭配适当，荤素配伍合理，多食富含维生素的食物，如红枣、黑芝麻等，以增强机体免疫能力。少吃荞麦、蚕豆、白扁豆、牛肉、鹅肉、鱼、虾、蟹、茄子、酒、辣椒、浓茶、咖啡等食物，以及含致敏物质的食物。过敏之人，生活起居要有规律，保持充足的睡眠，积极参加各种体育锻炼，如跑步、打球等，以增强体质。天气寒冷时注意防寒保暖。但过敏体质者要避免春天或季节交替时在野外锻炼，防止过敏性疾病的发生。

中药可用益气固表及抗过敏的药物，如党参、黄芪、白术、山药、乌梅、五味子等。方剂可用玉屏风散、四君子汤、过敏煎等。

10. 谈二十四节气与养生保健

人类自从诞生就没有停止对生命现象的观察。在长期的观察积累中，人们发现一切生命物质存在的本源在于大自然的运动变化。前人根据太阳在黄道（即地球绕太阳公转的轨道）上的位置及引起地面气候演变的次序，将全年分为 24 个阶段，每部分相隔 15 天。

两千年来，我国的主要政治、经济活动中心多集中在黄河流域，因此，二十四节气是以这一带的气候变化、物候特征为依据建立起来的。早在春秋战国时期，我国就已经能用土圭测量正午太阳影子的长短，以确定冬至、夏至、春分、秋分 4 个节气。

二十四节气概念形成于距今两千多年的秦汉时期，并一直沿用至今。104 年，由邓平等制定的《太初历》，正式把二十四节气归于历法，明确了二十四节气的天文位置。二十四节气能反映气候变化，指导农业生产，直接或间接地影响着每一个人的生活和健康，是前人历经千百年的生产实践所创造出来的科学遗产，是总结人类生产与生活经验的智慧结晶，它所表现的关于气象、物候、农事等多方面的知识，对于推动人类的文明发展和社会进步起到了巨大的作用。

二十四节气影响人体脏腑。《素问·宝命全形论》记载：“人与天地相参也，与日月相应也。”就是说人处于大自然之中，受天地日月的影响。当自然界按照自己的规律日复一日、周而复始不断运动变化的时候，人类也受到影响，人类长期在这种自然环境下生活，身体内部的情况也跟着外部环境的变化而变化，反映在人体气血的盛衰、阴阳的消长等。

二十四节气名称分别是立春、雨水、惊蛰、春分、清明、谷雨、立夏、小满、芒种、夏至、小暑、大暑、立秋、处暑、白露、秋分、寒露、霜降、立冬、小雪、大雪、冬至、小寒、大寒。

（1）立春

立春是二十四节气中的第一个节气，排名首位，一般在农历的春节前后。一到立春，就表示冬季已经结束，万物复苏的春季就要来临。《月令七十二候集解》说："正月节，立，建始也。"二十四节气中"立"表示季节的开始，立春即表示春季的开始。过了立春，气温逐渐回暖。俗语云："春暖花香，百草发芽，万物以荣。"正是阳气开始上升的时候，从此大自然就呈现出一种阳长阴消的趋势。

过了立春，阳气虽然上升，但气温忽冷忽热，最低气温仍在零度以下，早晚比较冷。养生保健谚语里有"春不忙减衣"，说明初春温度偏低，要注意防寒保暖，养生健体。同时要预防流行病的发生，如流感、肺炎、麻疹、腮腺炎、流行性脑膜炎等。

进入春季，自然界万物复苏，人们应该晚睡早起，坚持锻炼，劳逸结合，改变不良的生活习惯，多吃温阳性食物和动物肝脏，以补给人体阳气，增强肝脏和脾胃的功能，养肝养阳并举。按照脏腑的喜好，大枣、山药、羊肝、猪肝等，最适合春季适用。

中医认为，立春后人体内阳气开始升发，如能利用春季阳气上升、人体新陈代谢旺盛之机，采用科学的养生方法保养，对全年的健身防病都十分有利。

（2）雨水

历书中记载："斗指壬为雨水，东风解冻，冰雪皆散而为水，化而为雨，故名雨水。"雨水二字，表示两种意思，一是天气回暖，降水量逐渐增多；二是降水形式上，雪渐少了，雨渐多了。"雨水"过后，我国大部分地区气温回升到零度以上。

雨水季节，天气多变，忽冷忽热，乍暖还寒，气候变化大，而且湿气重，有助于各种病原体滋生，很容易引起"春瘟"病的流行，如流感、流脑等。所以雨水季节，尤要注意防寒防冻，要随气候变化，及时增减衣物，以防初春季节易发病的流行。

健康提醒，雨水节气前后，不但温度低，而且寒中有湿，空气湿度大，会危及人类健康，即中医所谓的"湿邪"。很多人出现食欲不振、腹胀、腹泻等症状。在饮食上，多吃一些甜味食物可养护脾脏。唐代养生学家孙思邈在《千金要方》中说："春七十二日，省酸增甘，以养脾气。"因酸属木入肝，应少食酸以免肝气旺盛，情绪波动。

明白了这个道理，在生活中，通过平衡膳食，选用一些有益于脾的食物，如大枣、扁豆、薏苡仁、山药、红小豆等，就能在日常生活里养护脾脏，达到预防疾病，维护五脏平衡和强身健体的功效。

（3）惊蛰

惊蛰是二十四节气中的第三个节气，每年的 3 月 5 日或6 日。"蛰"是藏的意思，惊蛰意味着伏在泥土中冬眠的各种昆虫被惊醒了。春雷初响，惊醒蛰伏在泥土中冬眠的动物，有感于春季的温暖，震惊而出。

惊蛰时节，时逢"九九"到九尽，黄淮地区的土地已经完全解冻，气温转暖，并渐有春雷出现，雨水渐多。有些地区出现桃花绽放，梨花发白，黄莺鸣叫，燕雀飞来。这时虽气候日趋暖和，但阴寒未尽，所以气候变化较大，降雨量不少，冷空气亦较强，早、中、晚温差很大，所以"春困"和"春捂"在这个季节尤为突出和重要。人们感到困乏无力，昏沉欲睡，早上起不来，古有"春眠不觉晓"之谓。另外"春捂"也为重要，不宜过早脱去御寒衣服，以致着凉而生病。

惊蛰过后，万物复苏，春暖花开之际，但又是各种流行病多发季节，如流感、流脑、水痘、甲型肝炎、出血热等。在此节气中应做好流行病的预防工作。除此之外，中医学上以四季配五脏，春季属肝脏，一系列肝的病证如精神疾病、高血压、中风等，常会在春季复发或加重。中医很早就提出"春宜养肝"的说法，春季只有保持肝脏的生理功能，才能适应自然界生机勃发的变化。《内经》有"正气存内，邪不可干"。意思是说，在人体正气强盛的情况下，邪气不易侵入机体，也就不会发生疾病。所以增强体质，提高人体的抗病能力十分重要。

注意调理饮食、起居，不要过分劳累，保持精神愉快、心平气和的良好心态，多吃富含植物蛋白质、维生素的清淡食物，以及新鲜食物。另外，多吃梨子，润肺、健脾。我国民间有"惊蛰吃梨"的传统，意在害虫复苏之日，就跟害虫别离，以保一年里人不生病。

（4）春分

春分是二十四节气中的第四个节气，春分日是春季 90 天的中分点，在这一天南北半球昼夜相等。《春秋繁露·阴阳出入上下篇》说："至于仲春，阳在正东，阴在正西，谓之春分。春分者，阴阳相半也，故昼夜而寒暑平。"春分节气平分了昼夜，阴阳也开始达到平衡的状态。春分时，太阳直射赤道，其后，北半球阳光直射点渐渐北移，日出越来越早。

春分一到，雨水明显增多，我国平均气温已稳定在10℃左右。过了春分，气候温和，雨水充沛，阳光明媚，雷声多见，草木生长萌芽，人体血液活动处于旺盛时期。春分前后，气候虽然温和，但天气变化较大，早晚气温偏低，不但容易诱发年老体弱者和易犯病的人群患病，对于"亚健康人群"亦易发病。因此，在保健养生时应注意保持人体的阴阳平衡，以同自然相和谐。《素问·至真要大论》中说："谨察阴阳所在而调之，以平为期。"意思就是说，人体应该根据自然界的阴阳状况和变化规律，使脏腑、气血、精气等内在的生理运动与脑力、体力和体育锻炼等外在生理运动保持一致，以防外来风寒之邪可能出现的"未病"。

中医认为，春天要特别注意防风御寒，养阳敛阴，根据初春天气乍寒乍暖、一日三变的特点，衣服不可顿减，要时刻注意天气冷热的变化。

在饮食方面，宜甘而温，且富含营养，应以健脾扶阳为食养原则，忌过于酸涩、油腻、生冷，尤其是忌多进大辛大热之品，以免助热生火，饮食宜清淡，多吃蔬菜、豆制品、蛋类、胡萝卜等。此外，还要注意精神调养，做到疏泄条达，心胸开阔，情绪乐观，戒郁怒以养性，陶冶性情，使气血调畅，精神旺盛。

（5）清明

清明，又称寒食节，是农历二十四节气中的第五位。何谓清明？是天清地明之意。《历书》载："春分后十五日，斗指丁为清明。时万物洁显而清明，盖时当气清景明，万物皆齐，故名也。"清明节气，气温升高，春意盎然，此时正是桃花绽放，杨柳泛青，草木萌茂，寒枯之相渐除之时，是农耕春种的大好时机。农谚中说："清明谷雨两相连，浸种耕田莫拖延""清明前后种瓜点豆"。可见这个节气跟农业生产有着密切的关联。

清明是表征物候的节气，草木繁茂的意思。常言道："清明断雪，谷雨断霜。"此时我国大部分地区气温都在10℃以上，清明时节，麦长三节，油菜已经开花。

清明不仅是节气，又是祭拜祖先的节日。自古以来，人们常用清明之日进行祭祖、扫墓、行孝，悼念已逝的亲人和革命先烈。通过祭祖和扫墓活动来缅怀先人，寄托哀思。

清明，也是养生的重要时期。中医学认为，机体生长在于春季，吐纳调息，饮食得法，有利于滋养人体阳气，对健康有益。清明时节，天气多变，气候潮湿，容易使人疲倦嗜睡，或受凉发生咳嗽、咽痛、白喉、猩红热、麻疹、水痘、流脑等。因而要注意天气变化，随时增减衣服，防寒保暖，以助人体生发，抵御外邪侵袭。此节气亦是慢性病易发之时，又是高血压的易发期，因此要做到饮食有节，劳逸结合，保持稳定的情绪和愉快的心情。

古时有清明节前一天为“寒食节”之说，相传起于春秋时期晋文公悼念介子推“割股充饥”一事，后来清明、寒食逐渐合二为一。本来寒食节与清明节是两个不同的节日。到了唐玄宗开元二十年（732 年）诏令天下“寒食上墓”，将祭拜扫墓的日子定为寒食节。寒食节的正确日子是在冬至后 105 天，约在清明前后，因两者日子相近，所以便将清明节与寒食节合并为一日。后来就逐渐变成清明的传统习俗，并一直沿至今日。

（6）谷雨

谷雨是二十四节气之一，也是传统的农令节日。谷雨有“雨水生百谷”的意思，也是春季的最后一个季节。谷雨以后，天气变暖，雨量明显增多，作物得以灌溉滋润，五谷得以生长。

常言道：“清明断雪，谷雨断霜。”谷雨节气后，降雨量增多，空气中的湿度逐渐加大，人体受外界环境的影响，风湿病容易复发，也是皮肤湿疹病的多发期。所以在谷雨时节，注意饮食调节，早卧早起，沐浴阳光，以清除冬天所累积的寒湿之气。室内应常开窗通风，保持空气流通。

古时还有“走谷雨”的风俗。谷雨这天，青年妇女走村串亲，相互探望，或到野外“踏青”，与自然相融合。谷雨还有采茶、饮茶的习俗。雨前茶香而不浮，爽而不浊，具有理气、开郁、祛秽、和中的作用，促进机体阳气的生发，并能振奋精神，消除春困，有良好的延年益寿、抗老强身的作用。

北京人有“谷雨食香椿”的风俗。早在汉朝，我们的祖先就食用香椿。香椿不仅味道鲜美，起到醒脾、开胃的作用，还有清热解毒、健胃理气、润肤明目、杀虫固精的功效。

（7）立夏

立夏是夏季的第一个节气，《月令七十二候集解》说：“立，建始也。”立夏标示着夏日的开始。根据历书记载："立夏，万物至此皆已长大，故名立夏也。"人们习惯上把立夏当作是温度明显升高，炎暑将临，雷雨增多，农作物进入旺季生长的一个重要节气。我国古来很重视立夏节气，早在古代君王们也常在夏季初始的日子到城外去迎夏，迎夏的日子就是立夏日。

进入夏季，大自然的阳气经过一个春季的生发，是一年中阳气最旺的时候。根据顺时养生的要求，应该抓住大好时机，养护阳气，尤其对于阳虚体质的人来说，更应该借助自然之气平衡五脏阴阳。

立夏后，保健养生首重"心"。夏季心阳旺盛，加之气温升高，有心脏疾病的患者，应重点关注心脏保养。由于此时昼长夜短，人们晚睡早起，每天午睡半小时，有助于补充睡眠。夏季还要注意补充水分，以防心脏病发作。在中医养生理论中，红色的果蔬有助于补"心"，如甜菜、番茄、胡萝卜、石榴、樱桃等，具有增强记忆力，保护心脏，减轻疲劳和稳定情绪的作用，应适量多吃。

（8）小满

我国历书记载："斗指甲为小满，万物长于此少得盈满，麦至此方小满而未全熟，故名也。"从小满开始，大麦、冬小麦等夏收作物已经结果，籽粒日渐饱满，但尚未成熟，所以叫小满。小满时节，正值5月下旬，我国大部分地区气温明显增高，在这个小麦将满的季节，人体的生命活动也会比较旺盛，如果过于贪凉卧睡，容易引起风湿病、皮肤病等。由于小满节气是皮肤病的高发期，专家提醒人们在养生方面应提倡"未病先防"的养生观，着重强调"风疹"的防治。《金匮要略》说："邪气中经，则身痒而隐疹。风疹可生于身体的任何部位，发病迅速，皮肤上会突然出现大小不等的皮疹，瘙痒异常，随气候冷热而减轻或加剧。

在预防和治疗上，应以疏风祛湿、清泄血热为原则。皮肤病患者均以清淡的素食为主，常吃具有清利湿热作用的食物，如赤小豆、绿豆、冬瓜、黄瓜、西瓜、西红柿等，忌食鱼虾、海鲜、辛辣等物。注意清洁皮肤，补充身体的水分，避免蚊虫叮咬，积极进行体育锻炼，早起晚睡，提高身体的素质。

（9）芒种

芒种，历书中记载："斗指已为芒种，此时可种有芒之谷，过此即失效，故名芒种也。"每年的6月5日左右为芒种。《月令七十二候集解》："五月节，谓有芒之种谷可稼种矣。”意旨大麦、小麦等有芒作物种子已经成熟，抢收十分急迫。人们常说“三夏”大忙季节，即指忙于夏收、夏种和春播作物的夏管。故而“芒种”也称为“忙着种”，是农民播种下地最为繁忙的时机。

芒种季节具有雨量增多、气温升高、空气潮湿的气候特点，养生保健方面要注意起居有常，以顺应旺盛的阳气，利于气血的运行，振奋精神。夏日昼长夜短，应晚睡早起，午休也是必要的，有助于解除疲劳，利于健康。在精神调养上应使自己保持轻松愉快，切忌恼怒忧郁，使气机得以宣畅，通泄得以自如。天热易出汗，应勤换衣服，以免生疮。

此外，饮食宜清补，历代养生家都认为夏三月的饮食宜清补。《吕氏春秋·尽数篇》指出：“凡食无强厚味，无以烈味重酒。”唐·孙思邈提倡：“常宜轻清甜淡之物，大小麦曲，粳米为佳。”元·朱丹溪的《茹谈论》说：“少食肉食，多食谷菽菜果，自然冲和之味。”从营养学角度看，饮食清淡在养生中有不可替代的作用。

（10）夏至

历书中记载：“夏至，万物于此皆假大而极至，时夏将至，故名也。”意思是说，自夏至起，开始进入炎热季节，天地万物在此时生长最旺盛。夏至期间，我国大部分地区气温较高，日照充足，作物生长很快，人体生理和自然生态需水量较多。

夏至前后，我国许多地方进入闷热夏季，气温一般都在30℃以上，而且气压较低，天气闷热难熬。《辽史·礼志》记载较为具体：“夏至日谓之朝节，妇女进彩扇，以粉脂囊相赠遗。”彩扇是用来驱热的，而香囊则可掩盖汗臭，用这两种物品纳凉消夏显得非常实用。

夏至气候炎热，人的消化功能相对较弱。因此，饮食宜清淡，不宜肥甘厚味，要多食杂粮以寒其体，不可过食热性食物，以免助热；冷食瓜果，适可而止，不可过食，以免损伤脾胃。

夏至还有“忌雨”习俗，因南方多半具有梅雨特征，大量的水气使体表汗液蒸发困难，妨碍人的散热过程，使体内积热过多产生头晕、胃痛、胸痛等症状，出现易疲劳、四肢无力、记忆力下降等症状。在梅雨天气的潮湿条件下产生的霉菌及其代谢物容易引起呼吸道症状，如鼻塞、流涕、咳喘等，还有一些风湿病患者，会出现关节疼痛难忍，同时还易引起旧伤复发，出现神经痛。

（11）小暑

根据历书记载："斗指辛为小暑。""暑"表示炎热的到来。小暑的意思，是说天气已经很热，但还不到最热之时。时至小暑，已是初伏前后，到处绿树浓荫，我国很多地区的平均气温已接近30℃，时有热浪袭人之感，暴雨也时常在小暑节气光顾大部分地区。此时，南方地区会出现雷暴天气，常与大风、暴雨一起出现，有时还有冰雹，造成自然灾害，在全国大部分地区，由于这段时间雨量集中，所以防洪防涝显得尤为重要。

小暑期间，全国大部分地区进入盛夏，头伏正在小暑节气，从入伏到出伏，时间在公历7～8月下旬，三伏天是一年中温度最高的日子，故有"热在三伏"之说。按照中医理论，小暑是人体阳气旺盛的时候，春夏养阳，人们在工作劳动之时，要注意劳逸结合，起居有常，适当运动，多静养。由于小暑时节，气温高，湿度大，天气闷热，气压低，心肌炎等患者易出现心率变缓、胸闷气短的症状，要注意早睡早起，避免熬夜，保证充足的睡眠，对气虚体弱之人，喝点生脉饮，或用麦冬5克、西洋参5克、桂圆肉3克泡茶饮。

小暑节气是肠胃病多发的时节，要注意饮食有节，冷饮冷食不宜多吃，适量为宜。

（12）大暑

根据历书记载："大暑，斯时天气甚热于小暑，故名大暑。""大暑"一词，在释义中有极热、酷暑的意思，大暑和小暑一样，都是反映夏季炎热程度的节气。大暑是一年中最热的节气，此时正值中伏前后，我国很多地区常会出现40℃的高温天气，在这个季节防暑降温工作不容忽视。大暑节气也是农作物生长最快的时候，大部分地区的旱、涝、风、灾也最为频繁。

夏季气温高，人体汗腺分泌大，水分流出较多，人们应多补充水分，但饮水也不宜过多，饮水过度，亦易致病。

大暑也是雷阵雨最多的季节，有谚语云："东闪无半滴，西闪走不及。"意谓在夏天午后，闪电如果出现在东方，雨不会下到这里；若闪电在西方，则雨势很快就会到来，要想躲避都来不及。夏季气候炎热，酷暑多雨，暑温之气容易乘虚而入。暑气逼人，心气易于亏耗，尤其老人、儿童、体虚气弱者往往难以将养，而导致疰夏、中暑等。如出现全身乏力、头昏、心悸、胸闷、出汗、肢麻、口渴、恶心等症状时，多为中暑先兆。

进入夏季后，可服用一些芳香化浊、清解湿热之药。如藿香、佩兰、滑石、麦芽、甘草水煎代茶饮，还可服用人丹、十滴水等。

大暑是全年温度最高、阳气最盛的时节，在养生保健中常有“冬病夏治”的方法，对于那些每逢冬季发作的慢性病，如慢性支气管炎、肺气肿、支气管哮喘、慢性腹泻、风湿痹证等，是最佳的治疗时机。

（13）立秋

大暑之后，时序到了立秋。每年的 8 月 7～8 日立秋，立秋是节气上季节的更替，预示着秋季的到来。从这一天开始，天高气爽，月明风清，气温逐渐下降。有谚语说：“立秋之日凉风至。”意即立秋是夏之结束，凉爽季节的开始。

从气候特点看，由于盛夏余热未消，秋阳肆虐，很多地区仍处于炎热之中，故素有“秋老虎”之称。气象资料表明，这种炎热的气候往往要延续到 9 月中下旬，天气才能真正凉爽起来。

立秋之季，已是天高气爽之时，人们应该早卧早起，与鸡俱兴。早卧以顺应阳气之收敛，早起以使肺气得以舒展，以防收敛太过。立秋乃初秋之际，暑热未尽，虽有良风时至，但天气变化无常，即使在同一地区也会出现“一天有四季，十里不同天”的情况，因而着衣不宜太多，否则会影响机体对气候的适应能力，易受凉感冒。

秋季燥气当令，易伤津液，故饮食应以滋阴润肺为宜，如生地黄粥、芝麻、糯米、粳米、蜂蜜、枇杷、菠萝、乳品等柔润食物，以滋阴润燥，益胃生津。

（14）处暑

处暑，是二十四节气之一，据《月令七十二候集解》记载：“处，止也，暑气至此而止矣。”处：有躲藏、终止的意思；处者，意味着酷热的天气结束了，这时的三伏天已过或接近尾声，天气开始转凉，进入秋季，中午热，早晚凉，昼夜形成较大的温差，昼热夜凉的气候有益于人阳气的收敛。

处暑之后，气温会逐渐下降，暑气消退意味着秋天的来临。俗话说：“春困、秋乏、夏打盹。”很多人都会有疲劳感，也就是“秋乏”。秋分是一种自然现象，由于处暑节气正处于由热转凉的交替时期，自然界的阳气由疏泄趋向收敛，人体阴阳之气的盛衰也随之转换。此时人的起居应相应调整，尤其是睡眠要充足，因为只有这样才能适应“秋乏”。《黄帝内经》提出了这样一个观点“早卧早起，与鸡俱兴”，也就是说秋季的睡眠规律要与鸡同步。古人认为，人在秋天的养生要学鸡，到了酉时（19～21 时）就该上床睡觉了。

中医认为“春夏养阳，秋冬养阴”。为什么要在秋冬养阴呢？这好比一株干渴的鲜花，春夏养阴犹如中午浇花，浇下去的水分被蒸发掉一大半。而秋冬养阴，就好比傍晚浇花，同样多的水分不但不会被蒸发，还可兼得晨露滋养，所以秋冬养阴效果最好。

处暑时节如何养阴，在中医看来，此时一定要多吃些能滋阴润燥、止渴的食物，如银耳、百合、芝麻、蜂蜜、菠菜、荸荠等，以防止燥邪伤害人体的阴液。少吃辛辣食物，如辣椒、花椒、生姜、葱、酒及烧烤食物，多吃酸性食物，酸性食物具有较强的滋阴效果。

（15）白露

每年 9 月 8 日左右为白露，是典型的秋天节气。民间有一个说法“白露身勿露，露了冻泻肚”。因此，白露过后，注意早晚添加衣服，不能袒胸露背，睡眠不可贪凉。谚语云“过了白露节，夜寒日里热”，便是说白露时白天黑夜温差很大。

白露后，阴气逐渐加重，清晨的露水随之日益加厚，凝结成一层白色的露珠，所以称之为白露。俗语云：“处暑十八盆，白露勿露身。”意思是说：“处暑仍热，每天须用一盆水洗澡，过了 18 天，到了白露，天气转凉，要及时添加衣服，不要赤膊裸体，以免着凉生病。

在饮食方面，注意饮食有节，勿吃过饱，以免肠胃积滞，发生肠胃疾病。还要防止秋燥，白露气候干燥，燥邪伤人，耗伤津液，出现口干、唇干、鼻干、咽干、大便干结、皮肤干裂等症状。预防秋燥方法很多，可选用一些宣肺化痰、滋阴益气的中药，如西洋参、北沙参、杏仁、百合、川贝母等，对缓解秋燥多有良效。

饮食上应多食酸、少食辛，因辛味发散泻肺，酸味收敛肺气，秋宜收不宜散，入秋后要少吃葱、姜等辛味之品，多吃酸味果蔬，别忘禁寒凉。

在起居方面，由于白露过后，夜间的凉意一天比一天明显，撤掉凉席，换上棉被，关上窗户，以防受凉引起腹泻。特别是年老体弱及慢性病患者更要注意，应随着气温变化加减衣服。白露过后，谨防患上风湿性关节炎，以及骨科旧伤复发。

在运动方面，适当运动锻炼，如打太极拳、羽毛球、慢跑等有助于机体气血调畅。

（16）秋分

每年9月23日前后，是二十四节气中的秋分。秋分的“分”是“半”的意思，古籍《春秋繁露·阴阳出入上下篇》中说：“秋分者，阴阳相半也，故昼夜均而寒暑平。”秋分刚好是秋季90天的中分点，昼夜时间的长短再次相等。从秋分起，阳光直射的位置继续由赤道向南半球推移，北半球开始昼短夜长，在天文学上，把秋分作为夏季的结束和秋季的开始。这时我国大部分地区已进入凉爽的秋季，南北冷热空气相遇，产生一次次降水，气温渐渐下降，到了“一场秋雨一场寒”的时候。秋分是由热到冷转换的“分水岭”，之后阳气渐收，阴气渐长。因此，秋分过后，人们在养生保健方面要遵守平衡阴阳的规律，使身体各部分保持“阴平阳秘”。《黄帝内经》云：“阴胜则阳病，阳胜则阴病。阳胜则热，阴胜则寒。”人体的阴阳平衡失调，或偏胜偏衰会导致疾病的发生。

秋季，天气转凉，昼夜温差较大，气候变化无规律，是各种疾病的多发季节。另外，雨水稀少，天气干燥，易出现口干、鼻干、咽干、舌干少津、干咳少痰、皮肤干裂等现象，即医学上所说的“干燥症”。燥有温燥、凉燥之分，从秋分开始，人们的秋燥症状多属凉燥。秋分之前，有暑热的余气，故多见于温燥。温燥是由热邪和燥邪侵犯肺部所致，应以清热润燥为主；凉燥多由寒邪共同侵犯肺部所致。除用润燥法外，应吃一些温性食物，预防燥邪犯肺。

对于一些有慢性支气管炎的老年人或小孩来说，因他们防御功能较差，易受季节气候温差的影响而引起感冒、咳嗽、气喘，以及肠炎、腹泻等。

（17）寒露

每年10月8日左右为二十四节气寒露，寒者露之气，先白而后寒，是气候逐渐转冷的意思。由于寒露的到来，气候由热转寒，万物随寒气增长，逐渐萧落，这是热与冷交替的季节。寒露时节，随着从西伯利亚的冷空气势力逐渐增强，气候变化极快，遇到寒潮侵袭，会突然变冷，在我国东北地区有些地方开始出现霜冻。

寒露过后，心脑血管病、中风、老年慢性支气管炎、肺炎、哮喘等病开始复发，而这些疾病多数因感冒引发。因此，在这个季节尤其是老年人应自我保健，特别注意防治感冒，保持室内通风，注意锻炼身体及皮肤卫生；在饮食上，少吃辛辣、熏蒸等品，重视精神调养，保持良好的精神状态，以乐观豁达的心情，对待日常生活。

（18）霜降

霜降是秋季的最后一个节气，是秋季到冬季的过渡时期，每年的10月23日或24日是二十四节气中的霜降，这时我国黄河流域一般出现初霜，《月令七十二候集解》记载："九月中，气肃而凝，露结为霜矣。"此时天气渐冷，开始降霜，因此得名。

霜降之时乃深秋之季，在五行中属金，五时中（春、夏、长夏、秋、冬）为秋，在人体五脏中（心、肝、脾、肺、肾）属肺。根据中医学的观点，在四季五补（春要升补，夏要清补，长夏要淡补，秋要平补，冬要温补）的原则上，应平补。谚语有"补冬不如补霜降"，认为"秋补"比"冬补"更要紧，深秋五行属金，在人体五脏属肺。进补要以"润燥、固表、益气"为主。应多吃梨、苹果、白果、洋葱，少吃冷硬食物，忌暴饮暴食，还要注意胃的保暖。春天吃花，秋天吃果，白薯、山药、藕、荸荠都是这个时期适宜吃的食物。此外，还可以多吃些百合、蜂蜜、大枣、芝麻、核桃等，这些具有保健效果，能提高身体免疫力，显示年轻活力。

霜降时节，天气干燥，气候寒热多变，稍有不慎容易伤风感冒，许多旧病亦易复发，故此时节，被称为"多事之秋"。因此，在精神情志、饮食起居、运动等方面，应注意一个"和"字。要顺应秋天气候变化，适时增减衣服，做到"秋冻"有节，与气候变化相和谐。

（19）立冬

每年的11月7日或8日是立冬节气，《月令七十二候集解》说："立，建始也。"又说："冬，终也，万物收藏也。"立冬代表着冬季开始，含有万物收藏，规避寒冷的意思。中医学认为，立冬节气的到来，阳气潜藏于内，阴气盛极，草木凋零，蛰虫伏藏，万物活动趋向休止，以冬眠状态，养精蓄锐，为来春生机勃发做准备。

立冬过后，寒气渐重，天气干燥，昼热夜凉，人体的汗液蒸发较快，常出现皮肤干燥、皱纹增多、口干咽燥等症状，甚至出现毛发脱落、大便秘结等。

冬季是天寒地冻、万木凋零、生机潜伏闭藏的季节，人体的阳气也随着自然界的转化而潜藏于内。因此，冬季的养生，应顺应自然界闭藏规律，以敛阴护阳为根本。一般宜用滋阴潜阳，热量较高的膳食，也要多吃新鲜蔬菜水果，以避免维生素和矿物质缺乏。

冬季的饮食调养，要遵循“虚者补之，寒者温之”的古训，以养阴护阳为宗旨，随四时气候的变化而调饮食。国人认为“药补不如食补”，利用食补以养生。立冬补冬，是国人数千年的习俗，补虚损，抗寒冷，复元气，预防疾病，有谚语称其为“冬令进补，明年打虎”。

在精神调养上，应控制情志过度激动，力求其静，保持精神情绪的安宁，避免烦扰，使体内阳气得以潜藏。

（20）小雪

每年11月22日或23日是小雪节气。小雪表示降雪气候的到来，《月令七十二候集解》说：“10月中，雨下而为寒气所薄，故凝而为雪。”进入小雪节气，意味着气温持续降低，天气寒冷，降水状态由雨变成雪。小雪是反映天气现象的节令。雪小，地面上又无积雪，这正是“小雪”这个节气的原本之意。古籍《群芳谱》说：“小雪气寒而将雪矣，地寒未甚而雪未大也。”说明小雪节气，由于天气寒冷，降雨形式由雨变为雪，但此时由于“地寒未甚”，故下雨的次数少，雪量还不大，所以称为小雪。

小雪前后，天气多雾阴晦，气温急剧下降，天气变得干燥，北方开始进入冰冻的季节，南方也渐入冬季。虽然气温不是很低，但季节的转换却已经形成。此时节的饮食，应该少辛多酸，辣椒、胡椒、花椒等容易引起皮肤干燥缺水。酸性食物能软化血管，预防心血管病的发生，还可美容养颜，帮助人体提高免疫力，代表食物有苹果、橘子等。

从小雪开始，天气寒冷，宜吃温热的食物以抵御严寒，如羊肉、狗肉、甲鱼、海参等，但不宜多吃，以防止高血压、高血脂的出现。

（21）大雪

每年12月7日或8日，为二十四节气之一的大雪，是冬季的第三个节气。大雪，顾名思义，表示雪量大，范围广，故名大雪。此时天气更为寒冷，大风、大雪经常出现，气温骤降，在0℃以下，往往有强冷空气的地区，会降大雪，甚至暴雪。

大雪时节，随着降雪的逐渐加大，我国北方出现“千里冰封，万里雪飘”的景象。天地间的阴阳交换也即将达到极致。此时，天气已进入隆冬，许多地方会刮起刺骨寒风，风力4～6级。在这样一个寒冷而又多风的时节里，感冒、气管炎等呼吸道及过敏性疾病极易乘虚而入。大雪季节，天气寒冷，中医学认为此时正是冬季养生的大好时节。

一宜保暖：首先应注意风寒之邪袭入，尤其是头和脚要注意保暖。俗语云：“风从头上起，寒从脚下生。”头为诸阳之首，足为三阴、三阳经的起止点，很多疾病都是从头脚而生。天气寒冷，头部着凉，会使血管收缩，引起头痛、头晕等症状。脚离心脏最远，血液供应较少，皮下脂肪较薄，保暖性较差，一旦受寒，会引起脉管疾病及冻疮等。每天用热水洗脚可活血通络。

二宜多饮水：大雪季节，天气寒冷，室内开始供暖，人们容易上火，口干舌燥，嘴唇发泡。应注意多喝水，多吃水果、蔬菜，及时补充水分，一般每日喝水6～8杯水。

三宜调神：平时要保持情绪稳定，避免精神紧张和过度兴奋，注意起居运动要有规律。冬季日短夜长，阳气肃杀，夜间尤甚，要“早卧晚起，以待日光”，早睡以养阳气，晚起以固阴气。气候寒冷的恶劣天气，要尽量减少外出，以免受寒。

（22）冬至

每年的12月22日或23日，为二十四节气的冬至。冬至是我国农历中一个重要节气，也是我国汉族的传统节日，至今仍有不少地方有过“冬至”节的习俗。冬至是个非常重要的节气，这一天白昼最短，夜晚最长，也是阴气最盛、阳气最弱的一天，《易经》中有“冬至一阳生”的说法，即是节气运行到冬至这一天，阴极阳生，如果人的适应能力差，在冬至前后会引起不适。

在我国古代，冬至被当作一个较大节日，有“冬至大如年”的说法，而且有庆贺冬至的习俗。《汉书》说：“冬至阳气起，君道长，故贺。”人们认为过了冬至，白昼一天比一天长，阳气回升，是一个节气循环的开始，也是一个吉日，应该庆贺。《晋书》记载有“魏晋冬至日受万国及百僚称贺……其仪亚于正旦”，说明古代对冬至日的重视。

冬至后便开始“数九”，每九天为一个“九”。到“三九”前后，地面积蓄的热最少，天气也最冷，所以说“冷在三九”。中医阴阳学观点认为，冬至的到来是阴气盛极而衰，阳气开始回升的节气。冬至以后气温下降明显，天寒地冻，雪花飘飞，动物冬眠，整个自然界的气机都属于闭藏状态。

冬至时节，生命活动开始由盛转衰、由动转静，此时要科学养生，调理得当，以增强体质，减少疾病。在精神上要豁达乐观，合理用脑，保持良好心态，避免过度劳累，生活规律，早睡晚起，适度运动，坚持做操散步等。在饮食上要多样化，宜清淡，不宜肥腻，多吃蛋白质、牛肉、羊肉、桂圆、核桃、红枣、花生等，有益气补虚、温中暖下的功效。总之，在这个季节，养生的重点是防寒保暖，适当进补，保证睡眠。

寒冬季节，万物封藏。中医学认为，肾在四季属冬，肾主藏精，内寓元阴元阳，肾为先天之本，肾阳温煦五脏六腑，而使脏腑功能充实或恢复，冬天治疗最能有效滋补肾精，从而改善体质或祛除疾病宿根。一些地区采用“夏病冬治”的疗法，在冬至阴极的这一天，利用灸贴、天灸、贴敷等方法达到治疗的目的。有些疾病常在夏季发作或加重，称为夏病，最宜在冬季治疗。

（23）小寒

小寒是一年二十四节气中的第 23 个节气，根据《月令七十二候集解》记载：“十二月节，月初寒尚小，故云：月半则大矣。”小寒表示天气已经很冷，我国大部分地区小寒和大寒期间都是最冷的时期，俗话说“冷在三九”。小寒一过，就进入“出门冰上走”的三九天了。

小寒之后，我国气候开始进入一年中最寒冷的时候。“冷气积久而寒”，大冷还未到达极点，所以称为小寒。小寒节气内，恰逢我国农历节气中的腊八节，国人有在此节喝腊八粥的传统。

小寒时节，进入三九寒天，中医认为“寒为阴邪，易伤阳气”。人身阳气，根源于肾，肾为先天之本，是全身阳气的源泉，寒邪伤阳，容易累积肾阳。肾阳一伤，容易发生腰膝冷痛，易感风寒，夜尿频多等病证。肾阳伤及肾阴，会出现咽干、口燥、头晕、耳鸣等。数九寒冬，若欲御寒，首当养肾。

肾阳虚者，应多吃羊肉、鹿茸、补骨脂、肉苁蓉、肉桂。如肾阴虚者，用枸杞子、甲鱼、银耳等进行滋补。在日常生活中，多吃一些黑色食品，如黑豆、黑芝麻、桑椹、黑木耳等。

善于养生的人，在冬季要坚持体育锻炼，以取得养肝补肾、舒筋活络、畅通气脉、增强自身抵抗力的功效。散步、慢跑、打球、做操、练拳等，都是适合冬季锻炼的项目。锻炼要注意保暖，以防感冒。按摩疗法也是冬季养肾的有效方法，以及热水浴也有其独特的保健功效。

(24) 大寒

大寒是一年中的最后一个节气，此时寒潮南下频繁，是我国大部分地区一年中最冷时期，常出现大风、低温、地面积雪不化，呈现出冰天雪地，天寒地冻的严寒景象。民间有“小寒、大寒、冷成冰团”的谚语，进入大寒节气，很多人尤其是老人、女性常常手脚冰凉、怕冷，中医认为这是“畏寒”，是虚寒体质引起的，所谓“阳虚则外寒”。

过了大寒，又迎来新一年的节气。按我国的风俗，特别是在农村，每到大寒人们便开始忙着除旧布新，腌制年肴，准备年货。人们在经过了春夏秋季的大忙之后，进入“冬三月”的农闲季节。而随着大寒的到来，冬季农闲接近尾声，在准备腌鱼、腊肉之时，已经隐隐可以感受到大地回春的景致，此刻人们的身心状态也应随着节气的变化加以调整。

养生学家认为，到了冬季，天寒地冻，可以采取一些措施抵御寒冷，保暖健身。

（1）拍打足三里，早晚各 1 次。功能疏通经络，活血化瘀，改善血液循环和新陈代谢。

（2）按摩涌泉穴。搓揉脚心，搓到有热感为佳，对促进腿部血液循环很有益处。根据“动则生阳”的观点，通过按摩可增强手脚的御寒功能。

（3）保暖头、脚、背。①暖头：寒冷会使血管收缩，全身肌肉紧张，风寒之邪外袭，容易引发头痛、伤风、感冒等。俗语云“风从头上起”，又云“冬天戴棉帽，胜过穿棉袄”。②暖脚：俗话说“寒从脚起，冷从腿来。”人的脚一冷，全身皆冷。“饭后三百步，睡前一盆汤”，入睡前以热水泡脚，能使血管扩张，血流加快，改善脚部的皮肤和组织营养，对预防冻脚和防病保健有作用。③暖背：后背为督脉、足太阳经循行之处。督脉为一身之阳，太阳经主一身之表，风寒之邪入侵人体，太阳经首当其冲。若背部保暖不好，外邪从背部入侵，损伤阳气而致病，或引起旧病复发等。所以背部保暖对提高抗寒能力及机体的抵抗力，大有益处。

三、医林杂话

1. 小议肝气与肝郁

肝气病的形成，多因精神刺激，或急怒伤肝，木失条达，肝气横逆，疏泄失常，出现气机阻滞不畅，发而为病，甚则影响他脏。主要脉症：胁肋窜痛，或少腹胀痛，妇女乳房胀痛，舌苔薄，脉弦。肝气发病，多从本经部位开始，以两胁及少腹最为明显，然后循经扩散，上及胸膺，下及前阴等处。如影响脾胃，出现食呆、嗳气、呕恶、泄泻等消化不良证，则为常说的“肝木克土”之候。

治疗重在调气、理气、舒肝。肝气宜舒畅条达，不论横逆和郁结，均应调理使其舒畅。肝气调达，则诸恙自瘥。常用疏肝理气的方法，如舒肝丸或柴胡疏肝散之类加减。药用柴胡、白芍、枳壳、川楝子、木香、橘皮、茯苓、川芎、甘草、厚朴等。如肝气犯胃，用疏肝和胃之法，以四逆散合左金丸加减；如肝木克脾，可用痛泻要方加减，以疏肝健脾。

肝郁病多见于妇女，常由情志郁结，或遇事不快，气郁于内。主要脉证，精神抑郁不乐，意志消沉，默默少语，胸胁苦满，食欲不振，妇女月经不调，脉多沉弦。根据《黄帝内经》“木郁则达之”的治疗原则，施用疏肝解郁之法。常用枳壳疏肝汤或逍遥散之类加减。药用枳壳、川芎、香附、柴胡、白芍、当归、甘草、白术、郁金、茯苓等。在临床内伤杂病中，属于这类病机的疾患较多，应用疏肝解郁之法也最广。

肝气与肝郁有不同之处，肝气是作用太强，疏泄太过，故其性横逆；肝郁是作用不及，疏泄无能，故其性消沉。同时，肝郁能犯胃克脾，出现消化不良等症，所谓“木旺克土”之意；肝郁证亦能影响中焦，出现痞满等脾胃证状，即所谓“木不疏土”之意。肝郁也能化为肝气，又能生热化火。

2. 香味治病

春光明媚，鸟语花香。香味不仅给人以舒适的感觉，还能净化空气，对人体的健康大有益处，我国古代名医华佗曾用“三香”（麝香、丁香、檀香）制成粉末，装入用绸制成的锦囊里，悬挂于室内，治疗呼吸道及上消化道的疾病。现代医学认为，香味能杀灭某些病菌，并有一定的医疗作用。白菊花香味可明目、清头风；佛手花香味能降肺气，治咳喘；玫瑰花香味有疏肝理气的作用；夜来香香味可清除不良气体；天竺花香味可促睡眠，消除疲劳。据说苏联曾建立了一个用花香治疗疾病的疗养区，吸引了众多人群。

3. 十二生肖与中医方剂趣谈

方剂是中医治疗疾病的主要工具之一，其方名与十二生肖有着广泛而密切的联系。某些方剂的名称和配伍，是取其十二生肖动物之名和动物内脏而得名的，如羊肝丸、狗肠丸等。还有的是取其动物之骨骼而得名的，如虎骨木瓜丸等。现将十二生肖与方剂，趣谈如下。

①鼠　有鼠脂方，见《太平圣惠方》。由鼠脂、青盐、地龙组成。以鼠脂、地龙汁调青盐，外用或滴耳。功能开通耳窍。主治耳聋。

②牛　有牛黄解毒丸，见《证治准绳》。由牛黄、甘草、金银花、紫河车组成，共为末，做蜜丸。功能清热解毒。主治小儿胎毒疮疥及一切疮疡。

③虎　有虎骨木瓜丸，见《中药制剂手册》。由虎骨、当归、白芷、海枫藤、威灵仙、木瓜、川芎、青风藤、怀牛膝、党参、制川乌组成，为末，做蜜丸。功能舒筋活血，散风止痛。主治手足麻木，腰膝疼痛，筋骨无力，行步艰难。

④兔　有兔肝丸，见《太平圣惠方》。由兔肝、防风、玄参、决明子、车前子、地骨皮、枳壳、黄芪、生熟地黄、菊花、麦冬组成，研末为丸。功能补肾明目。主治虚劳肝肾不足，眼目昏暗，久视无力等。

⑤龙　有龙齿散，见《太平圣惠方》。由龙齿、钩藤、茯苓、蝉壳、黄丹、甘草、铁粉、朱砂、大黄组成，为末服之。功能息风定惊。主治：小儿惊风，手脚掣动，眼目旋转不定，有时笑啼或嗔怒，瓜甲青紫等 。

⑥蛇　有蛇蜕散，见《圣济总录》。由蛇蜕、露蜂房、乱发组成。共烧灰研细末服之。功能解毒消肿。主治疔疮肿痛。

⑦马　有马毛散，见《千金要方》。由白马毛、龟甲、鳖甲、牡蛎组成，研末服之。功能滋阴止带。主治妇女赤白带下，腰部酸痛等。

⑧羊　有羊肝丸，见《普济本事方》。由羊肝、菊花、柏子仁、羌活、细辛、官桂、白术、五味子、黄连组成，为末蜜丸。功能镇肝明目。主治目内障。

⑨猴　有猴枣散，见《全国中药成药处方集》。由猴枣、羚羊粉、青礞石、沉香、硼砂、天竺黄、川贝母、麝香组成，研末服之。功能豁痰开窍，平肝息风。主治中风痰厥，喘促昏仆，语言謇涩，癫狂惊痫及小儿急惊，壮热神昏，喘咳痰盛，四肢抽搐等。

⑩鸡　有鸡肝散，见《良明汇集》。由鸡肝、牡蛎、辰砂组成，蒸熟食之。功能滋补肝肾。主治肝虚目暗，至晚不能视物，目生翳障，小儿疳积，虫气上攻，以及妇人胎漏等。

⑪狗　有狗肠丸，见《疡医大全》。由狗肠、象牙梢、青黛、女贞子、松罗茶组成，为末，将狗肠蒸熟，捣烂为丸。功能解毒、消痔。主治痔漏。

⑫猪　有猪肚丸，见《济生方》。由猪肚、黄连、小麦、天花粉、茯苓组成，为末，将猪肚蒸熟，捣烂为丸。功能生津止渴。主治消渴。

4. 乙型肝炎病毒携带者谨记

乙型肝炎表面抗原携带者，应遵守以下几点注意事项：

①不能作为献血员；②如身体某部位轻微受伤、皮肤发炎或鼻衄时尽可能自己处理，在未到医院治疗以前，接受家人或同事的处理时，应尽量防止血液和分泌物和他人接触；③专用刮脸刀、牙刷等日用品，不可与他人互借共用；④对乳幼儿不能直接用嘴喂食物或亲吻；⑤处理月经后的手应用流动水冲洗 10 分钟，月经纸要焚烧处理；⑥排尿、大便后用流动水冲洗数分钟。如注意以上事项，则家庭生活习惯没有特别改变的必要，也没有必要限制一般的日常生活、活动和工作，但应接受定期（3～6 个月）检查。中年以后尤应做 B 超和 AFP（甲胎蛋白）的定期检查。

5. 肝病患者饭后不宜百步走

“饭后百步走，活到九十九。”这是为人们所熟知的俗语。的确，饭后散步是一种良好的运动形式，对健康人来说，饭后适当散步可以促进消化，放松身心，使人精力充沛，对身体是有益的。但肝病患者，饭后就不宜多活动。这是因为肝脏患者，如肝大、肝硬化、急慢性肝炎等患者，均应以休息为主。休息可以减轻肝脏负担，并为肝脏带来较多的营养，从而加速肝功能的恢复。实践证明，人体在运动时，通过肝脏的血液比卧床时减少20%～50%。所以肝病患者如果饭后活动多，血液流向四肢，进入肝脏的血液就会相对减少。加之饭后胃肠消化吸收负担增加，肝脏各种功能也需加强。因此，肝功能不正常的人，饭后不宜多活动，最好卧床休息1～2小时，保证肝脏得到充足的血液供应，有利于肝细胞的修复。

6. 谈金元时代的四大学派

在金元时期，由于频发的战乱和残酷的剥削压迫，使经济受到破坏，人民流离失所，生活困难，饥饿劳役，疫病流行，百病丛生，死亡甚众。在这样的社会环境下，促使当时的医家对这些问题注意和研究，深刻探讨《黄帝内经》等古代医书的理论原理，创造性发展了许多具有独特见解的医学理论和治疗方法。由于这些理论在临床实践中起到了良好的指导作用，因此在当时有许多医家流派不断发展，逐渐形成了医学史上著名的四家学说。

（1）寒凉派

以刘完素为先驱。刘完素，字守真，南宋时代金河间人（今河北省河间市人），后人尊之为河间先生。他对《黄帝内经》五运六气诸说钻研甚深，在学术上以独倡“火热论”著称。从表里两个方面提出以降心火、益肾水为主的治疗火热病的一套方法。他对使用寒凉药物有独到的研究，成为寒凉派或称河间派的创始人，推动了温热病学的发展。他的著作有《素问玄机原病式》。用五运六气作为归纳方法，把很多疾病做了系统的分类，并加以详细说明，著有《医方精要宣明论》，把《素问·生气通天论》等20篇所载的61种疾病分别提出，并结合临床将各种疾病的证候更加具体化，而给予适当的主方。在这些著作里，可以看出他的医学主张是六气多从火化，用药多取寒凉，所以后人称他为寒凉派，又叫火热论派。

刘完素强调火热二气的目的，是为了保持水土。因土为万物之本，水为万物之元，水土合德，地气德立，则万物之根得养而枝叶茂盛；反之，如燥热阳实，灼土涸水，地气不立，则万物之根失养而枝叶枯萎。因此，泻火清热即所以保水土，滋水培土即所以制火热，这是火热学说的理论中心。

（2）攻下派

以张从正为代表。张从正，字子和，南宋时金之睢川考城人（今河南省人）。他是刘完素的学生，在刘完素的理论基础上，对五运六气、火热论方面又有了新的阐明。如张氏的六门学说，就是以运气、经络立说，全面阐述有关生理、病理、病因及辨证、治疗等各方面的问题。其理论观点，虽以《黄帝内经》为依据，但取法于刘完素。所以在治疗上主要继承了刘完素的方法，长于用寒凉药物。他著有《儒门事亲》等书，也是以六气分列门类，善用汗、吐、下之法。特别是下剂，他认为疾病不是人身固有的，而是病邪作用于人体后产生的，所以治疗时重在攻逐驱邪为急务，邪去则正安，不可畏攻而养病，从此成为“攻下派”的鼻祖。

张子和与刘完素，生长于北方。北方人禀赋多强，饮食厚浊，气候又干燥，适宜于清火或攻下的治疗方法。张氏因力主祛邪而用攻法，因此后世称他为“攻下派”的代表。

（3）补土派

以李东垣为代表。李东垣，名杲，字明之，南宋时金易州人（今河北省易水县人）。其为张元素弟子，张元素字洁古。李东垣继承了张元素之学，特别强调和发挥脾胃在人体有重要作用的论点。其生平著作甚多，著名的有《脾胃论》《内外伤辨惑论》《用药心法》等，千百年来一直流传至今，对中医学的发展有一定的影响。

当时东垣生活于南宋偏安，战乱时代人民极度贫困，生活不安，起居无时，遍地饥饿，忧恐惊慌，流离失所，疫病流行，脾胃有伤。他认为“脾胃有伤，中气不足”，无力抵抗疾病，反对误用发表攻下的方法，而应从脾胃着手，因而创立新法。

李氏的学说以《脾胃论》为主导思想，治内伤病采取一整套以升举中气为主的治疗方法，也就是分别补益上、中、下三焦元气并以补脾胃为主的原则。如治肺弱表虚证，则用升阳益胃汤（黄芪、半夏、人参、甘草、羌活、独活、防风、白芍、橘皮、茯苓、泽泻、柴胡、白术、黄连、姜、枣）；治脾胃内伤，则用补中益气汤；治疗肾阳虚损，则用沉香温胃丸（制附子、巴戟天、炮姜、茴香、官桂、沉香、当归、吴茱萸、人参、白术、白芍、茯苓、高良姜、木香、丁香、甘草）。由于李氏善于应用温补脾胃之法，因此后世称他为“补土派”或“温补派”。

李东垣论证了“脾胃”在人体中的重要性，李氏认为元气和脾胃有着密切的关系。“脾胃之气既伤，而元气亦不能充，而诸病之所由也。”这是说，人体中的元气是决定健康与否的关键，而脾胃又是决定元气盛衰的根源。胃受伤是产生疾病的根本性原因，也是促使疾病变化的重要因素。

(4) 养阴派

以朱震亨为代表。他继承刘完素的“火热论”而强调养阴。朱震亨，又名朱丹溪，字彦修，元义乌人（今浙江金华人）。他生于南方，南方人体质多柔弱，又嗜酒纵欲，因而采寒凉、攻下、补土三派之长，并贯经义，参以人情，结合时弊，创立了“阳常有余，阴长而足”的著名论点。在他的著作《格致余论》中，谆谆劝告人们要戒色欲，节饮食。在治疗上，他主张“滋阴降火”，所以后世称他为“滋阴派”，他也成为集金元医学之大成者。朱氏的《格致余论》《丹溪心法》《局方发挥》集中反映了他的学术思想。丹溪的学问修养，除了深研《黄帝内经》有所启悟外，河间、东垣诸人的学术思想对他的影响也很大，特别是刘完素的火热学说，对他的影响更大。

朱丹溪在火热论的基础上，着重于“相火”的研究，“相火为元气之贼”，正因为火为阳邪，煎熬真阴，阴虚则病，朱氏又提出：“阳有余阴不足论。”这里的阳，是指“邪火”而言，不是指人身的真阳。阳邪亢盛，则相对的阴精耗损，因此朱氏在医疗观点上强调保养“阴分”的重要性，在治疗原则上提出“滋阴降火”的主张，因此后世称他为“养阴派”。

上面所述金元时代的四大医家，由于他们在医学主张上各有不同，因此后人称为四大学派。其实他们在治疗工作中，并非局限于某一方法，而是继承了古人辨证论治的传统精神。之所以有这些不同主张，是因为他们所处的时代、社会、地区不同，治疗的对象、疾病也不同，从而有所创造，促使中医学远远地向前推进了一步。

7. 关于各地老中医治疗心胸痛的经验

①冉雪峰老中医治疗心胸痛　主张先通后补，常用利膈通络消癥散结法（瓜蒌、半夏、枳实、黄连、制乳没、当归、石菖蒲、郁金、琥珀末、炙鳖甲），后期好转时加丹参益血。

②蒲辅周老中医治疗心胸痛　重在活血顺气，反对破血攻气，推崇两和汤

（人参、丹参、没药、琥珀粉、石菖蒲、鸡血藤、远志、藏红花、香附、茯苓）通补兼施。

③岳美中老中医治疗心胸痛　主张使用阳药及通药，若清阴邪，不可掺杂阴柔滋敛之品，因证选方。如枳实薤白桂枝汤、变通血府逐瘀汤（当归尾、川芎、桂枝、瓜蒌、薤白、桔梗、枳壳、红花、桃仁、怀牛膝、柴胡）、苏合香丸等，强调辨证论治。

④赵锡武老中医治疗心胸痛　以补为通，以通为补，通补兼施，补而不助其阻塞，通而不损其正气。治疗多用宣痹通阳，心胃同治，扶阳抑阴，补气益血，活血利水之法，宗瓜蒌薤白半夏汤为主方，随症加减。有血瘀浮肿者，加当归芍药散；阳虚浮肿时加真武汤活血剂（当归、桃仁、红花、藕节）。

⑤郭土魁老中医治疗心胸痛　主张用通法以活血、通瘀、行气、豁痰，体壮者早用，体弱者减量用。当补虚者，分别温阳或滋阴，务求温而不燥，滋而不腻，通而不伤其正，正复而瘀浊除。常用补阳还五汤、失笑散、丹参饮、人参汤、炙甘草汤、瓜蒌薤白半夏汤等合方化裁，并根据病情运用“逆者正治，从者反治”的治疗原则。

⑥任应秋教授治疗心胸痛　以“益气挟阳，养血和营，宣痹涤饮，通窍宁神”16 字概括其治疗大法。心气不足证，用黄芪五物汤加味；阳差阴厥用乌头赤石脂丸加减；营阴失养证，用人参养营汤；心悸脉数者酸枣仁汤加减；阴虚阳亢证，用知柏地黄汤化裁；痰饮阻塞证，用瓜蒌薤白半夏汤、苓桂术甘汤、二陈汤合方。

⑦张伯臾教授治疗急性心肌梗死　其认为心肌梗死应包括在“胸痹”“真心痛”这两个病证之中，在辨证上主张抓住“阴”（阴虚）、“阳”（阳虚）、“痰”（分寒、热）、“瘀”（因气或因邪）4 字及“心脏虚弱”“心脉瘀阻”“胸阳不展”等基本病机，在治疗方面主要有 3 条经验：一是处理好补和通的关系，认为通法是治疗本病的基本法则，或以补为主，或通补兼施，强调“祛实通脉不伤正，扶正补虚不碍邪”；二是注意防脱、防厥，并提出从神、气息、汗、疼痛及舌苔、脉象等细微变化，及时采取措施；三是要注意及时通便，认为运用通便法解除便秘有利于正气恢复和缓解病情。

⑧邓铁涛教授治疗心胸痛　重视补肾除痰。心阳虚者用温胆汤加党参；心脉虚以生脉散为主方化裁；阴阳两虚以温胆汤合生脉散加减；痰瘀闭阻以瘀为主者，用失笑散加冰片；以痰为主者，温胆汤加倍用量。

总之，各地老中医的经验还很多，仅介绍如上8位老中医之验，以供参考学习。

8. 谈谈中医学对“气病”的治法

中医学所谈的“气”，是指人体赖以维持生命活动的动力和各组织器官的活动功能。“气”在中医学中的范围很广，含义较多。从人体生理方面来说，有元气、宗气、正气、营气、卫气等；从脏腑方面来说，有心气、肝气、脾气、肺气、胃气、肾气；从经络方面来说，有经气、经络之气；在病邪方面来说，有寒气、暑气、湿气等。

“气”的病理变化，与脏腑直接相关，疾病的发生、演变和气的关系极为密切。凡外感、内伤都可引起气的变化，古人认为，“气乃一身之主也”，如内无七情所伤，外无寒暑所犯，则一气周流，百骸舒畅，何气病之有？若内伤七情，外受寒暑，致气变乱，则疾病丛生。故《素问》有“百病皆生于气”之说。临床常见“气”的病证，有气虚、气陷、气滞、气逆等。治疗“气病”的基本原则，一般可分为补气、升气、疏气、降气4类。气虚者宜补气，气陷者宜升气，气滞者宜疏气，气逆者宜降气。

（1）补气法

补气法，是使气虚之病得以恢复，达到消除一切衰弱症状的治法。即《黄帝内经》所谓“虚则补之”之意。本法多用于心、肺、脾胃、肾脏虚弱。因心为五脏六腑之主，心气虚，则神明无主；肺主周身之气，肺气不足，则治节失司；脾胃为后天之本，气血生化之源，脾胃虚弱，则元气不足；肾为先天之根，主藏精气，如肾气不足，可引起命门火衰，肾不纳气，以及全身阳气虚弱等证。因此，补气法是根据气虚不同的病机，临床以补心、肺、脾胃、肾之气为主。补气药，易于壅滞，中焦有痰湿者不宜用。

①补养心气法　适用于心气虚弱之证。心主血脉，气为血帅，心气是血液运行的动力，心功能正常，则气血运行无阻。若心气不足，气血运行无力，可出现心慌，气短，自汗，倦怠无力，喜出长气，面色皖白，舌淡苔白，脉象细弱，治宜补养心气。常用养心汤加减。药用党参、黄芪、茯苓、茯神、柏子仁、五味子、当归等。本方以党参、黄芪补心气；当归养心血；茯神、茯苓、柏子仁宁心神；五味子收神气之散越。凡属心气不足者，用本方治疗，则心气得其养矣。

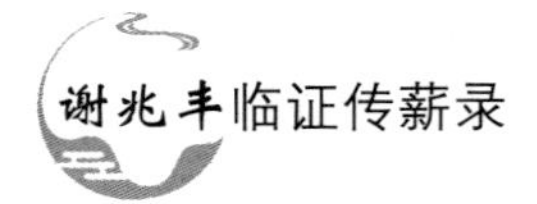

②补益肺气法　适用于肺气不足证。肺司呼吸而主皮毛，肺气旺盛，则呼吸调畅，皮肤致密。如肺气不足，则少气无力，咳嗽声微，皮肤不固，多汗畏风，或久咳肺痿等。治疗用补肺汤加减以补益肺气。在补益肺气中，适当固表以收敛。药用党参、黄芪、山药、北沙参、麦冬、百合、五味子、冬虫夏草等。另一方面，肺能输布津液，气弱则津液不行，汗多亦能伤津，故补益肺气时，又宜照顾肺阴。肺脾为母子之脏，益母能使子实，故补肺亦常结合补脾。

③培补中气法　适用于中气虚弱证。中气属中焦脾胃之气，一般所说中气虚弱证，多指脾胃虚弱而引起功能衰退的现象，临床见有食欲不振，大便溏薄，面色萎黄，神疲懒怠，脉象濡缓或沉而无力等。治宜培补中气，以脾胃为主，常用四君子汤为基本方。本方为补中气的主方，补气必从脾胃着手，盖脾胃健旺，水谷精微得以输布，体气自然强壮。凡是脾胃虚弱所产生的病证，均可在本方的基础上加减使用。药物如党参、黄芪、白术、茯苓、甘草、山药等。黄芪味甘气温，为补中气的主药，兼能实表，气厚于味，治疗中气不振，有温养生发的功能，常与党参并用。党参甘温，培元气，补中，和脾胃，所以久泻脾虚、生化不及等证，当以党参为主，如形羸气乏、自汗等症，则以黄芪为主。同时黄芪升举有余，气虚者最为合适；茯苓甘淡健脾；用白术助党参健脾益气。

④温补肾气法　适用于肾气不足证。肾藏精，主命门之火（命门即肾阳）。古人认为，肾与命门为人身最重要的部分，是促进人体生殖发育的动力，又是其他脏腑之阳的根源。如命门之火旺盛，就能维持人体的生长发育、生殖和脏腑的功能活动；若肾气虚，命火不足，则全身阳气虚弱，机能衰退，出现精神不振，面色暗淡，性欲减退，阳痿滑精，腰酸腿软，妇女月经不调等。此外，还可出现动则气急，肾不纳气的气喘虚证，如临床所见的肺气肿，从温补肾气（肾阳）立法，常以金匮肾气丸为主方。方中熟地黄、淮山药、泽泻、牡丹皮、茯苓、山萸肉皆濡润之品，能壮水之主；附子、肉桂辛润之味，能于水中补火，益火之源，水火得其养，则肾气复矣。

（2）升气法

升气法，是在培补中气法中加入升提之药，使气虚下陷之病得以升举，即前人所谓“陷者举之”之意。本法多用于气虚内脏下垂的病证。由于脾胃虚弱，中阳不足，气虚下陷而成内脏下垂，故用升气之法，以升举其气。升气法可升胃中之清气，有时可与降气药同用，用以升降气机。升气法有升提的作用，对虚火和实火上逆的证候不宜使用，用之更助火上炎。

①升阳益气法　适用于中气下陷之证。本法亦以补脾胃为主。脾胃为后天之本，位于中焦，在正常情况下脾有上升的功能。如脾气不升，胃气虚弱，中阳不足，气陷于下，就会出现懒怠少气，大便溏泻，或胃下垂，妇女子宫下坠，白带绵绵不断，以及小儿脱肛等症。常用治法以补中益气汤加减，升举阳气。方内党参补中益气；白术健脾补中；升麻、柴胡苦平味薄，为阴中之阳，二药能引黄芪、甘草甘温之气上升，阳气升，则气陷自举。升举阳气，必须以补脾胃为基础。用补中益气汤加重升麻用量，可引胃气上腾，复其本位，从而达到陷者举之的目的。益气升阳的特点在于补气药中配伍升麻、柴胡之品。方中若加入枳壳，则疗效更佳。文献报道，枳壳有收缩子宫的作用。

②升降气机法　适用于气机升降失常之证。清气升，浊气降，则胸脘气机畅达。如清气不升，浊气不降，就会出现胸膈胀满闷痛，或咳痰不利，或便泄等症。《黄帝内经》谓："清气在下，则生飧泻，浊气在上，则生䐜胀。"用升降气机的方法治疗升降失常的证候，常用药物有桔梗、枳壳、柴胡、前胡等。其中柴胡与枳壳，桔梗与前胡，药性一升一降，起到上升下降的作用，杏苏散（紫苏、杏仁、前胡、桔梗、枳壳、半夏、陈皮、茯苓、甘草）等方同用此法。凡外感咳痰，多日不已，咳痰不爽，胸闷隐痛，运用升降法来调畅上焦气机胜于一般的顺气化痰止咳的方药。又如金沸草散（金沸草、麻黄、荆芥、前胡、半夏、赤芍、甘草）治咳嗽多痰，麻黄和金沸草宣肺下气同用，亦有升降之意。此外，治疗泻痢常用升清降浊法，用葛根升胃中清气，以枳实降肠中浊邪。这都属于升降的范围，而目的各不相同。

（3）疏气法

疏气法，在临床中用得相当广泛，如行气、理气、顺气、调气，虽然名称不同，总的来说都是舒畅气机。《黄帝内经》所谓："疏其血气，令其调达。"中医认为，气机畅达，诸症均可减轻或消失。临床大多数病证处方，不论补剂、消剂、下剂，或者化痰剂、利湿剂、活血剂等，均有疏气药配合，这是中医学治病的一个特点。

引起气机郁滞的原因以七情为多，其次是痰湿阻滞而成。一般所说的疏气法常用于肝、胃、肺三经者较多，因肝气易郁，肺气易壅滞，胃气易受痰湿阻滞而发生胸腹胀满等现象。

①疏肝理气法　适用于肝气不舒证。肝主疏泄，喜条达。中医学认为人的

精神情志活动与肝有密切关系。精神乐观，心情舒畅，才能使肝的疏泄功能正常，气血流通畅达。如精神抑郁，情志失调，肝的疏泄功能失常，出现胸闷胁痛，嗳气，腹胀，咽中作梗，食欲不振，易怒，以及妇女月经不调等气机不畅的证候。治用柴胡、制香附、青皮、枳壳、陈皮、白芍、甘草、川芎、郁金、绿萼梅等。凡是由肝气不舒为主因所引起的一些病证，均可用本方加减使用。方中柴胡不仅善于达邪外出，而且是疏肝理气的要药，配以和营止痛的白芍、甘草和消积导滞的枳壳，更加强了行气疏肝的效能。

疏肝理气法，就是疏肝与理气药同用，用于肝失疏泄，肝气横逆，以行气、解郁为目的，收效比较迅捷。但这类药物的性味大多辛香而燥，且有耗伤正气之弊，使用时必须注意。肝脏以血为本，以气为用，体和用二者关系密切。肝气太过，能使肝血暗伤，用理气药须防止耗血，血虚则气更横逆。有些肝气病往往愈疏气愈加剧，所以处方时，可酌加白芍护阴，以防肝阴受伤。

此外，还有肝气郁结表现为胸闷不舒、抑郁寡言、闷闷少食等，常以疏肝解郁之法，选用逍遥散为主方加减治疗。

②开郁行气法　适用于肺气膹郁之证。肺主宣发，肃降，又主一身之气。肺有宣有肃，气就能出能入，气道通畅，呼吸均匀。如宣肃功能失常，则气机不畅，可引起肺气郁滞，或肺气不宣，或肺气上逆等病理变化，临床表现咳嗽气喘，胸满痞闷发郁，郁而疼痛等症状。故《黄帝内经》有“诸气膹郁，皆属于肺”之说。肺气膹郁之证，宜开郁行气，宣通肺气。常用药物有前胡、桔梗、瓜蒌、杏仁、枇杷叶、贝母、桑皮、郁金、枳壳等。此外，如因气、血、湿、火、痰、食而引起的胸膈痞闷、吞酸呕吐、食滞不消等的“六郁”证，可用越鞠丸加减宣通气郁。

③和胃理气法　适用于胃气不和的证候。胃主降，胃气以和降为顺，逆则消化传导失职，便会出现恶心呕吐、噫气呃逆、脘腹胀满作痛等一系列症状。此种现象称为“胃失和降”或称“胃气上逆”。其原因与七情刺激和受寒及痰湿内阻有直接关系；从内脏的影响来说，与肝胆和大、小肠关系最密。因此，和胃理气的方药较多，临床须根据不同的病情辨证选用，一般常以温胆汤加减（二陈汤加枳实、竹茹），本方有理气和胃及祛痰化湿的作用。湿重者加厚朴；胀痛剧烈者加木香、乌药。此外，还有香附、神曲、大腹皮、佛手、砂仁、枳壳等，均可随症选用。

（4）降气法

降气法，是使上逆之气得以平顺，所以又称平气、顺气。本法多用于肝气上逆，胸脘胀闷欲绝，以及胃气上逆，呃逆不止，肺气不降等证。降气法宜于实证，不宜于虚证；宜于暂用，不宜于久用、常用。

①降气化痰法　适用于肺气壅滞证。痰是脏腑病理变化的产物，如痰因气结，气为痰滞，则痰涎壅塞胸膈，出现喘咳气急，胸满不得平卧。本证主因在于痰，痰不消则气不降，可用降气化痰法，常以苏子降气汤加减。方中苏子、生姜、半夏、前胡、陈皮宣除痰饮，痰去则气自顺矣；气以血为家，故用当归以补血；喘则气急，故用甘草以缓其急。本方以顺气化痰降逆为主，用于痰涎壅塞胸膈、喘促气逆的实证。对气虚而喘逆者，不宜使用。

②降气宽胸法　适用于胸膈气机不降等证候。气运行于周身，具有升降之功能，如七情气逆，则升降功能失常，临床上可出现胸膈胀闷、呕吐呃逆、气塞欲绝，甚至厥逆昏仆等症，称为“气厥”。治疗可用五磨饮子为主方（木香、枳壳、乌药、槟榔、沉香），以下气救急为目的，体弱者可加党参。本方能宽胸降气，适用于气逆胸膈，窒息欲绝，气厥昏倒等严重者。方内诸药均有降气逆、宽胸膈的作用。

气逆证，由于气机阻滞，在用降气药时须配伍理气药同用，如郁金、香附之类。此外，如见有痰浊结聚，或阳气郁遏，呈现心腹绞痛症状，又宜与消痰温中等法同用，如七气汤、四七汤等方剂，但方中半夏、茯苓、肉桂之类，目的在于降气，不同于痰喘治法。

③降气止呃法　适用于胃气上逆证。呃逆证乃气逆直冲于上，胃气不降。胃气以降为顺，如肝邪乘胃，以致胃气不降，则呃逆不止。本证临床以胃寒多见，常用丁香柿蒂汤温中降逆。丁香、生姜温胃开郁，柿蒂苦温降气止呃逆。加青皮、陈皮疏肝理气，治疗胸膈气逆。但此证最易损伤中气，久病及年老患者须防胃气垂败，可加入党参从补中虚。寒重的加吴茱萸、干姜；痰湿重的加厚朴、半夏。如噫气、呃逆频作不除，胸膈痞结，宜用旋覆代赭汤加降香治疗。方中旋覆花、代赭石镇逆；生姜、半夏辛散；党参、甘草、大枣甘缓；降香降气。因其由胃气弱而不能和降，故必须镇逆、辛散、甘缓三者相结合，如单用降气，只能治其标，不能治其本也。

9. 谈中医专业临床实习教学

中医临床实习是临床教学中的一门主要课题，也是临床工作的起点。通过临床，可以把课堂上学到的理论知识变为临床上的感性认识，使学生在实践中联系理论、领会理论、运用理论，从而更好地锻炼学生独立学习、独立思考、独立工作的能力。古人云："熟读王叔和，不如临症多。"这是流传已久的重视实践的医家谚语。谢兆丰老中医曾先后多次带教不同班次的学生，进行临床教学实习。其对中医临床实习教学体会较深。

①明确实习目的和要求　临床教学实习，学生有各种不同的班次，有的是院校的本科班，有的是进修班，有的是西学中班，有的是中等医专班等。实习的方法大多是轮转性质的。实习的时间有长有短，其中有的 1～2 个月，有的 3～6个月，有的 1 年，时间长短不一。根据教学实习大纲的要求，结合实习时间的日程和实习生的不同，制订具体的实习规划。当学生进入实习科室后，带教老师首先要向学生讲明这次临床教学实习的总要求和目的，以及实习的进度和方法。教导学生认真学习，刻苦钻研，不要有"过关"思想，要求学生到一科学好一科，步步扣紧，不能松懈。学生在实习之初，指导他们阅读有关中医基础理论方面的专著，让他们熟悉中医的基本内容，如阴阳、五行、经络、气血、津液、病因、病机、辨证等在临床上的运用。随后选读《黄帝内经》《伤寒论》《金匮要略》等经典著作，旁及内、外、妇、儿科讲义，本草、方剂、针灸、推拿等书。带教老师要经常督促检查，要求学生对有关经典著作熟读背诵。

②引导学生独立思考　在临床教学实习开始时，由于学生处于启蒙阶段，老师要示范运用四诊八纲，向学生讲解如何以四诊的方法来搜集疾病的资料，如何按照四诊八纲的理论进行归纳和分析，得出正确的诊断，定出治疗的大法并立方遣药，待学生在认识疾病上有了一定的理论基础以后，进一步引导学生独立思考。引导的方法：老师把四诊检查的结果进行综合，使之条理化，然后指定学生分析病因、病机，确定疾病的证型、立法、选方，然后由老师鉴定，是否符合理法方药。这样使学生亲身看到中医的诊断方法与用药规律，从而提高辨证施治的能力。

③带教老师要熟悉课堂教材　在带领学生实习过程中，往往存在课堂教学与临床教学脱节问题，课堂教的与临床实习不一致，常在同一个问题上有许多

不同见解。课堂与临床口径不一，使同学无所适从。针对这种情况，带教老师必须熟悉课堂教材的内容，因材施教，特别是老师擅长的一科，熟悉教材更为重要。老师要将常见病的病因、病机、辨证分型及治疗法则与教材相联系，循循善诱地巩固学生的课堂知识。

④选择病例、组织讨论　在临床教学实习中，带教老师要重点选择典型的先易再难的病例，进行示范施教，深化和巩固学生课堂所学的内容，使他们掌握四诊，学会分析阴阳、表里、寒热、虚实八纲。对有价值的典型病例，组织学生进行讨论。在讨论前，老师要向学生提出讨论的重点，要求学生事前做好准备，做好发言提纲，在讨论中老师要启发学生提出个人看法，最后老师系统总结。这样就可以加深学生对这一疾病的认识，使理论与实际相结合。此外，带教老师还要指导学生书写中医传统医案，开展不定期的学术讲座。

⑤常见病的临床辅导　学生在临床实习中，根据实习生的班次不同，除复习讲解中医有关经典及基础理论以外，还要做好本科室临床常见病、多发病的辅导工作。因为常见病占门诊病例的绝大多数，必须要求学生掌握这些疾病的诊断知识和治疗大法，根据季节发病的特点，进行辅导。但在辅导时必须注意有重点地讲解，避免把课堂上讲的再重一遍，尽可能多讲些老师对某种疾病在诊疗上的独特经验，以扩大学生对这一疾病的认识。根据实习进度，逐步提高理论与实践方面的要求，由浅入深，由简到繁，确保实习内容与时间的一致。

10. 谢兆丰谈师承治学之路（讲稿节选）

根据《全国老中医药专家学术经验继承工作管理规定》和《第五批全国老中医药专家学术经验继承方案》，在上级卫生主管部门及姜堰中医院领导和支持下，第五批师承工作于2013 年4 月开始，并在临床实践中进一步加深了学生对中医理论的探索和理解，不断提高诊疗技术水平。下面谈谈师承学习的几个内容和基本要求。

（1）讲医德

除传承学术经验外，首先要学习医德。医德，即医务人员的职业道德，是医务人员在医务活动中的职业心理素质，也是中国传统文化中最宝贵的精神财富之一，闪耀着人性与理性的光芒，崇尚“生命至重，唯人最尊”的道德信念。尊重生命，以人为本，人道为先，是医者从业立术的最根本的思想基础。倡导“医乃仁术，济人为本”的“仁爱”思想，同情、关爱、尊重、保护和真诚善待患者，一视同仁，爱人如己，时时处处把患者利益放在首位，是任何时候、任何情况下都不能动摇的原则。我国历代医家对医者应具备的道德情操皆有系统而精辟的论述。如唐·孙思邈在《千金要方·大医精诚》中说："若有疾厄来求救者，不得问其贵贱贫富、长幼妍媸，怨亲善友，华夷愚智，普同一等，皆如至亲之想。"医生诊治疾病，必须安定神志，对患者要有慈悲之怀，恻隐之心，甘愿解除患者痛苦，解救病患生命。如有重病前来求治，不问贵富贫贱，不论年纪长幼、外貌美丑、关系亲疏、国籍中外、智商高低，一视同仁，均像对待至亲一样。切不可畏首畏尾，算计得失。这段话至今仍有深刻的教育意义。"大医精诚"是说，要成就大医，医技要精，医德要诚。所以欲成为一个良医，要有好的医德医风，没有高尚的医德、良好的医风和敬业精神，专业技术就不可能达到精湛的水平。

当代名医——国医大师何任，在他的《医论选》治学经验中说："做一个医生，要有一颗赤心，道德品行要高，学识要渊博。"清·陈梦雷在《古今图书集成·医部全录》中云："无恒得者，不可以作医。"可见医者德为先，识要广。正如吴鞠通的《增订医医病书·医德论》中云："天下万事，莫不成于才，莫不统于德，无才固不足以成德，无德统才，则才为跋扈之才，实足以败，断无可成。"所以为医者，德为先，识要广，胆宜大，心宜细，情宜深，义宜真，既严肃，又认真，既和蔼，又可亲，一视同仁，博学多识，集思广益，以德统才，德才兼备，是为良医也。诚能如此，不但医德高尚，而且医术精深。

（2）谈学习

学习中医，继承中医，是中国医药学自古以来的传承方法。要想继承中医，必须坚定勤学的决心，不辞劳苦，广泛阅读古今医学名著。医乃性命之学，必须下苦功多读书。凡古今名医，著书立说，成名成家，都经历了漫长过程的洗礼。下过一番苦功夫，才得以学验俱丰。如国医大师朱良春，他的治学之道是："刻苦勤奋，自强不息，苦读勤思，才能扎根。"（摘自《杏林风范》）周仲英国医大师的治学之道："治学当知难而进，千锤百炼。"（摘自《杏林风范》）数十年来，他始终兢兢业业，刻苦进取，不论阴晴寒暑，每天晚上坚持学习。又江苏省名中医孙浩，他的治学之道是从"勤""苦"二字上求造诣。"书山有路勤为径，学海无涯苦作舟。"说明读书的门径只有一个字，那就是"勤"。勤者，勤奋也；苦者，刻苦也。俗云：吃得苦中苦，方为人上人。

我的治学态度是："勤奋好学，刻苦钻研，孜孜不倦，虚心不骄。"古人云："学习当自谦，不当自傲。自谦者，久必学进；自傲者，久必术疏。"我自学中医至今，已60多个寒暑，数十年来，无日不读书，无日不执笔，长年坚持不懈，几十年如一日，锲而不舍。我常对学生说："要想学得医学知识，没有刻苦的学习精神，是不可能成功的；要想成为一名好医生，没有渊博的知识为基础，是不能成立的；要想深受人民的欢迎，没有高尚的医德，是不能办到的。三者相辅相成，缺一不可。"

（3）读经典

中医学历史悠久，理论文献浩如烟海，古今医籍汗牛充栋，蕴涵着系统理论和丰富经验，是学习中医学的源泉。怎样读经典，读哪些经典，古今名医大家给我们留下很好的学习方法和经验。

根据第四批、第五批全国老中医药专家学术经验继承工作实施方案要求，必须注重学好中医经典，包括《素问》《伤寒论》《金匮要略》《温病学》四大古典医籍。通过熟读经典可以启迪和拓宽治疗疾病的思路，提高临床治疗效果。

《黄帝内经》是中医四部经典著作之首，它奠定了中医学的理论基础，阐述了中医学术思想和理论原则。全书理法方药具备，内容丰富。其阴阳五行、五运六气、脏腑经络、病因病机、诊法、辨证、治则、方药、针灸、摄生等内容数千年来有效地指导着中医的临证辨治。所以学好《黄帝内经》是学好中医的关键。纵观古今名医大家，都是在学用《黄帝内经》的基础上而自成一家的。

《伤寒论》是一部阐述外感热病的专著，是中医学的四大经典之一，全书共10卷，凡22篇，合397法，113方，仅用93味药。其用药之少，组方之谨，辨证之精，治法之广，无愧"医圣"之尊称。张仲景创造性地总结了外感热病的发生、发展、传变规律、治疗原则及药剂的配伍方法，有效地指导着外感热病及杂病的辨证施治。

《金匮要略》是中医经典著作之一，系张仲景《伤寒杂病论》中有关杂病的部分，也是古代治疗杂病的方书典范，其特点是分门别类，比较简明。全书25篇，40多种疾病，载方205首（其中4首有方无药）。其剂型有汤、丸、散、酒、洗剂及坐药、外敷药等。该书是一部分类简明，辨证切要，治法严谨，方药精密，理法兼备之书。书中所载的病证，以病机相同、证候相似、病位相近者，分为一篇。其病因多为内伤、本脏自病，故传变较少，治以扶正为主，扶正亦即祛邪。张仲景以脏腑经络学说运用朴素的方法，对每一证的理法方药都有不同的论述，为中医学奠定了治疗杂病的基础。

《温病学》是继东汉张仲景《伤寒论》之后，外感温热病又一突破性发展。《黄帝内经》云："今夫热病者，皆伤寒之类也。"既是伤寒学的基础，又孕育着温病的诞生。

（4）学名著

要成为一名良医，除熟读经典之外，还要学好历代名著。如：

《名老中医之路》由山东中医学院学报出版，介绍了全国现代许多名老中医的治学方法，各自所读的书目，皆可参考选读。

清·沈金鳌《杂病源流犀烛》，对内科杂病搜罗广泛，令读者大开眼界，既能提高理论水平，又能指导临证辨治。

《傅青主女科》对妇科经验独到，实用可靠。

清·钱乙《小儿药证直诀》中方药，既用于小儿，又适用于成人。

医案医话方面代表著作：

清·《丁甘仁医案》，该书善治时病，其案言简意赅，书写门诊病案可参。

《当代中医名家医话》，该书文章虽小，但都是各位医家的真实感言，因而有很高的参考价值。

脾胃病论治方面的书目：

《脾胃论》是金·李东垣所著，在《黄帝内经》学术理论基础上，论述脾胃与元气的关系。本论概括了脾胃与心、肺、肝、肾四脏相关的发病机制，以脾胃虚弱为理论中心。学习《脾胃论》既要全面继承，重点领会实质内容，更重要的是在于临证应用。

《临证指南医案》为清·叶天士撰著，全书共辑选叶氏临证验案 2569 例，分门别类，凡 10 卷，89 门，每门撰写证候论治一篇，以提示治法大要。凡内、妇、儿等科，时症杂病几乎尽备。该书搜罗宏富，征引广博，按语精当，实用性强，充分体现了叶天士融汇古今、独创新说的学术特点，对中医温热病学、内科病学、妇科病学等临床医学的发展均产生了较大的影响。《临证指南医案》是中医工作者进行教学、研究，特别是从事临床诊疗必读的中医古籍之一。

（5）重临证、多实践

古人云："熟读王叔和，不如临证多。"足见临证之重要。医者既要有敦厚的中医药理论奠基，更需要在临证实践中去检验，两者密切有机结合，相互促进，相得益彰。

中医临证即实践，实践出真知，故应多实践。多则熟，熟能生巧，巧之与人，思路大开，聪颖睿智，悟性超人，事半功倍矣！从实践中验证、总结，找出规律，充实自己。医者既要有扎实的中医药理论基础，灵辨的思维能力，又须按照辨证论治规律，精于临床。

（6）勤笔耕，善总结

笔耕者，旧时文人墨客自谓以笔墨工作，代替耕种而谋生。若勤而不怠，笔耕不辍，则笔下生花，花开满园，成果必丰。为医者亦当读书录要。写笔记，述体会，脑多思，手要勤，笔耕不辍。所谓“临证病案要记清，及时总结切莫停，完好病案是本书，积少成多著作丰”。因此，要勤笔耕，多锻炼，及时总结经验，积累临床资料。

撰写临证心得和体会，短篇、长篇不等，写时参考相关文献资料，力求完善、准确。文字不限，但必须是一篇完整的有骨有肉的文章。